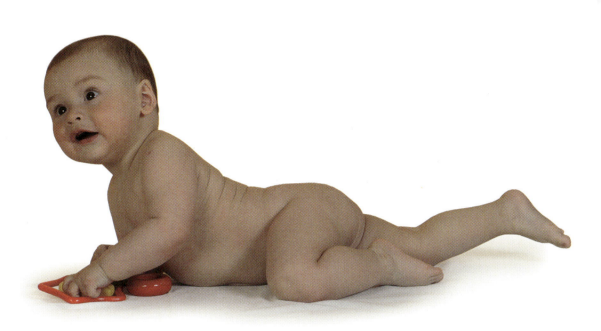

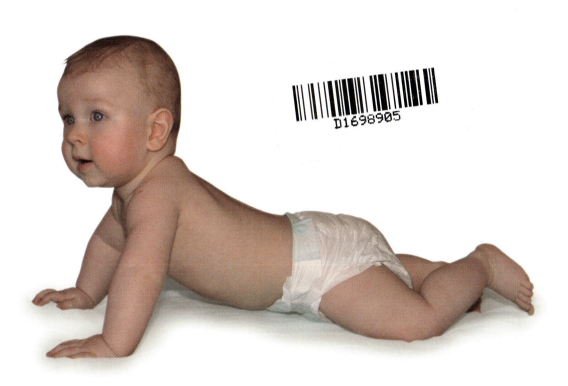

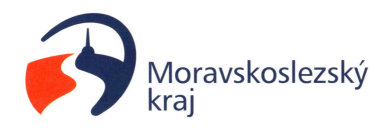

Motto:

„Ve svých dětech žijeme dál."
(Euripides)

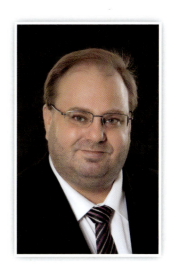

Vážení rodiče,
přál bych si, aby vám kniha „Rozvíjej se, děťátko…"
pomohla úspěšně zvládnout výchovu a péči
o vaše dítě ve prospěch jeho zdraví i spokojenosti.

Vývoj dítěte i jeho budoucí kvalita života je ve vašich
rukou a já vám ze srdce přeji, abyste prošli cestou
životem s vašimi dětmi šťastně a spokojeně.

S úctou

Miroslav Novák
hejtman Moravskoslezského kraje

V Ostravě 1. května 2016

Kód na **20% slevu** internetových videokurzů
www.**evakiedronova**.cz
F75E441C

Odborná konzultace:
MUDr. Iva Malá

motto:

Na dobrém začátku závisí všecko.
(J. A. Komenský)

Eva Kiedroňová

Rozvíjej se, děťátko...

Moderní poznatky o významu správné stimulace kojence
v souladu s jeho psychomotorickou vyspělostí

Vydal Baby club Kenny, s. r. o.
Sosnová 411, 739 61 Třinec
www.kenny.cz
e-mail: info@kenny.cz

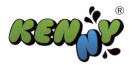

Odpovědný redaktor: Eva Kiedroňová
Jazyková korektura: Mgr. Helena Průžová
Grafická úprava, sazba a zlom: Marek Juřica ▪ juricamarek@seznam.cz
Návrh potahu knihy: Lukáš Rejda, Velveth International Corporation (V-I-C)
Ilustrace: Jana Komárková
Foto: Dalibor Glück, Petr Lasota, Pavla Gabzdylová, Petra Lysková, Lenka Kouláková,
Ľubica Turčanová, Zbyněk Janečka a další
Vydání 3. ▪ 2016

Vytiskla: Těšínská tiskárna, a. s.
Štefánikova 2, 737 36 Český Těšín

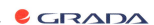

ISBN 978-80-247-3744-7

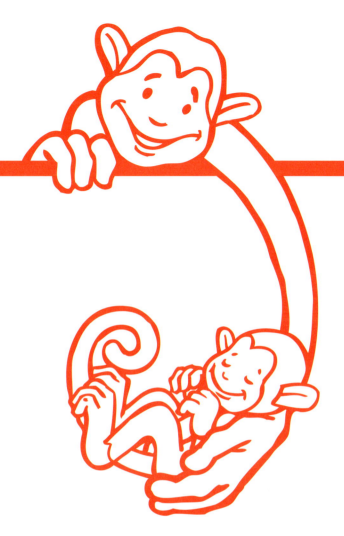

Rozvíjej se, děťátko...

Krok po kroku, měsíc po měsíci

Co, kdy, jakým způsobem, v jaké posloupnosti
a proč u dítěte rozvíjet

Moderní poznatky
o významu správné stimulace kojence
v souladu s jeho psychomotorickou vyspělostí

Eva Kiedroňová

Když láska vzplane oboustranně
pak díky čápu nebo vráně
k prsu se stulíš odevzdaně
a brzy úsměv bleskne maně
z tvých oček. Pak rozkvetou dlaně
z tvých malých něžných pěstiček.

Učíš se. Občas něco nejde,
čas tápání však rychle přejde
a nežli rok se s rokem sejde
jak ze semínka poupě vzejde
z miminka malý človíček.

(I v a   M a l á)

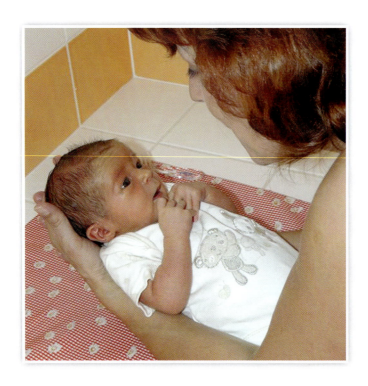

Poděkování

Snad při každé myšlence, kterou jsem do této publikace zařadila, jsem byla myšlenkami u mé profesní učitelky a přítelkyně, dětské lékařky se zaměřením na kineziologii dítěte MUDr. Ivy Malé z Prahy.

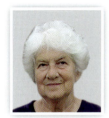

MUDr. Iva Malá

Velmi si vážím všech informací, které jsem od MUDr. Ivy Malé získala. Přestože nikdy nemám daleko k osobnímu projevu úcty, přátelství i vděku, chci jí znovu poděkovat právě zde. Díky znalostem o psychomotorickém vývoji dítěte, které jsme s celým týmem instruktorů Baby clubu Kenny od MUDr. Ivy Malé po celá léta získávali, předáváme rodičům s nejmenšími dětmi nejen bohaté zkušenosti, ale také metodiku „plavání" a cvičení na takové úrovni, kterou obdivuje a uznává široká, i světová veřejnost. Nedovedu si proto ani představit, kdo jiný by mohl lépe odborně posoudit a doladit tuto knihu než MUDr. Iva Malá. Velmi si vážím času, který mi při této odborné recenzi věnovala.

Jsem-li u děkování, nemohu jinak než vyjádřit úctu mé rodině za důvěru, lásku a rodinné zázemí, jaké bych z celého srdce přála každému. Chci, aby i mé děti – Hanka s Kristýnkou, Jan a Jakub – věděly, jak velkou lásku k nim cítím a jakou mi jsou inspirací.

Nedovedu si také představit svůj profesní život bez konzultací, náklonnosti a důvěry mých nejbližších spolupracovnic z Baby clubu Kenny i Přístavu dětství.

Mnohokrát děkuji všem rodičům i dětem za neskonalou laskavost a trpělivost. Ta byla potřeba především při fotografování těch nejtěžších záběrů, ve kterých jsme se snažili představit špatná provedení. Obdiv a velký dík patří také všem spolupracovníkům a fotografům za trpělivou spolupráci při snímkování, při kterém jsme museli pořídit celkem téměř 10 tisíc fotografií.

Moc děkuji také Jance za kresby opiček a Markovi za redakční a grafické práce na knize; Těšínské tiskárně, a. s., za trpělivost, náklonnost a skvělou spolupráci; nakladatelství Grada za distribuci; sponzorům uvedeným na posledních stránkách publikace za přízeň a důvěru.

A nakonec děkuji všem přátelům z klokočovského Sudoparku a Lubce za obrovskou podporu a zázemí, které mi vytvořili po celý měsíc závěrečné a skutečně rozhodující práce na této knize. Po téměř šesti letech od jejího zahájení jsem již skoro přestala doufat, že se mi to podaří.

Obsah

Předmluva

Po celou dobu mé třicetileté praxe, nejdříve jako novorozenecké sestry a poté jako lektorky programů pro rodiče s nejmenšími dětmi, jsem se setkala s obrovským množstvím rodičů s kojenci a batolaty. Valná většina rodičů má k péči o dítě i k jeho výchově velmi zodpovědný přístup. Často s úžasem sleduji, jak trpělivě, laskavě a citlivě rodiče ke svému dítěti přistupují, jak se mu snaží porozumět a nabídnout mu to nejlepší pro jeho zdravý vývoj. Řada z nich se pro mne také stala celoživotní inspirací.

V přístupu k dítěti jsou však mezi jednotlivými rodiči velké rozdíly. Někteří rodiče jsou tak empatičtí, že výchovu dětí zvládají zcela přirozeně velmi hezky. Jiní rodiče však potřebám a chování svých kojenců již tolik nerozumí. Zřejmě proto je nedokážou ani vhodně zaměstnat a motivovat, což se také následně odrazí na chování i celkovém prospívání dítěte. Někteří se více či méně rozhlížejí kolem sebe a hledají náměty, porozumění, radu i pomoc.

Není divu. Vždyť kdo z nás je odborníkem na výchovu dítěte? Copak máme někde možnost získat ucelené a dostatečně srozumitelné informace o výchovných zásadách, co a v kterém období je pro dítě důležité, kdy, jak a v jaké posloupnosti je všestranně rozvíjet, co sledovat, čeho se vyvarovat, jak je ochránit před nežádoucími vlivy nebo jak nejlépe spolupracovat s partnerem při výchově dítěte i v rodinném životě?

8

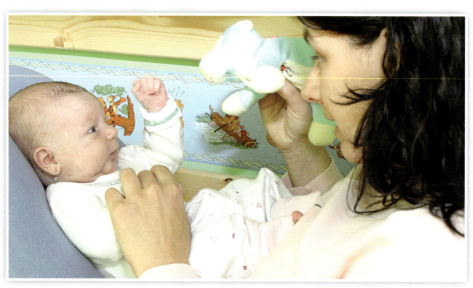

Dítěti nestačí pouze láska a základní péče, ale vyžaduje spoustu času při hrách s blízkou pečující osobou.

Je pozoruhodné, že v dnešní době, kdy existují školy téměř na všechno, neexistuje škola na podporu mezilidských vztahů, partnerství a rodičovství. Můžeme se naučit číst, psát, počítat, cizí jazyky, pracovat na počítači, řídit auto, nebo jak se stát manažerem. Ale jak se stát dobrým životním partnerem nebo rodičem, je ponecháno osudu. Tak důležitou životní roli, která je jednou z rozhodujících faktorů pro získání osobního úspěchu, většinou řešíme cestou pokusů a omylů na základě vlastního citu a povahy nebo získaných zkušeností a vzorů z rodiny či od přátel.

Je pochopitelné, že ne všichni se shodneme na tom, co přesně je pro dobré partnerství a zdárnou výchovu dítěte nejlepší. Tak, jak je každý z nás originální osobností, tak ve spojení s partnerem vytváříme originální partnerství a následně originální děti. Přesto se zřejmě shodneme, že existují obecná pravidla, která je nutné z rozumových důvodů dodržovat, pokud si chceme udržet pěkný vztah s lidmi i partnerem a vychovávat děti společně. Vždyť i zvířata, byť nejsou vybavena rozumem, mají ve skupině svá základní pravidla a zákony, jež nejenže respektují, ale také v zájmu přežití učí svá mláďata. Přestože by nám zvířata mohla být v mnohém za vzor, tak je zřejmé, že přirozené reakce, kterými se vyznačují, nejsou pro udržení kvalitních vztahů mezi lidmi dostačující. Přece jenom jsme jako jediní ze všech živočichů vybaveni rozumem, jehož užívání má pro vytváření mezilidských vztahů nezastupitelné místo.

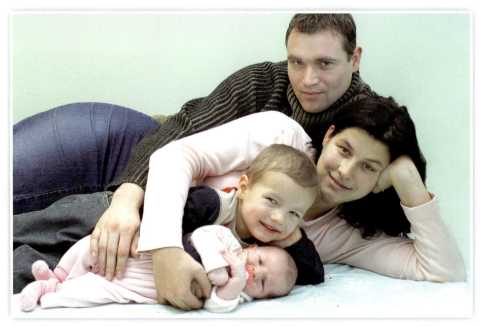

9

Pro zdárný rozvoj dítěte je velmi důležitá spolupráce a jednotná výchova od obou rodičů.

Pro partnerství je velmi důležité zachovat si a rozvíjet vzájemnou lásku a důvěru. Při výchově dítěte je navíc důležitý pocit jistoty a bezpečí, který mu mohou nabídnout především rodiče svým jednotným, jasným a důsledným vedením. Je velmi důležité, aby se rodič stal pro dítě v nejranějším věku jasným vzorem. Nemusí se bát, že přijde o přízeň dítěte, když bude přísný a důsledný, ale přesto laskavý. Přísnost a důslednost ve spojení s rozumným vzorovým chováním v souladu s jednotnou výchovou, laskavým přístupem a porozuměním dítěti mu bude vždy prospívat více než opičí láska, nesrozumitelná komunikace, nejistota nebo příliš benevolentní přístup. Aby mohl rodič své dítě lépe chápat, je nezbytné se předem seznámit s jeho vývojovými možnostmi a potřebami, které vyplývají z psychomotorického vývoje člověka.

Vzpomínám na jeden z případů, ke kterému dochází poměrně často. Při prvních návštěvách kurzu „plavání" maminky s dvouměsíční Nikolkou maličká plakala. Přece jenom na ni působilo zcela nové prostředí, jiná akustika, osvětlení, tváře i zvuky, se kterými se doposud nesetkala. Je pochopitelné, že také maminka přišla na první lekci plná obav a očekávání, jak to obě zvládnou. Přestože mamince byly vysvětleny důvody, proč si mohou být děti při prvních návštěvách nejisté (nové prostředí, jiná akustika, osvětlení, cizí lidé, …), tak v prvních chvílích nedokázala být Nikolce oporou. Hovořila s ní vystrašeným tónem hlasu, opakovaně maličkou přecitlivěle „povzbuzovala", ať nepláče, a nakonec se jakoby změnila v malého sourozence Nikolky a sama se rozplakala.

10

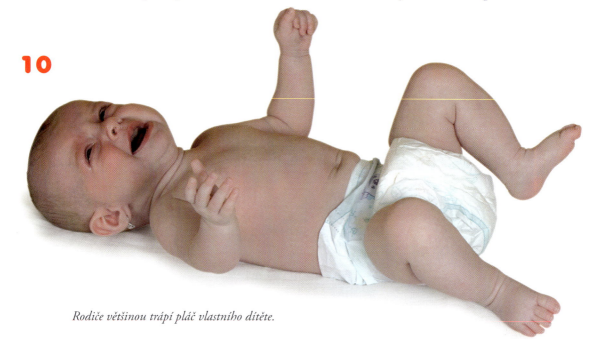

Rodiče většinou trápí pláč vlastního dítěte.

Již doma, před příchodem na druhou, třetí a čtvrtou lekci, maminka podsunovala Nikolce své obavy a poté přicházela s podobně úzkostlivým postojem a s očekáváním, že maličká bude zase plakat. Dcerka pochopitelně nemohla toto dynamicky předávané očekávání maminky zklamat, a tak se skutečně ihned po příchodu do prostor rozplakala. Bylo nutné mamince pomoci s jejím vlastním postojem. Vysvětlili jsme si, že všechny maličké děti mají za úkol se teprve prostřednictvím nás, laskavých, citlivých, ale přesto zkušených a silných rodičů (vůdců) v tomto světě zorientovat. Od nás, rodičů, děti očekávají, že jim svým vzorovým chováním a v podstatě sebevědomým postojem pomůžeme se v nových situacích i prostředí zorientovat, že jim postupně vše ukážeme a srozumitelně vysvětlíme, že je budeme vhodně motivovat či povzbuzovat, nebo naopak důsledně upozorňovat na nebezpečí.

Objasnili jsme si, že prvotní pláč Nikolky v novém prostředí je pochopitelný. To, jak dále zvládne adaptaci, však bude záležet na tom, jaký postoj vnímá od maminky. Mamince tento rozhovor velmi pomohl. V klidu si ujasnila, že prostředí, atmosféra, program i laskavý přístup instruktorů se jí nesmírně líbí a že chce pokračovat. Téměř ze dne na den změnila svůj nezralý projev v postoj vůdce. Plná důvěry Nikolku pozitivně povzbuzovala a hodnotila. Již doma ji s nadšením připravovala a motivovala radostným očekáváním. Nikolka nejenže přestala plakat, ale stal se z ní spokojený a usměvavý plaváček.

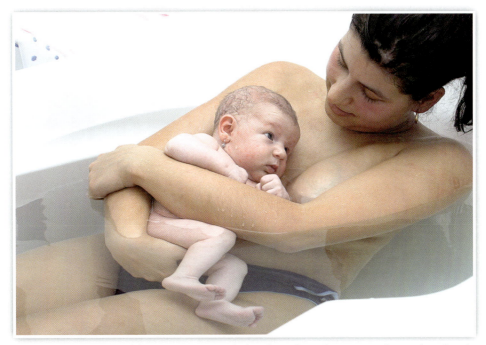

Děti se cítí bezpečně a dobře v něžné náruči laskavého rodiče, ale zároveň zdravě sebevědomého učitele.

Je nutné si zde připomenout, že první tři až čtyři roky života člověka jsou nejdůležitější roky pro jeho další vývoj. První čtyři roky života člověka jsou důležité nejen z hlediska jeho psychomotorického vývoje, ale také z hlediska základního začlenění dítěte do společnosti. První rok je důležitý k navázání bazální (základní) důvěry k jedné osobě, která o ně nejvíce pečuje. Ve druhém a třetím roce navazuje a prohlubuje vztahy k širší rodině. Teprve ve čtvrtém roce navazuje vztahy se svými vrstevníky. Je dokázáno, že děti, které neměly příležitost ve čtvrtém roce navazovat a vytvářet vztahy ve skupině stejně starých dětí, neuměly později navázat a udržovat ani přátelství (Zdeněk Matějček: *Co, kdy a jak ve výchově dítěte*).

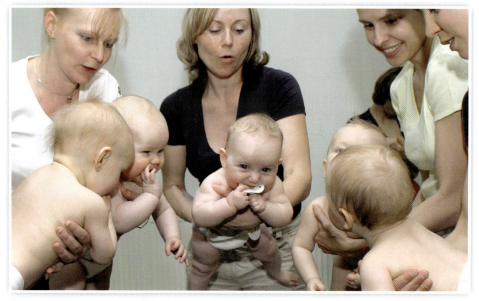

12

V programech pro rodiče s dětmi do jednoho roku se rodiče učí komunikovat s dítětem, rozvíjet jeho psychomotorický vývoj, rovnováhu, orientační dovednosti, koordinaci pohybů i sílu svalů, a to vše v souladu s důležitými milníky vývoje.

A proto v období od narození do čtyř let mají na dítě největší vliv rodiče, na jejichž vztah a působení je dítě dokonce nejvíce citlivé. Jeden z rodičů má možnost zůstat na mateřské dovolené. O dítě se tak může starat a působit na ně dvacet čtyři hodin denně. Z této úvahy si odvoďme otázku.

Kdo jiný potřebuje nejvíce srozumitelných informací o potřebách dítěte a jeho možnostech ve vývoji? Zřejmě se shodneme na názoru, že chceme-li ovlivnit budoucnost našich dalších generací k lepšímu, je nezbytné nabídnout pomoc, podmínky, program a kvalitní informace především rodičům s nejmenšími dětmi. Informovaní rodiče pak mohou lépe poskytnout svým dětem přiměřenou výchovu a stimulaci, vymezit mantinely a nastavit denní režim i úspěšně spolupracovat s odborníky, kteří si kladou za cíl pomoci dítěti především při fyzických, psychických či zdravotních potížích.

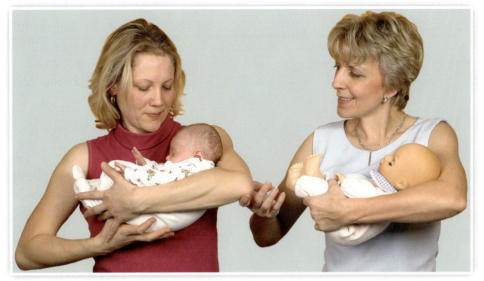

Rodiče, kteří jsou informováni o psychomotorickém vývoji dítěte a mají zvládnutou správnou manipulaci s ním, dokážou lépe porozumět jeho potřebám a projevům.

Výzkumy ukazují, že především dobře prospívající dítě vychovávané důsledně, ale s láskou a porozuměním má šanci získat zdravé sebevědomí a odolat tak pozdějším nástrahám šikany, drog, gamblerství a jiným formám delikvence mládeže.

13

Kniha „Rozvíjej se, děťátko…" přímo navazuje na publikaci „Něžná náruč rodičů" (Eva Kiedroňová, Grada 2005). Ta svým obsahem umožňuje zvládnout základní správný přístup k dítěti včetně správné manipulace při běžné péči o ně. Tvoří tak předstupeň poučení k této publikaci „Rozvíjej se, děťátko…". Obě tyto publikace si pak kladou za cíl pomoci rodičům lépe se zorientovat v potřebách dítěte především do dovršení prvního roku v souladu s jeho možnostmi danými přirozeným psychomotorickým vývojem. Na tyto publikace pak navazují metodické knihy včetně metodického DVD s nadstavbovými, přesto velmi oblíbenými programy pro rodiče s nejmenšími dětmi, kterými jsou cvičení a „plavání" s kojenci a batolaty. Jedná se o publikace „Jak se rodí vodníčci" (1. díl již vyšel v roce 2012 v nakladatelství Grada) a „Hravé učení od narození".

Ukázka z knihy „Něžná náruč rodičů"

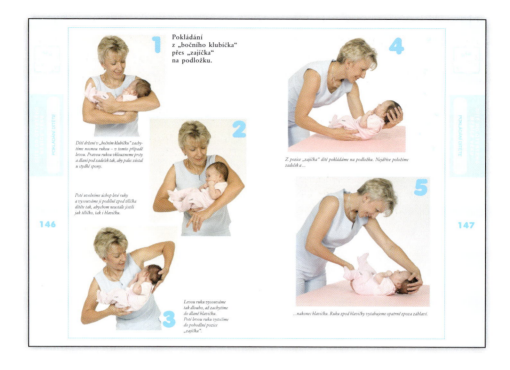

Pokládání
z „bočního klubíčka"
přes „zajíčka"
na podložku.

Dítě držené v „bočním klubíčku" zachytíme nosnou rukou – v tomto případě levou. Pravou rukou vkloužneme prsty a dlaní pod zadeček tak, aby palec zůstal u stydké spony.

Poté uvolníme úchop levé ruky a vysouváme ji podélně zpod tělíčka dítěte tak, abychom neustále jistili jak tělíčko, tak i hlavičku.

Levou ruku vysouváme tak dlouho, až zachytíme do dlaně hlavičku. Poté levou ruku vytočíme do pohodlné pozice „zajíčka".

Z pozice „zajíčka" dítě pokládáme na podložku. Nejdříve položíme zadeček a ...

...nakonec hlavičku. Ruku zpod hlavičky vytahujeme opatrně zpoza záhlaví.

146   147

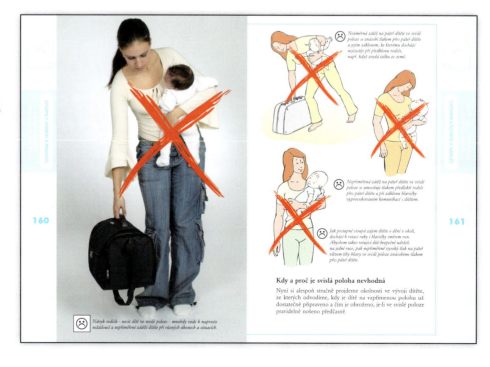

14

160   161

Návyk rodičů - nosit dítě ve svislé poloze - mnohdy vede k naprosto nežádoucí a nepřiměřené zátěži dítěte při různých úkonech a situacích.

Nesimérná zátěž na páteř dítěte ve svislé poloze se znásobí tlakem přes páteř dítěte a jejím záklonem, ke kterému dochází nejčastěji při předklonu rodiče, např. když zvedá tašku ze země.

Nepřiměřená zátěž na páteř dítěte ve svislé poloze se umocnuje tlakem předloktí rodiče přes páteř dítěte a při záklonu hlavičky vyprovokovaném komunikací s dítětem.

Jak postupně stoupá zájem dítěte o dění v okolí, dochází k rotaci ruky i hlavičky směrem ven. Abychom takto rotující dítě bezpečně udrželi na jedné ruce, pak nepřiměřené vysoký tlak na páteř vlevem tiky hlavy ve svislé poloze znásobíme tlakem přes páteř dítěte.

Kdy a proč je svislá poloha nevhodná

Nyní si alespoň stručně projdeme okolnosti ve vývoji dítěte, ze kterých odvodíme, kdy je dítě na vzpřímenou polohu už dostatečně připraveno a čím je ohroženo, je-li ve svislé poloze pravidelně nošeno předčasně.

Úvod

Nejdůležitější dovednosti, které především rozvíjejí osobnost dítěte, a tím dítěti otvírají svět se všemi jeho možnostmi, jsou řeč a pohyb. *„Pohyb je mostem do světa věcí a jazyk je mostem do světa lidí"* (M. Cipro). Rozvoj řeči i pohybu souvisí se zdravotním stavem a vnitřní motivací dítěte, která je stimulována především dobře rozvinutými smyslovými orgány pro zrak, sluch, hmat, čich i chuť. Na velkých pohybech celého těla – hlavy, rukou a nohou – je pak závislá jemná motorika, neboť cílený úchop hraček a hra s nimi vyžaduje celkovou pohyblivost dítěte. Také mezi obratností ruky a obratností jazyka, mluvidel, a tím řeči je přímá souvislost. Je to proto, že obě tyto funkce jsou řízeny z dominantní hemisféry v mozku.

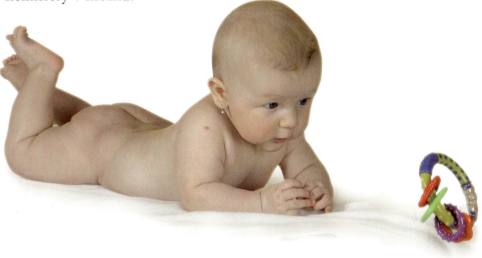

15

Touha dítěte sledovat zajímavou hračku je stimuluje nejen k rozvoji zraku, ale také k rozumovému a pohybovému vývoji v oblasti hrubé i jemné motoriky, k rozvoji rovnováhy, koordinace pohybů, orientačních dovedností i síly svalů potřebných ke správnému vzpřímení.

Vývoj a učení řeči i pohybu bude podstatně obtížnější u dětí s poruchou centrální nervové soustavy, vidění a slyšení. Přesto ani u zdravých dětí nelze očekávat, že se dovednosti budou rozvíjet zcela samovolně. Ze všech stimulů obklopujících dítě nejvíce ovlivňuje jeho vývoj osoba, která se o ně v raném věku pravidelně stará. Zpravidla to bývá matka.

Je řada rodičů, kteří přirozeně umí o dítě pečovat nejen správně, ale také mu dokážou smysluplně a nenásilně organizovat a naplňovat aktivitu tak kvalitně, hravě, zajímavě i obsahově přiměřeně a správně, že dítě prospívá fyzicky i psychicky velmi dobře. Je však velká řada

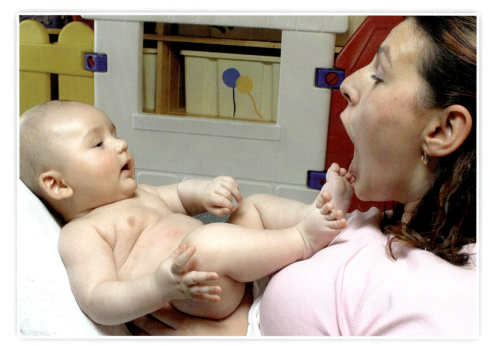

Rodiče (pravidelně pečující osoby) jsou největším vzorem a motivací v rozvoji svého dítěte.

rodičů, kteří tento dar nemají. Chceme-li, aby se psychika i motorika našeho dítěte rozvíjela co nejlépe v rámci jeho možností, pak nezbývá než se postupně o všestranném vývoji dítěte informovat a dovednostem směřujícím k přiměřenému působení na dítě se naučit. Někteří rodiče rádi čtou, pak je pro ně vhodnou pomůckou tato kniha. Jiní se naopak raději nechají vést a stimulovat, na příkladech chtějí vše vysvětlit a v kolektivu rodičů se stejně starými dětmi se chtějí inspirovat. Pro ty jsou ideální kurzy s programem rozvíjejícím všestranný vývoj dítěte, jako je „plavání", cvičení, rytmika, tanečky, zpívánky, malovánky a další programy pro rodiče s nejmenšími dětmi.

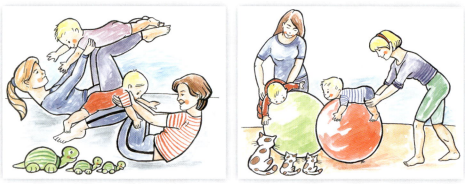

V programech a kurzech cvičení rodičů s dětmi získají rodiče celou řadu smysluplných a podnětných námětů pro všestranný rozvoj dítěte.

V dnešní uspěchané a zmodernizované době je velmi snadné sklouznout k převráceným hodnotám, kdy místo toho, abychom dítěti věnovali čas, lásku a porozumění, zahrneme je hračkami a materiálními prostředky k dočasnému uspokojení.

Přitom televize, video ani počítače nenabízejí vždy kvalitní informace a už vůbec ne s potřebným citovým zabarvením a soustředěnou pozorností na individuální osobnost dítěte. Řada dětí tím psychicky i fyzicky strádá natolik, že jim pak schází sebevědomí, disciplína, cit i smysl života a nedokážou se v běžném životě správně zorientovat. Od raného dětství se pak mohou jevit jako nepo-

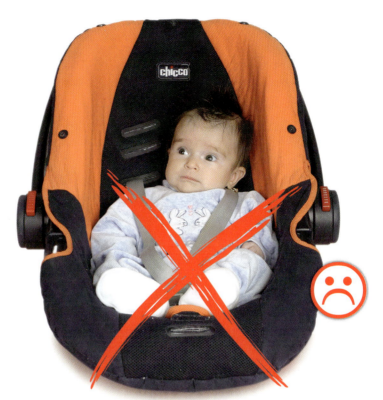

Přehltit dítě podněty a hračkami je stejně nebezpečné a nežádoucí jako omezit jeho vlastní aktivitu dlouhým pobytem v autosedačce, v baby vaku či loktuši nebo vykonávat činnosti za ně.

slušné, špatně prospívající a nepřizpůsobivé. Tím jsou vystaveny zvýšené kritice *„jsi nemožný, zlobivý, nezodpovědný, k ničemu, nic neumíš a podobně"*. Přestože všechny děti v raném věku mají touhu být užitečné, dobré a chválené především od svých rodičů, na kterých jim záleží nejvíce, ocenění se mnohdy nedočkají. A tak jim klesá sebevědomí a postupně i snaha změnit vlastní úsudek o sobě ovlivněný názorem rodičů. Jak takové dítě může skončit ve chvíli, kdy z hlediska přirozeného vývoje začnou mít velký význam kamarádi? Vše máme ve svých rukou, ale pouze do 6.–7. roku života dítěte. Pak už budeme pouze sklízet, co jsme zasadili. Vždyť ne nadarmo se říká: *„Ohýbaj ma, mamko, dokud som já Janko. Až já budem Jano, neohneš ma, mamo."*

Představení publikace

O čem je tato publikace

Tato publikace je zaměřena na všestranný psychomotorický vývoj dítěte do jednoho roku. Psychomotorický vývoj dítěte se týká pohybového vývoje celého těla neboli hrubé motoriky, rozvoje dovedností rukou neboli jemné motoriky, která souvisí s rozumovým vývojem a rozvojem smyslů, jako je zrak, sluch, řeč, čich a hmat. Rozebereme zde důležité souvislosti psychického a motorického vývoje dítěte především v prvním roce, který je považován za nejdůležitější rok pro získání základních citových vazeb a pohybových, orientačních i komunikačních dovedností, na kterých pak bude dítě stavět další vývoj i celkové prospívání. Na výchovu a vývoj dítěte po prvním roce je zaměřena celá řada velmi hezkých knih, které jsou na trhu běžně dostupné. Seznam doporučených publikací je uveden na konci této knihy.

Vysvětlíme si smysluplnost jak přirozeného načasování postupného rozvoje jednotlivých dovedností v prvním roce, tak i způsobu jejich správného provedení dítětem měsíc po měsíci.

Upozorníme zde na chybné stereotypy pohybů, které mohou signalizovat nějakou odchylku ve vývoji nebo ve zdravotním stavu dítěte, které je používá.

Nabídneme informace, jak vhodně a přiměřeně stimulovat dítě, to znamená jakým způsobem je správně podněcovat k rozvoji jednotlivých dovedností v daném věku, aniž by docházelo k omezování nebo přetěžování jeho schopností s ohledem na zákonitosti psychomotorického vývoje.

Komu je publikace určena

Kniha je psána tak, aby byla přístupná široké laické veřejnosti, především rodičům nejmenších dětí. Shrnuje srozumitelným způsobem poznatky potřebné k pochopení zákonitostí psychomotorického vývoje zdravého dítěte, především v nejkritičtějším období prvního roku života. V prvních dnech, týdnech, měsících a roce života dítěte dochází k vytváření těch nejdůležitějších citových vazeb, stereotypů pohybů i výchovných a komunikačních návyků, které budou rodiče a jejich výchovu i vývoj dítěte doprovázet po celý život.

Základní kvalitní péče o dítě do jednoho roku spočívá jednak ve vhodné stimulaci jeho vývoje při respektování možností daných mu aktuálním věkem, ale také v zajištění odpovídajících podmínek i manipulace s dítětem do jednoho roku při běžné péči. Tyto informace jsou uvedeny v publikaci „Něžná náruč rodičů" (Eva Kiedroňová, Grada 2005). Nezbytný je rovněž rozumný a důsledný přístup k dítěti i výchově (informace jsou uvedeny v publikacích prof. PhDr. Zdeňka Matějčka, CSc., a Dr. Jiřiny Prekopové, viz doporučená literatura).

Publikace může být přínosem také dětským sestrám, vychovatelkám, pěstounům i instruktorům programů pro rodiče s nejmenšími dětmi, pro které jsou tyto znalosti doslova základem pro jejich práci.

Z čeho se publikace skládá

Publikace obsahuje knihu, plakát a brožuru.

Kniha je rozdělena do 3 kapitol:
  I. Na dobrém začátku závisí všecko
 II. Psychomotorický vývoj dítěte podle dovedností
III. Stručný přehled

I. kapitola knihy obsahuje důležité informace k pochopení významu, posloupnosti, celistvosti a principů psychomotorického vývoje dítěte. Bez přečtení této kapitoly hrozí, že informace v druhé kapitole mohou být podceňovány, nebudou dostatečně srozumitelné a inspirující. Pasáže vyznačené modrou barvou vyznačují živé příběhy lidí, které jsou příkladem k textu.

II. kapitola je rozdělena na 7 dílů:
1) **Sluch**
2) **Sociální vývoj**
3) **Zrak**
4) **Hrubá motorika**
    – poloha na zádech
    – poloha na bříšku
    – vertikalizace
5) **Jemná motorika**
6) **Řeč**
7) **Rozumový vývoj**

19

V každém dílu zvlášť rozebereme rozvoj dovedností v určité oblasti vývoje měsíc po měsíci, krok po kroku.

Získáme tak představu o tom, v jaké posloupnosti se daná oblast přirozeně rozvíjí. Není ani tak důležité vědět, kdy přesně by danou dovednost mělo dítě zvládnout. Je daleko lépe znát a uvědomovat si, jaký je postup rozvíjení jednotlivých dovedností v dané oblasti. Která dílčí dovednost v dané oblasti je pro dítě jednodušší a která je složitější. Jsou to právě tyto informace, které nejvíce ovlivní přiměřenost našeho snažení při hrách a stimulaci dítěte.

III. kapitola je rekapitulací těch nejdůležitějších dovedností v jednotlivých trimenonech (tříměsíčních úsecích) do jednoho roku života a také přehledem nejdůležitějších dovedností dítěte v jednotlivých oblastech do tří let.

Tato kapitola je rozdělena na 2 díly:

1) **Základní dovednosti dítěte do jednoho roku v jednotlivých trimenonech**
2) **Základní dovednosti dítěte do tří let v jednotlivých oblastech**

Přehledný plakát s tabulkou uceleného přehledu psychomotorického vývoje dítěte doporučujeme vylepit na viditelné místo v pokojíčku dítěte. V řadách je uveden postupný vývoj jednotlivých dovedností od nejjednoduššího provedení dítětem po narození až po úroveň zvládnutých dovedností dítěte při dovršení prvního roku. Dovednosti jsou rozděleny do sloupců postupně měsíc po měsíci.

20

Brožurka slouží ke každodennímu používání. Dle zájmu je zde možno zaznamenávat zvládnuté dovednosti dítěte. Brožura se pak může stát vzpomínkovým záznamníkem dítěte na celý život.

Jak s touto publikací pracovat

Knihu doporučuji nejdříve alespoň prolistovat, všímat si nadpisů kapitol, obrázků a fotografií, a tím se nechat inspirovat a nasměrovat. Hloubka a úroveň dalšího čtení bude otázkou dalších možností a vlastní povahy. Pečlivým a hloubavým povahám doporučuji postupovat především přirozeně, dle vlastního citu. Rozhodně není vhodné nechat se stresovat nějakými tabulkami a samými odbornými radami.

Pečlivým a hloubavým povahám doporučuji považovat tuto publikaci především jako dobrého rádce k inspiraci. Ne jako neměnné dogma.

Nejdříve je vhodné prostudovat publikaci „Něžná náruč rodičů" (Eva Kiedroňová, Grada 2005), a to nejlépe ještě před narozením dítěte, a teprve poté nezbytnou část z této knihy. Z této knihy bude v období přípravy na péči o dítě dostačující pouze první kapitola a části o novorozenci v rozvoji jednotlivých dovedností z druhé kapitoly.

V porodnici stačí v případě zájmu informace o novorozenci pouze oživit a pomalu začít studovat možnosti dítěte ve druhém měsíci věku, aby rodiče získali představu, kam má dítě ve svém vývoji za měsíc dojít a také jak je přiměřeně stimulovat.

Postupně, měsíc po měsíci je vhodné znovu si připomenout informace týkající se dítěte v průběhu daného měsíce věku a ihned si u jednotlivých dovedností udělat také prostřednictvím tabulky na plakátu přehled, kam bude vývoj směřovat v dalším nejbližším měsíci. Při dodržení tohoto postupu je velmi pravděpodobné, že dítě nebudeme z neznalosti ve vývoji zbytečně omezovat, ale také je nebudeme ani přetěžovat.

A takto postupujeme v každém měsíci stejně. Oživíme si vše, co se týká dítěte v měsíci, do kterého vstoupilo, plus měsíc dopředu. Pravidelné nahlížení do přehledné ucelené tabulky, která je shodná na plakátu, v knize i v brožurce, nám pomůže zrekapitulovat a seřadit nejdůležitější myšlenky.

Je důležité počítat s tím, že každá nová dovednost bude dítětem zvládnuta nejdříve ojediněle, jakoby náhodně, a dokonce ne zcela ideálně, popřípadě jednostranně *(pečliví rodiče si zřejmě rádi zaznamenají datum prvních pokusů každé nové dovednosti do brožurky před lomítko)*. Poté je vhodné dítě v rozvoji nacvičované dovednosti podněcovat a stimulovat tak, aby ji mělo možnost zvládnout kvalitně a symetricky *(termín tohoto dokonalého a pravidelného zvládnutí je rovněž vhodné zaznamenat do brožurky za lomítko)*. Zjistíme, že při vhodné stimulaci děti dopilují nacvičovanou dovednost od prvních pokusů do symetrického provedení většinou do čtrnácti dnů.

Některé mamince nebo některému tatínkovi se může zdát: „To abychom nedělali nic jiného, než studovali, podněcovali a zapisovali, co, kdy a jak s dítětem. Vždyť nestihneme nic jiného."

Když si však uvědomíme, jak důležitý je první rok a jak velkou šanci máme zrovna teď k jeho ovlivnění a že později může být výchova dítěte o to jednodušší, tak stojí za to se vývoji dítěte v prvním roce věnovat s plným nasazením a láskou, třeba i na úkor pořádku v bytě. Vždyť ne nadarmo se říká: „Binec v bytě, šťastné dítě". A nakonec vše je stejně pouze otázkou organizace, myšlení a přístupu. Když se budeme ubezpečovat, jak je to složité a jak nás to nebaví, pak těžko můžeme očekávat, že naše snažení bude mít smysl. Když si z výchovy uděláme hru a jedno velké dobrodružství, tak si to užijeme a nakonec se ještě potěšíme z krásného výsledku, a to ze spokojeného a dobře prospívajícího dítěte.

Využití informací o psychomotorickém vývoji dítěte

Větší soubor námětů a činností podporujících všestranný vývoj dítěte měsíc po měsíci na suchu i ve vodě se již do této publikace nevešel. Kniha by se stala příliš rozsáhlou a v důsledku toho i nepřehlednou. Hrám a činnostem s dítětem ve volných chvílích se bude věnovat plánovaná publikace „Hravé učení od narození" a náměty činností rodičů s dítětem ve vodě jsou popsány v samostatné publikaci „Jak se rodí vodníčci". První díl této knihy vydalo nakladatelství Grada v roce 2012.

Vzhledem k významu pestré stimulace i kolektivnímu vlivu na dítě i rodiče je ideálním řešením docházení do pravidelně organizovaných programů, cvičení a plavání pro rodiče s dětmi.

22

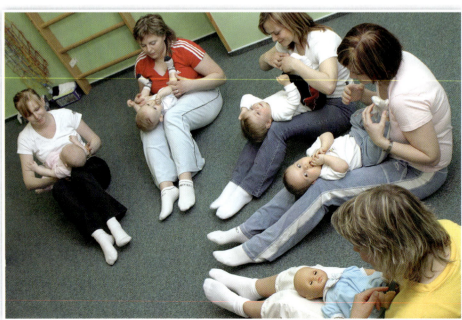

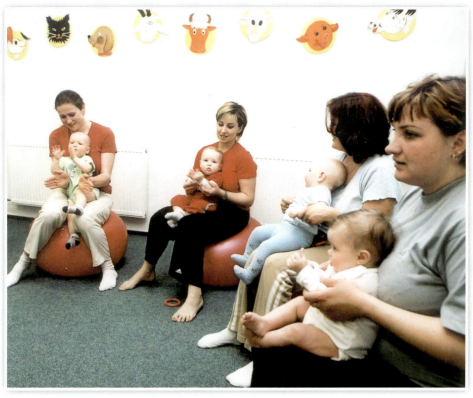

Cvičení a programy rodičů s dětmi jsou velkou inspirací pro všestranný rozvoj dítěte.

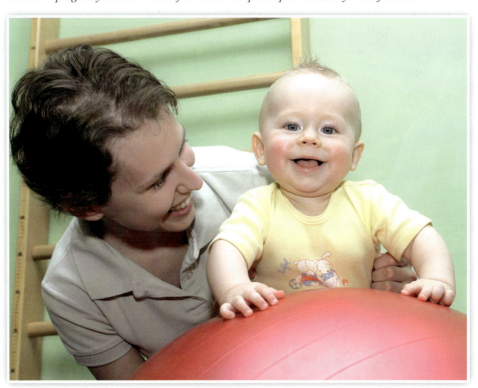

23

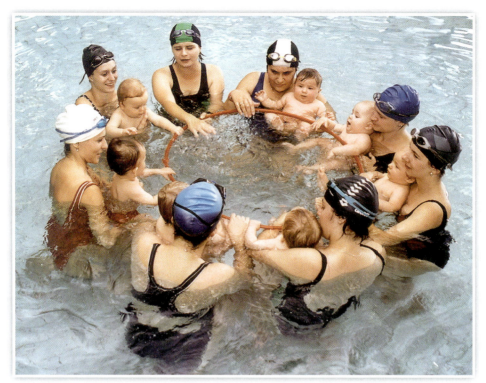

V pravidelně organizovaných kurzech „plavání" s kojenci a batolaty dochází k významnému psychickému i fyzickému otužení rodiče i dítěte, posílení jejich citové vazby i vzájemného porozumění, ale také k rozvoji soustředěné pozornosti dětí i jejich schopnosti spolupracovat.

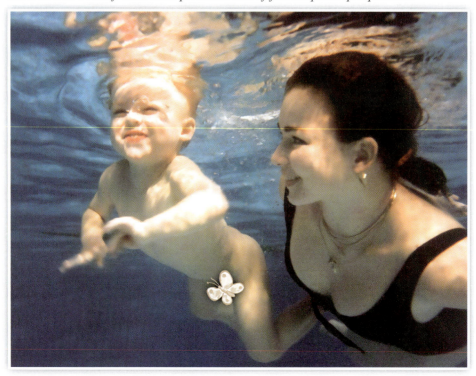

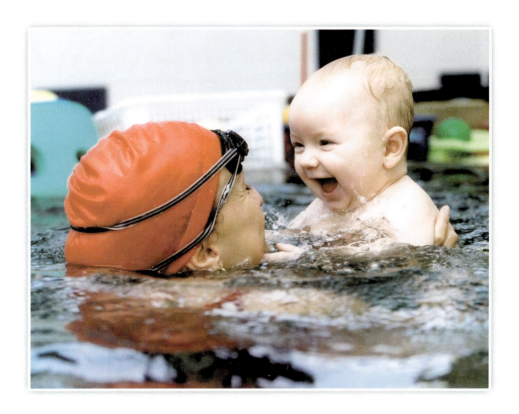

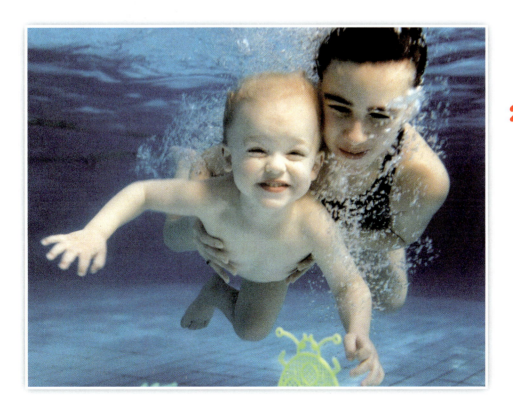

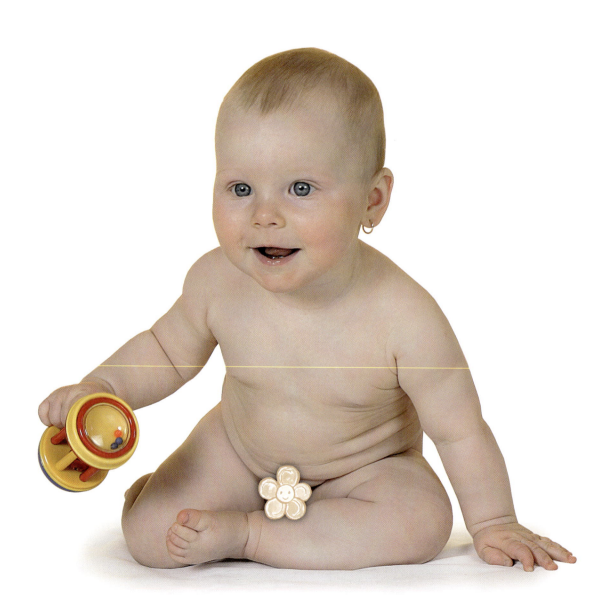

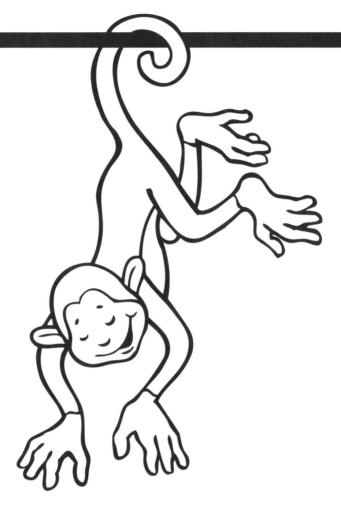

I.

Na dobrém
začátku
závisí všecko

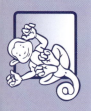

I. NA DOBRÉM ZAČÁTKU ZÁVISÍ VŠECKO

Již Jan Amos Komenský řekl: „Na dobrém začátku závisí všecko." První rok života dítěte je skutečně rokem, který ovlivní jeho zdraví, způsob komunikace a celkové prospívání po celý život. Je to mimořádný rok nejen proto, že lidský organismus po narození prochází nejbouřlivějším vývojem, především po fyzické, psychické a citové stránce. Ale také proto, že rodiče mají skutečně naprosto jedinečnou příležitost vybudovat návyky způsobu, jak komunikovat s dítětem, a nastavit základní pravidla v rodině.

V rámci přirozeného psychomotorického vývoje by mělo dítě do dovršeného prvního roku života zvládnout samostatný stoj v prostoru, pinzetový úchop a vyslovovat alespoň dvě smysluplná slova. Z psychologického hlediska má navázat potřebnou citovou vazbu k vychovatelům (většinou rodičům) a důvěru k nejbližší rodině, zorientovat se ve známém domácím prostředí a reagovat na výzvu imitací gesta (jak jsi veliký/á, ukaž paci, dej, nesmíš, pozor atd.).

Mezi dětmi však může být velký rozdíl, jak kvalitně tyto dovednosti zvládnou. Rozdíl je dán samozřejmě osobností dítěte a jeho povahovými vlastnostmi, které si s sebou nese na svět díky své genetické výbavě. Již od narození můžeme sledovat, jak je které dítě aktivní, spolupracující, přizpůsobivé, energické, citlivé, naladěné, pozorné, soustředěné a vytrvalé.

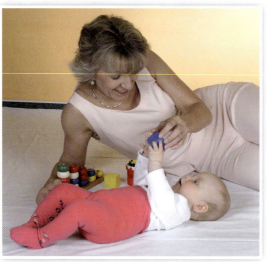

Pravidelným pozorováním dítěte při každodenní hře a péči rodiče postupně stále lépe rozumí projevům svého dítěte a dokážou mu nabídnout výchovu v souladu s jeho potřebami a povahovými vlastnostmi.

Odlišně se budou projevovat děti se zdravotním problémem či poruchou centrální nervové soustavy. Rozdíl mezi dětmi je však dán také úrovní, množstvím a přiměřeností stimulů a podmínek, které mu byly nabízeny k jeho rozvoji na základě znalostí, či neznalostí rodičů a pochopení, či nepochopení potřeb i projevů dítěte. Na rozsahu a kvalitě různých dovedností se významným způsobem podílí fakt, jakými zkušenostmi a tréninkem v prvním roce dítě prošlo. Za nabídku dostatečného množství kvalitních podnětů k vývoji jsme odpovědni my, rodiče, kteří máme možnost se opřít nejen o své zkušenosti, ale také se v dané oblasti vzdělávat.

Proto bychom měli umět vytvořit dítěti takové podmínky, aby dokázalo do jednoho roku navázat nejdůležitější citové vazby v životě člověka – k sobě, matce, otci, sourozencům a nejbližší rodině. Cílem našeho působení na dítě v prvním roce života je, aby se dokázalo zorientovat v rodinném prostředí, denním režimu, rituálech i rodinných zásadách, a získalo tak pocit jistoty a bezpečí v nejbližší rodině. Naším úkolem je nabídnout dítěti takové podmínky, aby mohlo z hlediska hybného vývoje postupně rozvinout potřebnou koordinaci pohybů, rovnováhu, orientační dovednosti a sílu zádových a břišních svalů, které se budou po celý život podílet na správném vzpřímení páteře a držení těla. Úroveň zvládnutí správného vzpřímení páteře a držení těla pak ovlivňuje funkci mozku a vnitřních orgánů, a tím i zdraví a spokojenost člověka v dalším životě.

Možnosti vzdělávání rodičů

Když se však zamyslíme nad možnostmi vzdělávání rodičů v oblasti péče o dítě, výchovy a všestranného rozvoje nejmenšího dítěte v naší společnosti, tak zjistíme, že jich není prozatím mnoho. Informace o péči mohou rodiče získat částečně od odborníků v předporodních kurzech, v porodnici a u pediatrů, kde úroveň a množství předaných informací záleží na znalostech a času, který této problematice mohou kontaktovaní odborníci věnovat.

Po příchodu z porodnice je zcela běžné, že jeden z rodičů využije mateřskou dovolenou a zůstává s dítětem doma ve vlastní komunitě. Dítě vychovává a působí na ně, jak nejlépe umí, především na základě vlastních znalostí a zkušeností.

V průběhu prvního roku někteří rodiče zaznamenávají při péči o dítě potíže, jako jsou zvýšená dráždivost, úleky, občasné odchylky při kojení, pláči nebo spánku dítěte. Pomoc u odborníků v této situaci vyhledávají spíše zřídka. A to je škoda, protože tyto

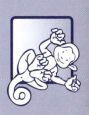

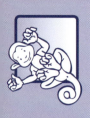

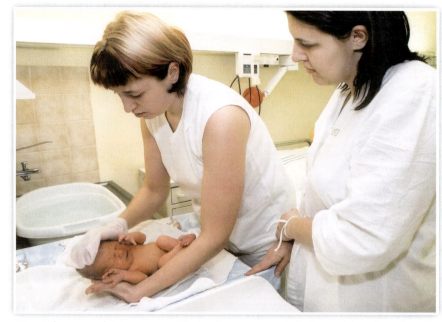

Maminky v porodnici a v prvních dnech po narození dítěte se cítí podstatně jistější a sebevědomější, když si nacvičí základní manipulační techniky a péči o dítě v předporodních kurzech „Něžná náruč rodičů" na panenkách. V porodnici je k dispozici novorozenecká sestra, která vše připomene a ukáže mamince základní techniky kojení, chování v náručí, přebalování a první koupání.

problémy lze často ovlivnit již způsobem vedení a výchovou od narození. Zůstanou-li tyto projevy však neřešeny, tak se fixují a potíže se mohou zvýraznit až po prvním roce. Dítě se projevuje nespokojeností, neposlušností, roztěkaností, horší komunikací či hyperaktivitou. Potíže pak vrcholí v předškolním období a u mladších školáčků, kteří neprospívají, jsou labilní, nesoustřední, nepozorní, nemají zájem o učení, a tím i ve škole špatně prospívají.

Nedostatky v chování, způsobené neporozuměním a neřešením varujících příznaků v raném věku, se pak v předškolním věku velmi podobají obrazu lehké mozkové dysfunkce. Ta může být zaviněna mírným postižením nervové soustavy, popřípadě nedostatečnou zralostí mozku především v čelním laloku. V této době rodiče vyhledávají odbornou pomoc nejčastěji. Řešení a napravování je však většinou podstatně delší, namáhavější, dražší i náročnější na čas než požadavky kladené na výchovu a prevenci již v prvním roce věku dítěte.

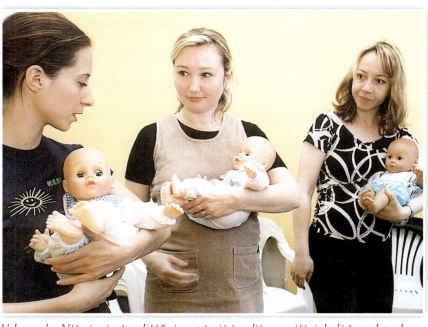

V kurzech „Něžná náruč rodičů" si nastávající rodiče nacvičí, jak dítě zvedat, chovat v náruči, konejšit při pláči, jak odpočívat, komunikovat, přetáčet atd. Rodiče s dosud nezafixovanými nevhodnými návyky při manipulaci s dítětem si osvojí správné techniky zcela přirozeně, snadno a správně.

Proto nastávajícím rodičům a rodičům nejmenších dětí velmi doporučujeme docházet do kurzu „Něžná náruč rodičů", programů, cvičení a poraden o psychomotorickém vývoji dítěte, které organizují dlouhá léta odborníci soustředění v občanském sdružení Přístav dětství, kde mohou rodiče v současné době získat mnoho cenných informací a podnětů k všestrannému zdravému rozvoji dítěte. Přestože se tu a tam objeví literatura o výchově, péči nebo stimulaci dítěte, je pochopitelné, že rodiče nedokážou posoudit správnost, či nevhodnost nabízených informací, obzvlášť v situaci, kdy se informace na stejné téma neshodují. Rovněž je velmi obtížné podle nich pracovat zcela samostatně.

Na našem trhu se objevuje nejen literatura českých autorů, ale především autorů zahraničních. Často se stává, že obsahuje rozdílné názory a doporučení. Co se týče podnětných námětů pro činnost v oblasti pohybového vývoje nejmenších dětí, přibližně do 9. měsíce věku, někdy nejsou v souladu s očekávanou psychomotorickou vyspělostí dítěte v daném období. Pro děti starší devíti měsíců bývají navrhované stimulace většinou správné, velmi podnětné a zajímavé.

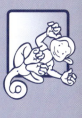
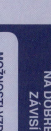

Výchova a vývoj dětí z pohledu odborníků

Co odborník, to jiný názor. Kde je pravda?

Za nejchoulostivější etapu pro stimulaci dítěte skutečně považujeme časový úsek do 9. měsíce věku. Je to období, kdy počáteční hybnost kojence, založená na vrozených nepodmíněných reflexech, se rozvíjí a zdokonaluje cílenou snahou dítěte. Vyzkoušené a opakovaně ověřené dokonalejší vzorce hybnosti jsou kolem devátého měsíce ukládány do zrající mozkové kůry v definitivní podobě. Pozdější přebudování zafixovaných nedokonalých hybných vzorců na správné je obtížné a mnohdy zcela nemožné, protože zafixované vzorce jsou již zautomatizované. Správné pohybové vzorce se bude možné později naučit, ale budou využívány především vůlí. Naděje na jejich zautomatizování souvisí s věkem a způsobem rehabilitace.

Vhodnost, či nevhodnost celé řady činností s dětmi nelze posuzovat pouze jednostranně. Jiné posouzení můžeme očekávat od laika, jiné od pediatra, jiné od psychologa, jiné od neurologa či fyzioterapeuta, jiné od ortopeda, jiné od sportovního trenéra nebo pedagoga. Tyto obory spolu prozatím většinou úzce nespolupracují. Proto se může stát, že odborník každého jmenovaného oboru schválí každou činnost především podle vlastních zkušeností v daném oboru, bez ohledu na omezení a fakta vyplývající z jiné specializace. Celou řadu let při výběru činností pro nejmenší děti proto v Přístavu dětství nasloucháme radám všech těchto odborníků, kteří nás upozorňují ze svého pohledu na vše, co považují za důležité, čeho si všímají a čeho doporučují se vyvarovat. Na základě všech těchto informací pak hledáme kompromisy pro podněty a aktivity tak, aby byly v souladu pokud možno se všemi obory.

Zaměření jednotlivých specialistů

Při organizaci, výběru a plánování veškerých aktivit myslíme na to, že každý odborník může mít na stejnou věc jiný pohled, který vychází ze zaměření dané specializace:
- **pediatři** nás vedou k tomu, abychom děti otužovali, dodržovali hygienu a správnou životosprávu (sem patří denní režim, spánek, aktivita, výživa, hygiena a péče o dítě), čímž zásadně ovlivňujeme obranyschopnost organismu a zdraví dítěte;
- **psychologové** nás vyzývají k dodržování důležitých zásad

a důslednosti při výchově, k zajištění pocitu jistoty a bezpečí, dodržování denního režimu, ke srozumitelné komunikaci a vytváření citových vazeb mezi rodičem a dítětem;

- **neurologové a rehabilitační pracovníci** nás navádějí k přiměřené stimulaci dítěte postavené na znalostech jeho psychomotorického vývoje v souladu s postupným zráním nervové soustavy;
- **kineziologové** nás vedou k pohybové aktivitě v souladu s psychomotorickým vývojem i fyzikálními zákony;
- **ortopedi** dbají na zajištění správného postavení hlavy, páteře, pánve, kyčlí, nohou a chodidel při vzpřímení i chůzi;
- **pedagogičtí pracovníci** nás vyzývají ke správné stimulaci a vedení dítěte k naslouchání, komunikaci, imitaci gesta, soustředěné pozornosti, rytmizaci, slovní zásobě i kvalitě mluveného slova;
- **sportovní trenéři a metodici** jednotlivých aktivit dbají na kvalitu provedení a postupný nácvik jednotlivých dovedností od nejjednodušších k nejsložitějším;
- **hygienici** stanoví a kontrolují dodržování důležitých hygienických zásad a bezpečnostních opatření.

Přestože víme, že by bylo ideální, kdyby odborníci všech těchto profesí ovlivňující zdravý vývoj dítěte spolu komunikovali a spolupracovali, není to zřejmě tak jednoduché. Velmi často se stává, že pohled těchto jednotlivých odborníků je na určitou aktivitu značně rozdílný. Uvedeme si příklad na jednom z častých případů z praxe.

Jedno podzimní dopoledne zazvonila u dveří centra Přístavu dětství v Praze Libuši maminka, která nesla tříměsíční dítě pevně uvázané až po ramena ve svislé poloze v indickém šátku. Dítě spinkalo s hlavičkou vyvrácenou do záklonu v neuvěřitelném úhlu cca 110–120°. V prvním okamžiku jsem se tak lekla, že mi při srdečném pozdravu automaticky vystřelila ruka k něžnému záchytu hlavičky. Maminka se na mne ihned obořila, ať její dcerku nebudím, že je tak zvyklá. Z její reakce bylo velmi pravděpodobné, že podobnému zděšení nečelí poprvé. Při zouvání bot, kdy stála na jedné noze, matka zakolísala a lehce poskočila, přičemž hlavička dítěte poskok následovala a zvrátila se do ještě většího záklonu. To mne znepokojilo ještě víc. Nabídku místa k položení dítěte maminka nepřijala. Chtěla s dítětem setrvat ve stejné pozici, jinak by se malička údajně probudila. Měla jsem víc než kdykoliv jindy snahu získat si postupně důvěru této maminky natolik, aby byla ochotna vyslechnout si informace, jak souvisí celkové prospívání dítěte i rozvoj páteře s manipulací s ním. Způsobem

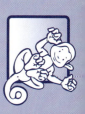

33

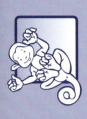

naznačujícím upřímnou starost o její dítě se mi podařilo maminku informovat o psychomotorické vyspělosti a potřebách tříměsíčního dítěte. Pozorně si také vyslechla informaci o nebezpečí nepřiměřené zátěže na krční oblast při manipulaci ve svislé poloze se zakloněnou hlavičkou, jež bývá často znásobené hopsáním (třeba při běhu s takto uvázaným dítětem). Hovořily jsme o tom, že tato zátěž může být do budoucna příčinou vadného držení těla a že také může dojít k poranění měkkých tkání, nervových vláken i drobných cév, což může zavinit i celoživotní následky (bolesti hlavy, migrény, nevolnost, nesoustředěnost, horší paměť, časté blokády krční páteře atd.).

Maminka velmi pozorně naslouchala. Nakonec se však zvedla a rozhodným tónem hlasu řekla, že to není možné, neboť má kamarádky psycholožku i dětskou lékařku, které jí takovéto nošení v indickém šátku nejenže schválily, ale také její dítě již několikrát viděly a posoudily ho jako zcela zdravé i dobře prospívající. A co se týká způsobu nošení, tak ten se naučila v profesionálním kurzu o vázání šátku. Poté odešla.

Několik dní jsem na maminku i dítě hodně myslela a uvažovala, co jsem mohla udělat jinak. Za čtrnáct dní začala s maličkou docházet do kurzu „plavání". S dítětem v šátku jsem ji prozatím nepotkala a maličkou nosí nejčastěji v bezpečné pozici „klokánka".

Pozice „klokánka" je velmi oblíbenou polohou pro děti po třetím měsíci věku i pro rodiče. Dítě dobře vidí a navíc posiluje svaly podél páteře. Pro maminku je tato poloha příjemná a pohodlná i ve chvíli, kdy potřebuje mít jednu ruku volnou k dalším činnostem.

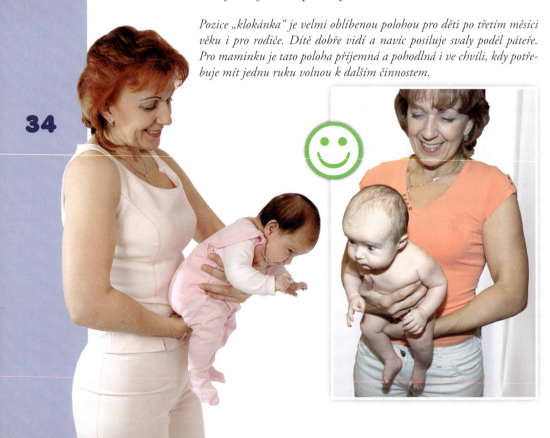

V literatuře se často objevuje výzva ke svislému nošení malých dětí jako polohy vhodná k odříhnutí, k uklidnění dítěte při pláči, k lepšímu rozhledu po okolí, k sociálnímu kontaktu nebo ke zvýšení kondice dítěte.

Oblíbenost svislé polohy vyplývá z těsného kontaktu rodiče s dítětem. Pro děti do devátého měsíce věku je však nevhodná. Svaly podél páteře ještě nejsou posílené natolik, aby dokázaly udržet páteř ve správném vzpřímení pod váhou relativně velké a těžké hlavičky tlačící na páteř proti podložené pánvi.

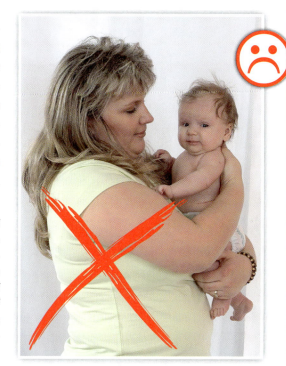

Rozdílné názory odborníků na nevhodnou svislou polohu

- **Laikovi** se tato poloha bude zřejmě líbit. Rodiče velmi brzy zjistí, že klimbající hlavička neupadne, když ji zpočátku přidrží. Dítě se ve svislé poloze většinou uklidní, má lepší rozhled, a tak je v ní spokojené. Také rodiče si libují, že jsou tak v těsném kontaktu s dítětem.
- **Psycholog** nebo **pediatr**, který se přímo nespecializuje na motorický vývoj dítěte, ji často doporučí k uklidnění dítěte při pláči nebo k odříhnutí po nakrmení, což je však pravidelně minimálně 6–8× denně na nejméně 10–15 min. Následkem však je návyk. Dítě si tuto polohu pro lepší rozhled oblíbí a vynucuje si ji. Ani rodiče nevidí důvod, proč by takto nemohli své dítě nosit, a tak je ve svislé poloze nosí pravidelně dál.
- **Neurolog, rehabilitační pracovník, kineziolog, profesionální instruktor Přístavu dětství, popřípadě ortoped**, který je speciálně zaměřen na zákonitosti posloupného vývoje posturálního svalstva v souladu s psychomotorickým vývojem dítěte, svislou polohu u nejmenších dětí rozhodně nedoporučí. Je si vědom nepřiměřené zátěže páteře ve svislé poloze násobené váhou relativně těžké hlavičky. Na svislou polohu neboli na vzpřímení do vertikály doporučí malého kojence nejdříve připravit pomocí

35

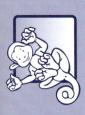

pravidelného pokládání dítěte v době bdění na pevnou podložku střídavě do polohy na záda i na bříško. Postupné posilování zádového a břišního svalstva vlastní aktivitou dítěte vidí jako základ pro jeho vzpřímení v souladu s dozráváním rovnováhy, koordinace pohybů a orientačních dovedností.

- **Pedagogický pracovník a sportovní trenér, popřípadě metodik**, který se přímo nespecializuje na psychomotorický vývoj dítěte, svislou polohu většinou doporučí jako vhodnou polohu ke stimulaci a zvýšení kondice dítěte.

Řešení

Přihlédneme k výzvě i varovným signálům jednotlivých odborníků a najdeme jiné polohy pro dosažení stejného cíle. U nejmenších dětí použijeme například polohu „tygříka", ve které si dítě rychle odříhne, a přesto v ní dobře vidí, je v těsném kontaktu s rodičem a ještě si skutečně zvyšuje svou kondici, aniž bychom mu přetěžovali páteř, a tím zakládali na pozdější potíže v jeho celkovém prospívání.

Velmi vhodnou a oblíbenou náhradou svislé polohy,
užívané k uklidnění dítěte, odříhnutí i chování,
je pozice „tygříka", ve které si dítě nejen rychle odříhne,
ale také v ní zapojí zádové svaly a je spokojené.

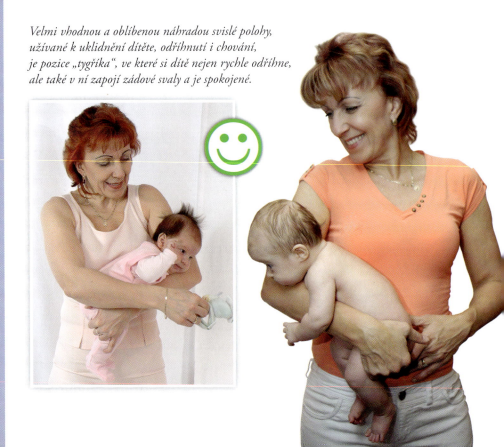

Přirozený vývoj dítěte

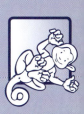

Okamžikem spojení vajíčka a spermie dochází k naprosto automatickému, geneticky naprogramovanému vývoji obdivuhodně dokonale fungujícího organismu člověka se všemi jeho druhově specifickými dovednostmi, jako je vzpřímená chůze, palec v opozici proti prstům, řeč i myšlení. Tento vývoj probíhá nejen v nitroděložním životě, ale ještě 12 kalendářních měsíců po narození.

Jeden z nejdůležitějších orgánů, který ovlivňuje kvalitu psychomotorického (psychického a pohybového) vývoje dítěte, je centrální nervová soustava. Je obdivuhodné, že již u embrya starého 4 týdny je prostřednictvím dokonalých ultrazvuků vidět zárodek velký 6 mm, který má jenom hlavičku velkou cca 3 mm a u kterého je jasně vidět základ páteře i končetin. U 6týdenního dítěte velkého cca 15 mm je patrná mícha a počátek mozku. Vyčnívající oči jsou jistým zakončením centrální nervové soustavy (CNS), z čehož vyplývá, že orgán oka je také jedním z nejdůležitějších ukazatelů stavu CNS. V 8. týdnech má zárodek již všechny orgány, které potřebuje k životu. V osmnáctém týdnu, kdy je velký již 20 cm, se chová podobně jako dítě po narození – cucá si palečky, zívá, otevírá pěstičky, protahuje se atd.

Podmínky v děloze jsou pro dítě naprosto přirozeným, pro ně luxusním prostředím, kde je mu pohodlně a dobře, neboť propojení pupeční šňůrou s matkou a vodní prostředí v měkké a teplé děloze mu nabízí výživu i pocit jistoty, bezpečí a tepla. Mezi nejdůležitější podmínky pro zdravý vývoj dítěte v nitroděložním životě však patří dobrý zdravotní stav a správná životospráva matky, ale také její opatrnost, aby se nesetkala s rentgenovým, radioaktivním ani jinak škodlivým zářením či chemikáliemi, infekcí nebo nakaženými zvířaty. Za normálních okolností se dítě rozvíjí deset lunárních měsíců v děloze matky a poté je fyziologicky porodem přesunuto na svět.

V okamžiku narození člověka je však jeho nervový systém ještě nezralý a dovoluje novorozenci používat jen nejdůležitější nepodmíněné (vrozené) reflexy, především oživné a obranné. Teprve v průběhu prvního roku života si postupně osvojí dovednosti, které mu umožní postupně se vzpřímit, samostatně chodit, pracovat s jemnými předměty, mluvit a celkově komunikovat. Stejně tak nejsou ještě po narození vyvinuté vyšší mentální funkce, jako je myšlení,

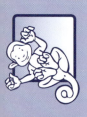

paměť a učení, pozornost a soustředění, vůle a plánování, chování a sebeovládání. Tyto funkce včetně řeči jsou prozatím v zárodečné podobě připraveny ve shlucích neuronů, ze kterých se teprve vhodnou stimulací (především matkou) mohou stát funkční neuronové sítě. Pokud nedojde k dostatečné stimulaci v senzitivním období pro vývoj dané funkce či dovednosti, tak soustava neuronových obvodů zakrní nebo se tzv. recykluje pro jiné účely. Nejchoulostivějším obdobím je právě první rok života, neboť mozková kůra se teprve vyvíjí.

První rok je proto právem považován za jedno z nejdůležitějších období v celém životě člověka i rodiny. Nejedná se pouze o samotné fyzické a psychické prospívání dítěte, ale také o rozvoj sociálních návyků a mezilidských vztahů.

Výsledek bude záležet zvláště na výchovných dovednostech rodičů, kteří svým vzorem a chováním beze sporu výrazně ovlivňují celkový vývoj dítěte. V prvním roce dítě rozvíjí nejen základní pohybové dovednosti, ale také se v něm vytváří základ komunikačních, postojových i technických návyků dané rodiny.

V průběhu této kapitoly si podrobně rozebereme, co si můžeme představit pod pojmem psychomotorický vývoj dítěte, čeho

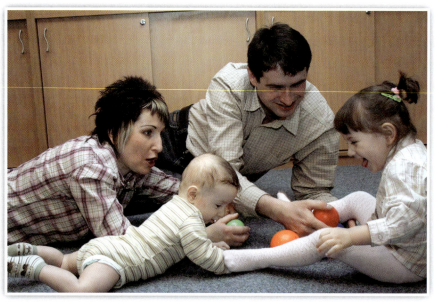

V prvním roce života dítěte je velmi důležitá spolupráce obou partnerů, aby nastavili úroveň sociální komunikace a mezilidských vztahů v nejbližší rodině.

se týká, čím je určen a ovlivněn, kdy může být dítě ohroženo odchylkou, kdy je nejlépe se o psychomotorický vývoj dítěte zajímat a proč bychom měli mít znalosti o psychomotorickém vývoji dítěte, jak jej sledovat a do jaké míry ho mohou ovlivnit rodiče svým přístupem a péčí.

Čeho se týká psychomotorický vývoj dítěte

Psychomotorický vývoj dítěte se týká jeho postupného rozvoje smyslů, jako je zrak, sluch, čich, hmat a řeč, v souladu se sociálním i rozumovým vývojem a v přímé souvislosti s rozvojem jemné a hrubé motoriky.

Psychomotorický vývoj probíhá v přímém souladu s postupným rozvojem rovnováhy, orientačních dovedností, koordinace pohybů i síly svalů celého těla. Úroveň zvládnutí těchto dovedností se pak podepíše na způsobu zapojení hlavy, lopatek, ramen, páteře, pánve i nohou do vzpřímení. Výsledek pak ovlivní kvalitu držení celého těla a člověku typický způsob chůze po celý život.

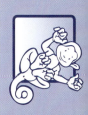

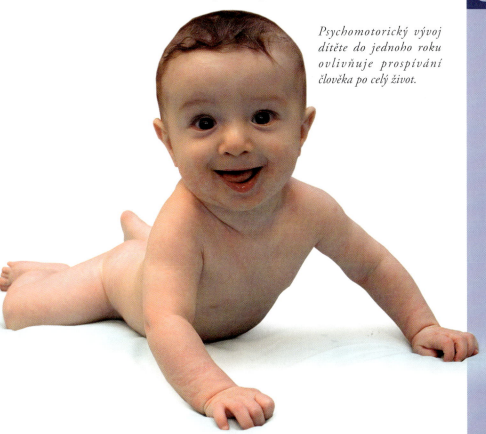

Psychomotorický vývoj dítěte do jednoho roku ovlivňuje prospívání člověka po celý život.

39

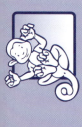

Čím je psychomotorický vývoj dítěte určen a ovlivněn

Psychomotorický vývoj je určen genetickým vybavením člověka, jeho vnitřní i vnější motivací a zdravotním stavem. Do jednoho roku je nasměrován ke zvládnutí základních dovedností typických pro člověka. Jedná se o dovednosti, jako je vzpřímená chůze, pinzetový úchop s palcem v opozici proti ukazováku, smysluplná řeč a rozumové zpracování vjemů, příčin a následků, čímž se člověk liší od živočichů podobného druhu.

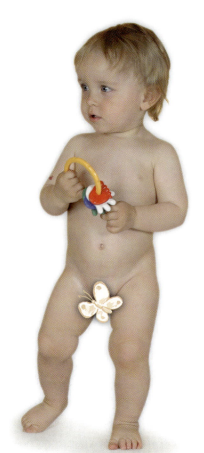

Do jednoho roku by se měly děti naučit samostatně se postavit a stát v prostoru.

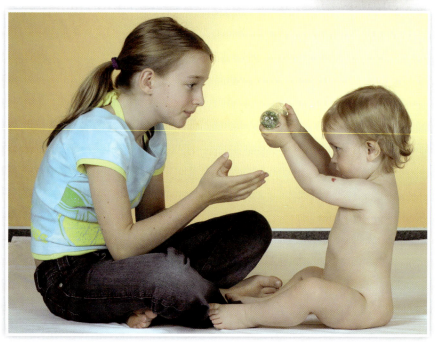

Děti kolem jednoho roku jsou schopny reagovat na výzvu, plnit jednoduché úkoly a spolupracovat.

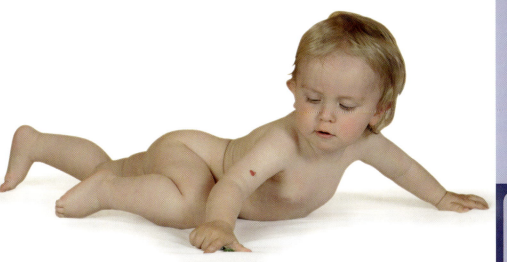

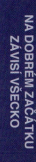

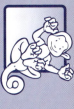

Palcem v opozici proti ostatním prstům dokáže dítě do jednoho roku zvládnout klešťový úchop v roli nejjemnějšího vysavače.

Motorický vývoj začíná minutou narození. Pro zdárný vývoj každého dítěte je důležitá vlastní motivace a podmínky, ve kterých se má dítě možnost vyvíjet. Je-li dítě mentálně zdravé, se zdravými smysly a s neporušenou centrální nervovou soustavou a má-li k vývoji vhodné podmínky (kvalitní péče zabezpečující základní biologické a psychické potřeby, prostor, podněty a vhodnou stimulaci), vývoj ke stanovenému cíli pak probíhá zcela automaticky. Téměř není pochyb, že by zdravé dítě zvládlo předpokládané dovednosti i přes ne zcela vhodné podmínky či menší anomálie v péči nebo ve zdravotním stavu ať už fyzickém, nebo mentálním. Co však bývá velmi rozdílné, je kvalita zvládnutí jednotlivých dovedností. Kvalita je vždy výsledkem zralosti CNS v kooperaci s komplexním rozvojem jednotlivých složek, tzn. sluchu, zraku, hmatu, řeči, psychiky, sociálního a citového vnímání, hrubé i jemné motoriky a rozumového zpracování všech přijatých informací.

Na vývoj jednotlivých složek, a tím na kvalitu provedení dovedností a celkové prospívání mají vliv především genetické předpoklady a vlastní povaha dítěte. Nikdy však nebudeme schopni porovnat, jak by se dané dítě vyvíjelo, kdyby mělo k dispozici jiné podmínky. Nelze stejné dítě s danou genetickou výbavou, zdravotním stavem a povahou nějakým způsobem vychovat, vrátit čas a zkusit to znovu, ale jiným způsobem, abychom mohli posoudit, jak velký vliv mají vnější stimulace a podmínky, které mu k vývoji nabízíme. Přesto naše dlouholetá praxe s dětmi a jejich rodiči potvrzuje, že podmínky k vývoji, pravidelnost, četnost, přiměřenost

41

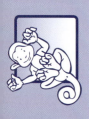

a kvalita stimulace i komunikace s dítětem se významným způsobem podílí na dosažení žádoucí úrovně jeho všestranného rozvoje. A co více. Rodiče se dětem věnují pravidelně, kreativně, smysluplně a jinak, než vyžaduje základní péče. Dochází tak ke zlepšení vzájemného porozumění mezi rodičem a dítětem a následně prohloubení důvěry a citové vazby mezi nimi. Děti jsou sebevědomější, lépe prospívají a později se stávají odolnější před různými možnými nástrahami dnešní doby, jako je šikana, drogy, násilí, gamblerství atd.

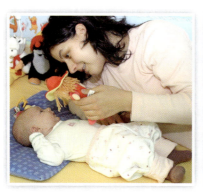 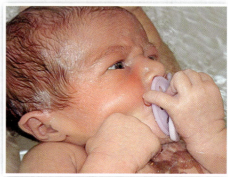

Díky pravidelným, přiměřeným, smysluplným a kreativním programům rodičů s dítětem doma i v kolektivu stejně starých dětí dochází nejen k všestrannému rozvoji dítěte, ale také ke zvýšení sebevědomí a velice významnému psychickému i fyzickému otužení rodičů i dětí.

Kdy může být dítě ohroženo odchylkou v psychomotorickém vývoji

To, zda má dítě šanci se rozvíjet fyziologicky (přirozeně správně), nebo můžeme očekávat nějaký problém, můžeme do jisté míry předvídat již z rodinné zátěže, z okolností před porodem, kolem porodu a bezprostředně po něm.

Různý stupeň ohrožení pro vývoj dítěte ještě před narozením může způsobit infekční **onemocnění maminky**, cukrovka, obezita, bramborová plíseň a další onemocnění matky v době těhotenství. Odchylným vývojem od normy jsou ohrožena dvojčátka a ostatní **vícečetná těhotenství, děti přenášené, předčasně narozené** (do 36. týdne těhotenství), dále děti s nízkou porodní hmotností (pod 2 000 g) nebo se zhoršenou poporodní adaptací. Za ohrožené jsou považovány **děti narozené kleštěmi, zvonem, koncem pánevním nebo po protrahovaném porodu.** Vývoj dítěte ohrožuje rovněž **vrozená vývojová vada.**

Závažné následky mívá také **asfyktický syndrom.** Jedná se o nedostatečné okysličení nervové tkáně vlivem nezralých plicních funkcí nebo nedostatečného cévního zásobení. K této poruše může dojít před porodem, v jeho průběhu nebo po porodu.

Příčinou ohrožení a odchylek psychomotorického vývoje dítěte od normy mohou být i **úrazy, pády, hrubé, rychlé, nešetrné a nesprávné zacházení s dítětem nebo jeho přetěžování.**

Může dojít k lehkému postižení centrální nervové soustavy, které neohrožuje dítě na životě, ale projeví se později v široké škále formou hybných a rovnovážných odchylek, hyperaktivitou, nesoustředěností, roztěkaností atd. Nejčastěji používaný název pro tuto odlišnost je lehká mozková dysfunkce (LMD) nebo porucha pozornosti s hyperaktivitou (ADHD).

Na vážné postižení centrální nervové soustavy upozorní bezprostředně po porodu porucha životně důležitých funkcí (dechu a pulsu), nepřítomnost obživných reflexů, jako je sací a polykací, absence Moroova reflexu, porucha chování (neklid, apatie, spavost, …) a změny ve svalovém napětí.

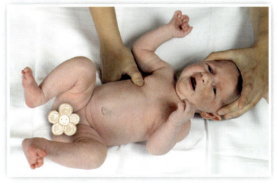

Všeobecně platí, že čím dříve po narození je odhaleno riziko ohrožení, o to dříve může být zahájena účinná terapie a rehabilitace. Na rychlosti a účinnosti vhodné terapie a rehabilitace bude záležet výsledný stupeň vyzrálosti nebo postižení dítěte.

Je-li včas zahájena účinná a pravidelná rehabilitace, pak má dítě velkou šanci vyrovnat se se svým handicapem.

Rehabilitace a terapie zahájená ihned v prvních dnech či týdnech po narození může velmi příznivě ovlivnit celkový vývoj dítěte a zbrzdit rozvoj nežádoucích následků závažného postižení. Čím později je zahájena léčba a rehabilitace dítěte s poruchou hybného vývoje, tím více je handicap rozvinut a zafixován a současně klesá možnost kladně zasáhnout.

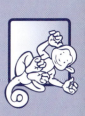

Kdy je nejlépe se o psychomotorický vývoj dítěte zajímat

V průběhu téměř třicetileté praxe se naprosto pravidelně setkáváme se skutečností, že před narozením především prvního dítěte jsou rodiče nastaveni do zcela nové dimenze vnímání, reakcí i chování. Na příjem nových informací spojených s výchovou a péčí o dítě jsou připraveni jako savá houba. Většinou jsou odhodláni vyslechnout veškeré rady i doporučení a po narození dítěte jim nedělá problém se získanými informacemi řídit i za cenu změny ve vlastních návycích. Tato podvědomá příprava na zcela novou roli je dána především pocitem zodpovědnosti.

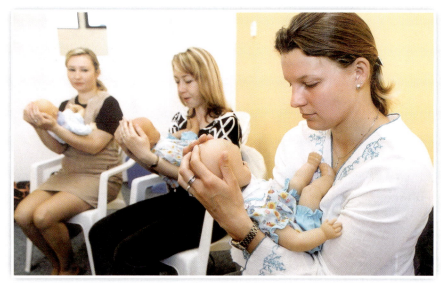

Rodiče, kteří absolvovali kurz „Něžná náruč rodičů" ještě před narozením dítěte, rozumí jeho potřebám a možnostem, a tak se svými dětmi manipulují správně naprosto přirozeně.

Pokud v době před narozením dítěte rodiče nedostanou potřebné informace, pak si vždy nějakým způsobem poradí. Spustí se mechanismus budování vlastních návyků prostřednictvím pokusů a omylů, které začnou při výchově dítěte uplatňovat na základě doposud „nějak" nabytých schopností a zkušeností.

Je-li dítě psychicky i fyzicky zcela zdravé, pak nejenže přečká, ale také poměrně dobře zvládne i ne zcela dokonalou péči, přístup, zacházení i výchovu. Ale kdo z nás, běžných rodičů, si troufá s jistotou odhadnout, že zrovna naše dítě je tak silné, že zvládne bez následků naše případné menší či závažnější chyby při výchově a stimulaci dítěte? O co jednodušší je se o vývoji dítěte poučit a nabídnout mu to nejlepší ve výchově a stimulaci v souladu s vlastním citem a rozhodnutím, přesto však s ohledem na nejnovější poznatky a výzkum minimálně v prvním roce (nejlépe však do čtyř let) a poté mít jistotu nebo přinejmenším dobrý pocit, že dítě se vyvíjí podle svých nejvyšších možných dispozic, že jsme nic nepodcenili ani nezanedbali…

Narodí-li se totiž dítě s ohroženou funkcí centrální nervové soustavy nebo nějakým způsobem oslabené, pak jakákoliv chyba v přístupu k němu či ve výchovném procesu může jeho handicap znásobit. A kdo z nás to dokáže s jistotou vyloučit, že se nejedná zrovna o naše dítě, které by mohlo dopadnout zcela jinak, kdyby mělo k rozvoji jiné, lepší a přiměřenější podmínky a stimulaci?

Na řešení případně vzniklých problémů je naše společnost připravena prozatím dokonce lépe než na jejich prevenci. Velkou nevýhodou však je, že řešení potíží ve výchově dítěte, popřípadě vzniklého zdravotního problému vyžaduje podstatně větší úsilí, více času, peněz i energie než včasná preventivní opatření.

Jak jsme si již řekli, je potřeba vzít v úvahu skutečnost, že vlivem některých nejrůznějších faktorů v době těhotenství, v průběhu porodu nebo po narození dítěte může dojít k postižení jeho centrální nervové soustavy (dále CNS). U těchto dětí můžeme očekávat odchylky v hybném vývoji i v celkovém prospívání. V mnoha případech půjde o lehkou retardaci (opoždění), u některých lze předvídat výraznější opoždění, ale v ojedinělých případech může jít o závažnou poruchu. Čím dříve jsme schopni u dítěte nějakou odchylku předvídat nebo podle jeho projevů a reakcí na problém upozornit lékaře, tím dříve máme možnost problém řešit a správný vývoj podpořit vhodnou rehabilitací i celkovým přístupem. Dítě má pak o to větší šanci na úplné vyrovnání se s handicapem do normy.

Z toho všeho vyplývá, že nebudeme-li dostatečně poučeni, pak jistě vše nějak zvládneme. Budeme-li poučeni, pak se náš přístup k výchově dítěte může stát předvídavějším, cílenějším, zábavnějším, pestřejším, zajímavějším a výsledný vývoj dítěte kvalitnějším.

45

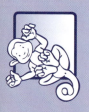
Význam znalostí o psychomotorickém vývoji dítěte

Již jsme si popsali, že první hodiny, dny, týdny, měsíce a rok života dítěte jsou nejdůležitější pro rozvoj citové a sociální oblasti, sluchu, řeči a komunikace, zraku a jemné motoriky, rozumového vývoje a orientačních dovedností, síly posturálních svalů (svaly, které budou po celý život zodpovědné za správné vzpřímení), rovnováhy a koordinace pohybů. Na základě rovnoměrného a plynulého rozvoje všech těchto dovedností dítě získá potřebné citové vazby, sociální cítění, základní orientaci v nejbližším okolí, kvalitní vzpřímení a správný stereotyp pohybu. Zkušenosti a dovednosti dítěte získané v prvním roce jsou pevným základem pro jeho celý další život.

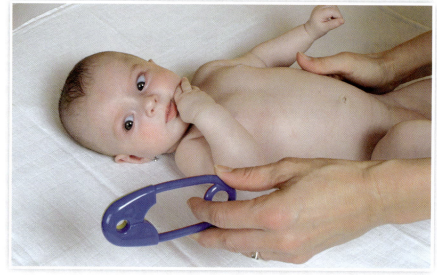

Každé období v prvním roce dítěte je velmi důležité pro rozvoj určitých dovedností.

Budeme-li znát možnosti dítěte, pak mu máme šanci nabízet přiměřené a podnětné zaměstnání pro jeho všestranný rozvoj.

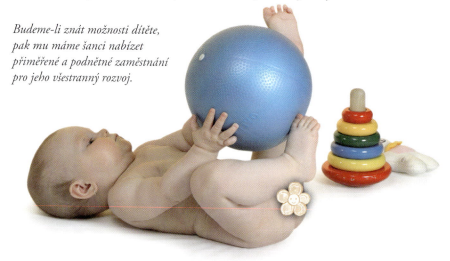

46

Chceme-li využít skutečně všech vývojových možností a potenciálu dítěte, pak je důležité se o výchově a vývoji nejdříve něco dovědět, naučit a řadu dovedností i natrénovat. Budeme-li naši výchovu dítěte stavět pouze na přirozeném citu v návaznosti na osobní zkušenosti a na tom, co jsme sami viděli a prožili, pak ve výchově dosáhneme podobného výsledku, jako kdybychom se posadili za klavír a skládali hudbu pouze na základě toho, že dvacet let chodíme pravidelně na koncerty a několikrát denně posloucháme nádherné skladby. Umíme si zřejmě představit, jak velký rozdíl bude ve výsledné skladbě, kterou složí člověk třeba jenom po sedmi letech učení se hře na klavír pod vedením odborníka. Snad v každé oblasti platí, že jen informace a trénink dělají mistra.

Budeme-li alespoň orientačně znát, co všechno by mělo dítě do jednoho roku zvládnout z hlediska jednotlivých dovedností v daném věku a hlavně v dané posloupnosti a danou technikou, poté je velmi pravděpodobné, že ho budeme ve vývoji podněcovat přiměřeně a správně. Nemělo by se nám pak stávat, že bychom je ve vývoji přeceňovali nebo omezovali, nevhodnou stimulací přeskakovali některé důležité dovednosti, nebo dítě dokonce fyzicky či psychicky zchoulostivovali. Lépe porozumíme, jak spolu souvisí rovnoměrný rozvoj jednotlivých dovedností, a dokážeme daleko cíleněji komunikovat s lékařem v případě jakýchkoliv problémů. Tím můžeme pomoci snadnějšímu a přesnějšímu hledání a nastavení řešení ku prospěchu dítěte.

47

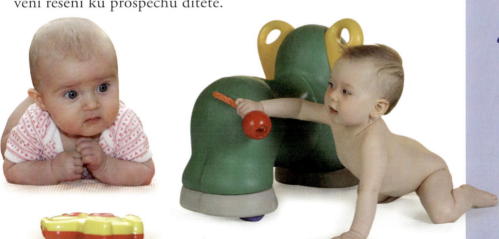

Zkušenosti, které získává dítě aktivní hrou na zemi v zabezpečeném prostoru pod dohledem rodičů, mají velký význam nejen pro jeho pohybový vývoj, rozvoj koordinace pohybů, orientačních dovedností, rovnováhy i síly svalů, ale také pro rozumový a sociální vývoj.

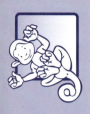

Při každodenní péči o dítě a komunikaci s ním máme příležitost sledovat a vnímat jeho projevy v různých souvislostech cíleněji, pečlivěji a déle, než má možnost odborník (pediatr, neurolog, rehabilitační pracovník či psycholog) v rámci vyšetření. Budeme-li vědět, čeho si máme všímat, máme větší šanci na dítě působit přiměřeně, popřípadě postřehnout rýsující se problém a včas vyhledat pomoc odborníka. Je dobré vědět, že je-li dítě z nějakého důvodu ohroženo případnou poruchou v hybném vývoji, pak výsledný stupeň postižení může záležet především na věku, ve kterém začneme dítě rehabilitovat.

Znalost vývojových možností dítěte a vzájemné propojenosti jednotlivých dovedností nám umožní lépe a cíleněji s dítětem komunikovat a motivovat je k vlastnímu rozvoji. Soustředěná pozornost na rozvoj jednotlivých dovedností dítěte s sebou přináší zajímavý program pro rodiče s dětmi, a tím příjemné zpestření denního režimu i mateřské dovolené.

V neposlední řadě lepší porozumění dítěti s sebou přináší prohloubení citové vazby mezi rodiči a dětmi i mezi partnery navzájem. Děti i rodiče jsou k sobě vzájemně pozornější a ohleduplnější. Rodiče vnímají svou rodičovskou roli podstatně smysluplněji a cítí zodpovědnější přístup k výsledným postojům, projevům, chování i celkovému prospívání svých dětí, a to jak v předškolním a školním, tak i v pubertálním věku.

48

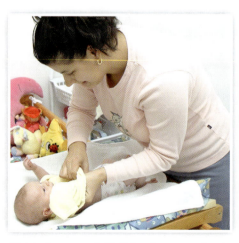 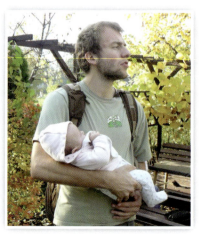

I kdybychom se nechtěli dítěti věnovat jinak než v rámci kvalitní základní péče, i tak je velmi prospěšné znát zásady při práci, manipulaci a komunikaci s dítětem. Průzkum ukázal, že v rámci běžné denní péče mají rodiče možnost uplatnit své znalosti o správné manipulaci a komunikaci s dítětem 350–700× za den.

Vliv rodičů na psychomotorický vývoj dítěte

I kdybychom si mysleli, že nás informace o psychomotorickém vývoji tolik nezajímají, protože jsme už nějaké to dítě vychovali a koneckonců naši rodiče také žádnou školou o výchově neprošli, a přesto nás vychovali dobře, stojí za to si uvědomit, co vše lze rozumným přístupem ve vývoji dítěte ovlivnit.

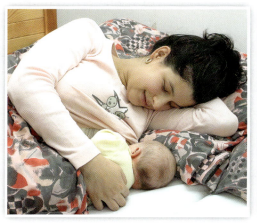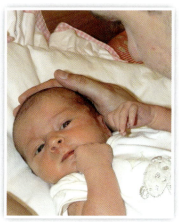

Každé zvednutí, položení, pochování, přebalování, krmení, mazlení, oblékání, koupání, odříhnutí atd. je možno provést několika různými způsoby, a to od zcela správného po úplně nevhodný, od způsobu, který stimuluje rozvoj dítěte, po způsob, který potlačuje jeho vlastní snažení.

Ať už přirozeně, nebo promyšleně a cíleně na základě informací se rodiče o dítě starají, pečují o ně, nosí je, komunikují s ním, hrají si s ním a motivují je k činnostem, sledují jeho projevy, informují lékaře, reagují na chování dítěte, určují jeho denní režim, učí je vlastním vzorem řešit problémy a zvládat afekt, odpočívat i pracovat, soustředit se nebo volně si hrát atd. Je pochopitelné, že všechny tyto dovednosti i přístupy rodičů mohou být pojímány a zvládány nejrůznějšími způsoby, které jsou nejbližší jejich povaze a dosavadním zkušenostem nebo také podpořeny cílenými informacemi a znalostmi. Svým přístupem tak víceméně ovlivňují, jak bude dítě spokojené, zdravé a zdatné, jak bude celkově prospívat a mluvit, jak bude psychicky i fyzicky otužilé, jak bude soustředěné, samostatné, zručné, ukázněné i kreativní, spolupracující, schopné naslouchat a sociálně komunikovat, řešit problémy a zvládat afekt či stres. Úroveň zvládnutí těchto dovedností se však nejvíce projeví ve stresových situacích, při nástupu do školy, v pubertě a dospívání a v dospělosti.

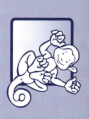

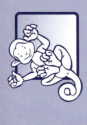
Ne každý z nás má tak přirozený dar, že toto vše bez problémů zvládá. Jak jsme si již řekli, ve výchově se vyloženě odráží naše vlastní povaha, kterou dítě sleduje a do jisté míry kopíruje se vším všudy, včetně těch našich postojů a povahových rysů, se kterými sami nejsme zrovna spokojeni. Vzor vlastního chování je působivější a vlivnější než rady a instrukce poskytované dítěti. Vždyť dítě je jako opička – „opička vidí, ... opička dělá ...".

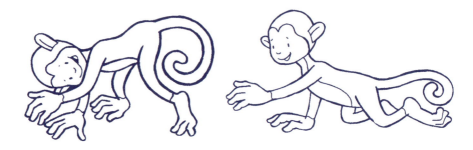

Možnosti stimulace psychomotorického vývoje dítěte

Žádná ze zmíněných složek psychomotorického vývoje dítěte se nerozvíjí samostatně. Na rozvoji jedné dovednosti se podílí současně více oblastí, ve kterých se dítě jeví postupně stále zralejší. Je proto důležité vědět, že ideální vývoj dítěte je komplexní, kdy se vzájemně neustále ovlivňují všechny jeho složky. Proto není na místě spěchat a soustředit se na stimulaci rozvoje pouze jedné oblasti, ale raději pomalu a cíleně vyvolávat v dítěti zájem o aktivní spolupráci a trpělivě je všestranně a smysluplně rozvíjet.

Uvedeme si příklad nevhodné stimulace:

Ne zřídka se setkáváme v poradnách o psychomotorickém vývoji dítěte s tím, že rodiče přicházejí s potřebou představit své děťátko v jeho plné síle a vyspělosti. Moc si přejí, aby jejich dítě bylo posouzeno jako silné, zdravé a dobře prospívající. A tak již ve fázi rozhovoru mají tendenci své například tříměsíční dítě prozatím beze slov představit například tím, že je drží ve svislé poloze bez opory hlavičky, ale s podložením chodidel o dlaně či o stehna, aby se mohlo silně odrážet. Když se pak s dítětem posadí, tak je postaví nebo posadí vzpřímeně a bez opory na svá stehna, abychom si mohli všimnout, jak je dítě čilé a silné tím, že udrží hlavičku.

50

Často se stává, že rodiče nejsou zcela poučeni o možnostech fyziologického vývoje zdravého dítěte a za nejdůležitější cíl svého působení na dítě považují co nejrychlejší sed, stoj a chůzi. Cílevědomí, ale neinformovaní rodiče se domnívají, že právě v této oblasti je potřeba dítěti aktivně pomáhat. A tak je nosí již od narození pravidelně ve svislé poloze, později je přitahují za ruce do sedu, posazují v klíně nebo s opřením o polštáře a poté staví na nožičky a vodí za ruce. Pro chvíle odpočinku je pak posadí do autosedačky nebo opět s opřením o polštáře, aby mohlo vše kolem lépe sledovat a bylo spokojené.

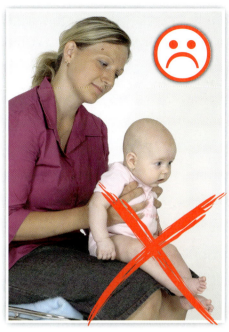

Celá řada rodičů se domnívá, že čím dříve dítě bude umět sedět, stát a chodit, tím je to větší důkaz o jeho dobrém prospívání. Neuvědomují si riziko, kterému je dítě vystaveno posazováním a stavěním na chodidla dříve, než se na tuto dovednost připraví vlastní aktivitou.

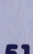

Nedostatek informací jim neumožňuje uvědomit si, že právě touto stimulací většinou naopak brzdí vlastní zájem, snahu i aktivitu a tím kvalitní rozvoj dítěte. Je to proto, že to nejdůležitější pro zdravý vývoj dítěte po celý život je a bude jeho vlastní aktivita a díky ní nabyté zkušenosti, dovednosti, síla i fyzická a psychická otužilost dítěte. V rámci naprogramované posloupnosti vývoje je to především zrak, který dítě motivuje k vlastní aktivitě. Je to jenom vnitřní motivace, která je žene v přirozené poloze na zádech otočit hlavičku ze strany na stranu (cca 3. měsíc), zvednout k zajímavé hračce horní i dolní končetiny (cca 4.–5. měsíc), otočit se na bok a později na bříško (cca 5.–6. měsíc). Přetočíme-li novorozence do polohy na bříško, pak je to opět jedině jeho vlastní zájem, který jej vede k opakované snaze zvedat hlavičku a trénovat tak dlouho, až se mu ji podaří udržet nad podložkou ve správném prvním vzpřímení (cca 3. měsíc). Jedině díky vlastní aktivitě se mu postupně podaří zvednout nad podložku také tělíčko (cca 7. měsíc), poté naklenout (cca 8. měsíc), lézt (cca 9. měsíc), postavit se (cca 10. měsíc) a chodit (cca 12.–15. měsíc).

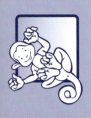
Oproti tomu dítě nošené ve svislé poloze pochopitelně více vidí, než když leží na zádech. Každé takto nošené chytré dítě přijde brzy na systém, že když leží na zádech a chce více vidět, stačí zaplakat a jeho milující a pozorný rodič je posadí nebo vezme do náruče. Ono pak uvidí vše, po čem touží, a bude spokojené. Vleže na podložce se pak nemá důvod o samostatný pohyb snažit. Vždyť stačí zaplakat. Ví, že jeho laskavý, vnímavý a milující rodič mu brzy porozumí a nabídne to, co si vyžaduje – sed v autosedačce či s opřením o polštáře nebo svislou polohu v náručí, nejlépe s pohopsáváním. Rodiče mají navíc mylnou představu, že je to vhodná průprava na pozdější stoj a chůzi. Ale k čemu ve skutečnosti dochází?

Dítě je uspokojeno pohotovým servisem rodičů. Všechno, co by se mohlo stát pro ně výzvou k vlastní aktivitě a snaze něčeho dosáhnout, získá, když zapláče. Aniž by to rodič takto zdánlivě spokojeného dítěte tušil, stává se brzdou v jeho aktivitě a následně i psychomotorickém vývoji. Kvůli vstřícnosti rodičů je dítě pasivní, a tím nedostává příležitost pravidelně a dostatečně trénovat. Tak nemůže získat potřebné zkušenosti ani rozvinout rovnováhu, koordinaci pohybů, orientační dovednosti či sílu svalů. To vše má šanci skutečně nejlépe rozvinout jedině díky vlastnímu zájmu, úsilí a četnému pohybovému snažení.

Nemluvě o tom, že předčasná vertikalizace dítěte je ohrožuje pozdějším rozvojem vadného držení těla, vychýlením páteře (skoliózou, kyfózou) a následnými bolestmi zad i hlavy. Je to proto, že jeho svalový aparát ještě není dostatečně silný na udržení správného postavení páteře pod tíhou relativně neadekvátně velké a těžké hlavy, tlačící na páteř proti pánvi drženého dítěte.

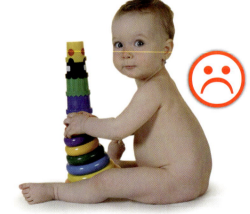

Předčasně posazované děti s nedostatečně posílenými zádovými a břišními svaly nejsou schopné udržet páteř ve správném vzpřímení. Do budoucna jsou tyto děti ohroženy kyfózou, lordózou nebo skoliózou.

To však není jediná okolnost, ke které bychom měli přihlédnout. Další výzvou k zamyšlení je skutečnost, že dítě po narození ještě není připraveno na vertikalizaci neboli na

52

vzpřímení a stoj, jak je tomu u ostatních savců podobných lidskému živočišnému druhu, jako je opice, prase, kůň, srna, kráva a další, kteří se dokážou brzy po narození postavit, stát a chodit. Člověk se na vzpřímení musí teprve připravit. Má na to dvanáct kalendářních měsíců, aby postupně rozvinul rovnováhu, orientační dovednosti, koordinaci pohybů a posílil svaly celého těla, především břišní a zádové, které jsou důležité pro správné zakřivení páteře, jejímž úkolem je držet tělo efektivně. Proto dítě nejméně do devátého měsíce nenosíme ve svislé poloze s vysazenou pánví a neposazujeme. Sednout si a stát může až v době, kdy se z lezení dokáže posadit a postavit samo.

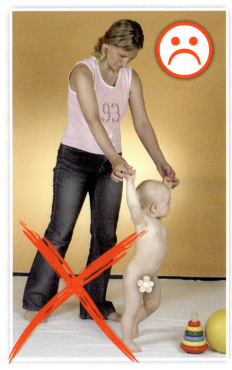

Děti vynucující si několikrát během dne chůzi za ruce se spoléhají na pomoc rodičů, kteří je drží za ruce ve vzpažení. Dítě se opře o chodidla, prověsí se váhou těla vpřed a kráčí bez potřeby rozvoje rovnováhy a síly svalů potřebných ke správné vzpřímené chůzi.

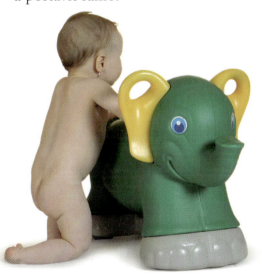

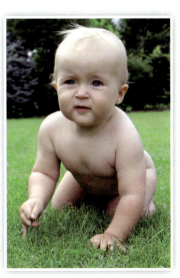

Dítě, kterému je dáno dostatek příležitostí k experimentům s vlastním tělem a pohybem ve velkém prostoru na zemi, se rozvíjí pomocí vlastní aktivity a četného opakování pokusů o zvládnutí dovednosti, která mu umožní získat to, po čem samo touží.

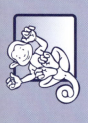

Zásady správné stimulace dítěte

Dítě se nejlépe rozvíjí, je-li v pravý čas, správným způsobem a v náležité míře podněcováno k aktivnímu zájmu a má-li možnost vlastním přičiněním rozvíjet postupně a dostatečně všechny složky psychomotorického vývoje k dokonalosti.

Nástup vlastního snažení o zvládnutí nové dovednosti je limitován možnostmi dítěte, které vyplývají ze zkušeností s doposud zvládnutými jednoduššími dovednostmi. Vývoj každé dovednosti má ke svému rozvoji jedinečnou, mnohdy neopakovatelnou příležitost, která je dána postupným zráním CNS, psychiky a smyslů dítěte.

Řekli jsme si, že to jsou právě smysly, které dítě motivují k vlastnímu aktivnímu zájmu, například zvednout hlavičku a na něco vidět, natáhnout ruku a něco uchopit, otočit se a někam se posunout atd. Když toto období aktivního zájmu propásneme a vlastní snahu dítěte zbrzdíme tím, že je nahradíme pohodlnějšími mechanismy díky působení naší dopomoci, většinou se nevrací vlastní zájem a snaha o naučení této dovednosti, neboť dítě již směřuje dál a výš. A to bez ohledu na skutečnost, že nemá ve svém organismu pro novou dovednost připravený základ.

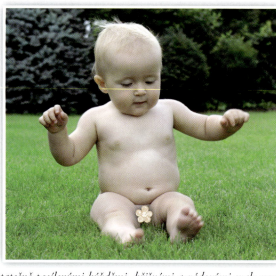

Dítě s dostatečně posílenými hýžděmi, břišními a zádovými svaly není v sedu ani ve stoji ohroženo neustálým přetěžováním páteře, kyčlí ani chodidel vlivem nedokonale zvládnutého vzpřímení a jeho postoj ideálně odpovídá dosaženému věku.

54

Motivace prostřednictvím smyslů a psychiky je přesto žene dopředu. Nové, již vyšší dovednosti tak dítě staví na nedokonalém základu stejně, jako kdybychom chtěli na špatném základu postavit věž. A tak se například stane, že dítě vodíme za ruce, nebo se dokonce samo začne stavět a chodit i přesto, že nemá dostatečně posílené břišní a zádové svaly, rozvinutou rovnováhu, koordinaci pohybů či orientační schopnosti. Pro dítě to znamená, že se sice naučí chodit, ale žel často tak nezralým způsobem, že mu to může dělat potíže v dalším životě (zakopává si o špičky nohou, má plochou nohu, zvýšenou lordózu, kyfózu či skoliózu, špatně běhá, bolí je páteř, hlava, bříško, nesoustředí se, …).

Chceme-li postupovat správně, pak je nutné znát chronologii a posloupnost vývoje jednotlivých dovedností, ze které pak snadněji odvodíme adekvátní možnosti stimulace. Také je nutné naučit se pečlivě sledovat projevy dítěte. Sledujeme, o co má zájem a jak se chová, když hračku ukazujeme z té či oné strany nebo ji schováváme či položíme vedle dítěte na dosah, popřípadě kousek dál atd. Dítě se vždy nějak projeví. Buď pasivně, nebo aktivně.

Reaguje-li dítě pasivně, tak to může znamenat, že na takovéto podněty prostě ještě reagovat neumí nebo nechce, popřípadě že s ním není něco v pořádku (je unavené, přesycené, špatně vidí, je z nějakého důvodu apatické atd.). A právě kvůli tomu, abychom věděli, jaké podněty v daném věku jsou pro dítě přiměřené a k jakým dovednostem by bylo vhodné je podněcovat, je důležité se o přirozený vývoj dítěte, popsaný v této publikaci, zajímat.

Je potřeba vědět, které dovednosti by mělo dítě zvládnout, v jaké kvalitě a v jaké posloupnosti. Která dovednost je pro dítě jednodušší a která složitější. Jakým způsobem je možno dítě podněcovat. Jakou reakci a v jaké kvalitě je možno od dítěte postupně očekávat.

Respektování tohoto pořadí při stimulaci dítěte je důležité proto, že často jsme to právě my, rodiče, kteří můžeme nechtě navodit problém. Uveďme si příklad.

Rodiče jsou často na cestách a dítě, oblečené do pěkných riflí, vozí s sebou v autosedačce. Dítě je spokojené, a proto rodiče ani nemají potřebu je vytáhnout na podložku k aktivnímu pohybu častěji než k přebalení, převlečení či nakrmení. Dítě zpočátku hodně spí

55

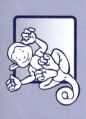

a na cestování si rychle zvykne. Ten čas tak letí. Dítěti je najednou pět měsíců a vrstevníci se již otáčejí na bok, někteří až na bříško. Zkusíme to také.

Dítěti se však na podložce na zádech nelíbí. Je nespokojené. Méně vidí a stejně se neumí pořádně zaměstnat. Vždyť ani neví, co má dělat. Dokonce i držet hloupou hračku je pro ně daleko těžší než v polosedu v autosedačce, kde má opřené paže o podložku a hračku opřenou o hrudníček. Když chce zvednout nohy a sáhnout si na kolínka, tak je to v těch riflích velmi obtížné. A v autosedačce to šlo samo. Stačilo natáhnout ruce.

Do nějakého obratu na bříško nemá ani chuť, natož ochotu nějak spolupracovat. Když je nakonec přetočíme na bříško my, tak si neví rady. Rozjíždějí se mu ruce, houpe se na pupíku a ta hlava je tak těžká. Komu by se za těchto okolností také na bříšku líbilo, nebo by se dokonce chtělo do této polohy přetočit? Tak je posadíme do klína nebo s opřením o polštáře, aby si odpočinulo. A úsměv od ucha k uchu je tady. Jak málo stačí, aby bylo spokojené.

Přece jenom nám to nedá. Po chvíli to zkusíme znovu. Opět stejný scénář, opět stejná reakce. Koho by to bavilo… Vždyť je to boj s větrnými mlýny. A o co vlastně jde? Děti se stejně nemají porovnávat, každé je individualita a jde si svou cestou. A máma, když byla tak malá, prý také nic neuměla a z ničeho nic začala chodit. To naše dítě je určitě po ní.

56

Tento případ není zdaleka ojedinělý. Podobný osud potkalo mnoho dětí. Opravdu se naučily chodit. A pokud mají časem nějaké problémy s bolestí hlavy, bříška, roztěkanosti nebo s nesoustředěnou pozorností, tak to je také po mamince. Podstata problému je však úplně někde jinde. Není v tom skutečně nic jiného než nedostatek příležitostí k aktivnímu pohybu v nahotě nebo lehkém oblečení, na zádech i na bříšku, s motivací rodiče i samostatně, a to hned od narození. Dítě se naučí pozorovat, rozhlížet se, usilovat o něco, zvedat nohy a ruce, osahávat si kolínka a nohy, později bouchat do hraček na hrazdičce, komunikovat, sáhnout si po hračce přes osu těla, otáčet se na bok i bříško a spoléhat se samo na sebe. Proto je tak důležité mít správné informace a použít je ve správnou chvíli. Další zásadou je přiměřená motivace a správná reakce rodiče, která by dítě podněcovala k vlastní aktivitě, a zbytečně je naopak neodrazovala.

Budeme-li dítě motivovat k přiměřeným dovednostem, pak se zapojí aktivně, a dokonce úspěšně. A spokojenost vyzařuje z obou stran.

Pokud je motivujeme k těžké dovednosti, na kterou ještě není připraveno, tak se mu to nedaří. Přestože se hodně snaží, neuspělo a ani z nás necítí nadšení. Nakonec se nedočká ani ocenění. Cítí se unavené a neúspěšné, neboť jakékoliv snažení je za hranicemi jeho možností a ztrácí zájem.

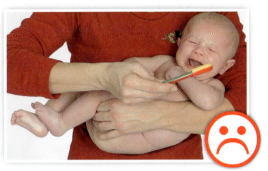

Podněty, způsob, doba trvání i samotná hra s dítětem musí být přiměřená jeho věku a nabízená v době, kdy je dítě spokojené, odpočaté a pozitivně naladěné na společnou hru s rodičem.

A jsou dva chybné způsoby, jak někdy zareagujeme, když dítě dle našeho názoru nezvládá to, co po něm chceme. Buď se vzdáme a za dítě začneme pracovat sami tím, že plníme jeho přání vyjádřená pláčem, nespokojeností či nějakými posunky. Nebo začneme dítěti nepřiměřeně dopomáhat a tlačit je k dalším, mnohdy pro ně ještě těžším dovednostem. Po několika takových chybných a nezdařilých pokusech se může velice snadno stát, že v dítěti vyvoláme odpor nejen k této spolupráci, ale i k dalším podnětům a začnou se v něm probouzet obranné mechanismy, které se do budoucna stávají velmi vážnou překážkou v procesu dalšího učení.

Spojíme-li vhodné aktivity dítěte s pozorováním jeho projevů, pak zjistíme, že reakce dítěte na správně zařazené podněty, ke kterým již dorostlo, mají vždy podobný charakter. Dítě podnět zaregistruje a vyjádří pozitivní naladění, to znamená, že dá najevo zájem o spolupráci. Poté se na podnět upřeně zadívá, zapřemýšlí a o něco se aktivně pokusí. Pokouší se opakovaně. I když se mu pokus nakonec zdaří úspěšně třeba jen náhodně nebo s naší, byť jen minimální dopomocí a povzbuzováním, je částečně překvapené, ale přesto spokojené a má radost především poté, co je laskavým způsobem oceníme pochvalou. Odpočine si a je ochotno ve svém snažení pro radost sobě i ostatních členů rodiny pokračovat po přiměřeně dlouhých chvilkách znovu a znovu.

Dítě potřebuje ke svému všestrannému vývoji jak bezprostřední přiměřenou stimulaci ze strany rodiče při společné hře, tak stejně

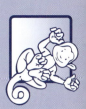

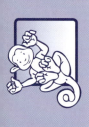

dlouhé chvíle samo pro sebe při volné hře. V tomto čase si má možnost získané informace a zkušenosti promýšlet, vyhodnocovat a zpracovávat.

Z výše uvedených skutečností vyplývá, že účinná pomoc ze strany rodičů se týká především dobré péče, přiměřené stimulace, vytvoření vhodných podmínek k rozvoji a sdílení radosti z pokroku dítěte, popřípadě pouze lehké dopomoci v případě opakovaných neúspěchů.

Vývoj dovedností zdravého dítěte probíhá zcela přirozeně na základě stimulace na vnější zajímavý podnět formou opakovaných pokusů o dosažení cíle, na který je vnitřně motivováno (samo chce). Výsledky snažení jsou přímo úměrné intenzitě tréninku a četnosti opakování a průběh výsledků je zcela logický: pokus – *neúspěch* – pokus – *neúspěch* – pokus – *neúspěch* – pokus – **úspěch** – pokus – *neúspěch* – pokus – *neúspěch* – pokus – **úspěch** – pokus – *neúspěch* – pokus – *úspěch* – pokus – *úspěch* – pokus – **úspěch** = *a už to umím.*

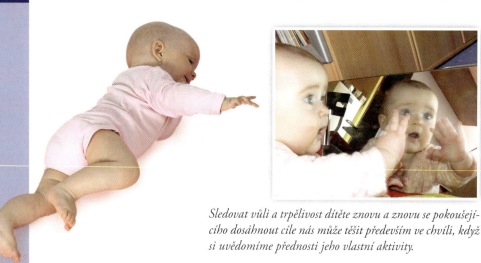

Sledovat vůli a trpělivost dítěte znovu a znovu se pokoušejícího dosáhnout cíle nás může těšit především ve chvíli, když si uvědomíme přednosti jeho vlastní aktivity.

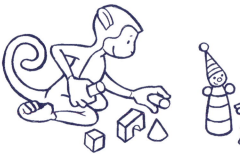

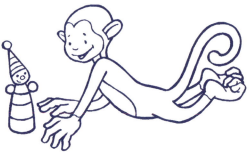

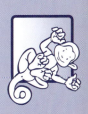

Touha dítěte po učení

Díky přirozeně ideálnímu nastavení organismu dítěte na učení hrou a pomocí přiměřené stimulace ve správnou dobu i správným způsobem se dítě nenechá jen tak odradit. Je-li dítě zdravé a má-li k vývoji dobré podmínky, dokáže být trpělivé a pokusy opakuje tak dlouho, až dosáhne úspěchu. Je pochopitelné, že žádnou novou dovednost se dítěti nepodaří provést hned zcela ideálním způsobem. V samotném provedení se má dítě šanci zdokonalovat jedině díky vlastnímu snažení a aktivnímu zapojení do nesčetných trpělivých pokusů v dobrých podmínkách.

Nejlépe se dítě učí při hře s někým, koho velmi dobře zná a ke komu cítí bezmeznou důvěru. Hra pro dítě neznamená pouze potěšení a zábavu, ale nepřeberné množství podnětů a informací, prostřednictvím kterých získává zkušenosti se svými smysly, zvuky, ději, akcemi a reakcemi, příčinou a následkem, materiály, city, vztahy, tělem atd. Při hrách získává cenná poučení o sobě samém, o nás rodičích i lidech, dějích a věcech v celém okolním světě.

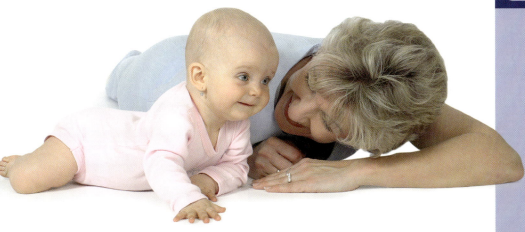

Lehneme-li si s dítětem pravidelně na zem a z této pozice je lákáme k různým aktivitám, tak až žasneme, jak jsou děti spokojené a motivované ke spolupráci. Maminka si s dítětem nejen smysluplně pohraje, ale zároveň si i odpočine.

Zatřeseme-li například vedle dítěte chrastítkem, pomáháme mu nejen zaostřit pohled a sluch, ale také je současně přimějeme k zapojení orientačních schopností v souladu s koordinací pohybů a ono se naučí postupně otočit hlavičku. Navíc mu předvádíme příčinu a následek, že zatřesení chrastítkem vydává zvuky, což začne chápat teprve po pravidelném opakování.

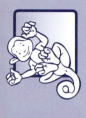

Nebo když s pětiměsíčním dítětem hrajeme hru na schovávanou s nějakou plyšovou hračkou, tak mu pomáháme pochopit, že hračka existuje, i když ji nevidí.

Také z hlediska pohybového vývoje má hra s dítětem nezastupitelné místo. Když dítě, které má zvládnuté pohybové dovednosti 4. měsíce věku, před pátým měsícem věku položíme na záda na zem do prostoru a lákáme je za hračkou, kterou ukazujeme a laškujeme s ní nad jeho hrudníčkem, dítě zvedne ruce i nohy nad podložku, čímž vydatně posiluje břišní svaly, a snaží se hračku uchopit. Pomalu hračku přesouváme z prostoru nad středem hrudníku např. na jeho pravou stranu a tím lákáme dítě k obratu hlavičky (sleduje hračku do obratu) i tělíčka (má-li zvednuté nohy a ruce, tak tělo zcela snadno následuje obrat hlavičky) na pravý bok (příště zase na levý). Při pravidelném opakování této hry se mu časem podaří z polohy na boku také boční vzpřímení hlavičky (můžeme nastimulovat lehkým tlakem na kyčel) a natažení svrchní ruky za hračkou, což postupně povede k dokončení obratu až na bříško.

Pokud se dítěti líbí hračka i atmosféra, kterou při této hře vytváříme, má samo zájem se snažit. Pochopitelně se nedočkáme výsledku ihned, a proto je také nutné po chvíli aktivního snažení dítěti hračku podat, pochválit je, a tím je uspokojit, aby bylo ochotno se příště snažit znovu. Osvojíme-li si již nyní tento princip přiměřené stimulace, přiměřené dopomoci, vytváření pozitivní atmosféry a motivace, povzbuzení a nakonec i pochvaly, tak jsme si i do budoucna vytvořili ten nejlepší **návyk pro zdárnou komunikaci s dítětem** (ale také s partnerem nebo jakýmkoliv cizím člověkem, se kterým budeme chtít někdy plodně a v klidu spolupracovat).

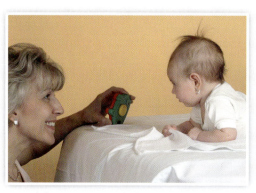
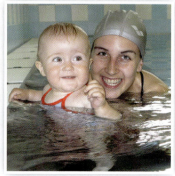

Není důležité pouze to, jaké hry pro dítě volíme, ale také, jak je motivujeme a jakou atmosféru vytváříme.

Tento děj však mohou překazit příliš snaživí a ohleduplní rodiče, kteří mají tendenci dítěti neustále pomáhat a vše mu zjednodušovat. Pokud nejsou dítěti včas, průběžně a pravidelně umožňovány příležitosti k pokusům odpovídajícím možnostem dítěte na základě vlastního snažení, a tím k vlastnímu rozvoji, ztrácí spoustu cenného času a důležitých životních příležitostí. Jedná se většinou o rozhodující čas v době přirozeného načasování postupného rozvoje jednotlivých dovedností. Je to proto, že každé období v životě člověka je přirozeně načasované na postupný rozvoj i dalších dovedností, směřujících k osamostatňování a lepší orientaci ve světě.

Pokud dítě nemá příležitost toto načasované období plně využít k rozvoji určité dovednosti, pak ji ve vývoji přeskočí, ale zkušenosti, svalové skupiny, orientační schopnosti, koordinace a další schopnosti související s rozvojem dané dovednosti mu budou chybět, což se pozná později, když se bude pokoušet o zvládnutí náročnějších kroků ve vývoji. Budeme-li chtít dítě naučit tuto dovednost později, bude to podstatně zdlouhavější, složitější a výsledek většinou nebývá tak kvalitní. Dítě si často poměrně rychle najde svůj náhradní, méně dokonalý stereotyp, vlastní postup a způsob provedení, kterého se již později nechce vzdát a který uplatní i při realizaci dalších navazujících a složitějších dovedností, jež pak vypadají neobratně a nedokonale.

Například zdravé dítě po čtvrtém měsíci věku dobře vidí, otáčí hlavičku za hračkami i za zdrojem zvuku, a má-li vhodné podmínky, zvedá nohy a ruce nad podložku, čímž rozvíjí koordinaci pohybů, rovnováhu 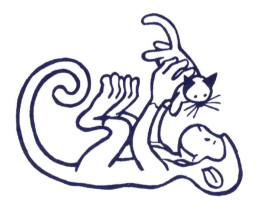 i orientační dovednosti a posiluje břišní svaly potřebné k pozdějšímu obratu i vzpřimování. Bude-li mít příležitost pohybovat se v prostoru na zemi, pak je vlastní zájem dosáhnout na hračky vedle něj postupně přivede cestou pokusů a omylů k obratu na bok včetně bočního vzpřímení (5 měsíců) a následně na bříško (6 měsíců) správným stereotypem.

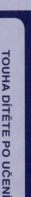

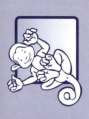

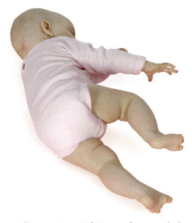

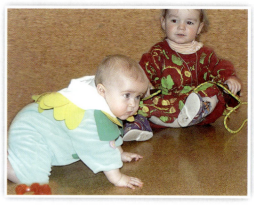

Dostatečná příležitost dítěte pohybovat se na zemi v prostoru mezi přiměřeným množstvím hraček je stimuluje k opakovaným pokusům o zvládnutí důležitých dovedností.

Nenabídneme-li však čtyřměsíčnímu dítěti dostatek času a příležitosti pohybovat se v prostoru na zemi, a naopak je pravidelně pokládáme do autosedačky do oblíbeného polosedu a při každém zakňourání mu podáváme hračky, aniž by se muselo namáhat, pak mu bereme šanci k vlastnímu snažení, posilování i aktivitě. Při občasném položení na podložku dítě nemá zájem se o cokoliv snažit, protože ví, že za chvíli bude opět uspokojeno ve své oblíbené autosedačce a vše bude jednodušší. A pokud ne, tak stačí zaplakat. Tím se stane, že dítě nemá šanci rozvinout potřebné dovednosti a posílit svaly důležité pro zvládnutí vzpřímení nebo obratu správným stereotypem. Časem se sice tyto dovednosti naučí, ale vlastním náhradním způsobem. Například obrat ze zad na bříško provede švihem a přes záklon, což dokazuje absenci posílení přímých i šikmých břišních svalů, rovnováhy i koordinace pohybů.

Zákonitosti vývoje dítěte

Již dlouhá léta odborníci sledují zákonitosti ve vývoji dítěte. Dnes již víme, jaké možnosti má dítě v určité časové návaznosti a v daném věku před sebou, a tím na které dovednosti je vhodné se soustředit. Víme, ve kterých oblastech se dítě při postupném zvládání jednotlivých hybných vzorců rozvíjí, jak vypadá kvalitní zvládnutí dané dovednosti a čím je podmíněno. Skutečnost, že psychika nerozlišuje kvalitu provedení pohybu, je mnohdy v neprospěch chytrých a nadměrně stimulovaných dětí. Psychika malého dítěte je schopna se uspokojit s nekvalitním provedením, důležité je pro ni dosažení cíle. Na výsledku funkce celého těla se však podepíše především kvalita zvládnutých dovedností, neboť naučený stereotyp pak člověk uplatňuje po celý život. Pravidelně uplatňovaný návyk pak ovlivňuje celou řadu funkcí a kvalitu rozvoje dalších dovedností.

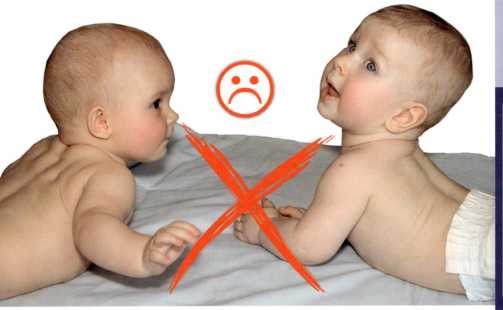

Děti jsou v dovednostech hnány vnitřní motivací bez ohledu na kvalitu zvládnutí. Na obrázku je vidět, že přestože děti nemají kvalitně zapojené šíjové, mezilopatkové, břišní a hýžďové svaly, našly si svůj způsob vzpřímení, který však upozorňuje na možné budoucí problémy vlivem nekvalitního vzpřímení v případě, že nebude včas zjednána náprava.

Význam her rodičů s dětmi a hraček pro vlastní aktivitu dítěte

Rodiče poučení o zákonitostech všestranně zdravého vývoje dítěte střídají řízené zaměstnání se samostatnou hrou dítěte. Dítěti nedávají nic zcela bez jeho přičinění a zbytečně mu nezjednodušují dosažení cíle. Snahu dítěte něčeho dosáhnout využívají jako motivaci k jeho vlastní aktivitě. Pouze mu lehce dopomáhají. Pravidelně dítěti nabízejí prostor pro samostatnou hru. Především v době samostatného zaměstnání má dítě možnost aktivně trénovat, opakovaně se snažit o provedení dovednosti, o kterou se pokouší, přemýšlet a získané informace a zkušenosti postupně rozumově zpracovávat.

V rámci řízeného zaměstnání dítě pravidelně a trpělivě **motivujeme barevnou hračkou, která navíc vydává nějaký příjemný zvuk.**

Nikdy nepoužíváme hodně hraček najednou.
Dítě je pak přehlcené, nesoustředěné a roztěkané!!!

63

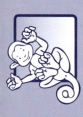
Dítě ležící v poloze na zádech nejdříve **ukazovanou hračku nad obličejem pouze** sleduje pomocí sluchu a zraku (1.–2. měsíc). Poté za ní otáčí hlavičku. **Hračky se snaží dotknout** nejdříve ústy (3.–4. měsíc) a nakonec rukama (5.–6. měsíc), pomocí kterých ji blíže poznává hmatem, ale také zrakem, sluchem a opět ústy.

Když **hračka visí nad jeho hrudníčkem**, tak ji dítě nejdříve pouze sleduje (1.–2. měsíc), poté se jí máváním rukou náhodně dotýká, přičemž se rozvíjí vnímání příčin a následků (3.–4. měsíc). Poz-

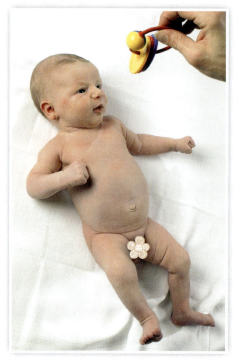

Očima fixovat hračku dokáže již čtyřtýdenní dítě.

ději se snaží na ni cíleně dosáhnout a ručkama prozkoumat (5.–6. měsíc). Rozvoj této dovednosti souvisí s postupným rozvojem rozumových schopností, orientačních dovedností, rovnováhou i koordinací pohybů.

Když dítě **na hračku nalákáme a poté ji vedle něj položíme**, snaží se k ní nejdříve otočit hlavičku (2.–3. měsíc), poté natáhnout ručku (4.–5. měsíc) a později otočit celé tělo zpočátku pouze na bok (5.–6. měsíc) a později až na bříško (6.–7. měsíc) a nakonec i zpět na záda (7.–8. měsíc). Také rozvoj této dovednosti souvisí podobně jako v předešlém případě s postupným rozvojem dalších schopností.

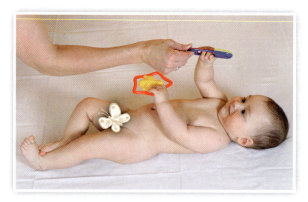

Dítě po šestém měsíci věku umí cíleně uchopit nejdříve jednu hračku, později dvě hračky a časem s nimi bouchá o sebe. Později dokáže upustit jednu hračku, aby mohlo uchopit třetí nabízenou hračku.

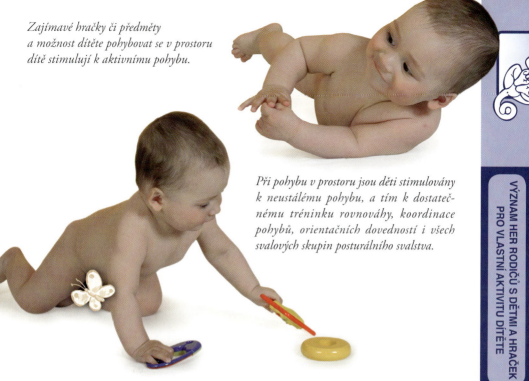

Zajímavé hračky či předměty a možnost dítěte pohybovat se v prostoru dítě stimulují k aktivnímu pohybu.

Při pohybu v prostoru jsou děti stimulovány k neustálému pohybu, a tím k dostatečnému tréninku rovnováhy, koordinace pohybů, orientačních dovedností i všech svalových skupin posturálního svalstva.

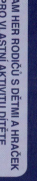
V poloze na bříšku ani zcela zdravé dítě neumí zpočátku udržet hlavičku (1.–2. měsíc), ale díky postupnému dozrávání centrální nervové soustavy, přiměřené stimulaci **barevnou hračkou**, dobrým podmínkám a pravidelnému nácviku se mu může postupně stále lépe dařit rozložit těžiště, zlepšit orientační dovednosti a koordinaci svalů i pohybů, najít opěrné body, zapojit paže, hýždě, zádové a břišní svalstvo, udržet rovnováhu a vzpřímit se nad podložku stále výš a výš, až do lezení, sedu, stoje a chůze.

65

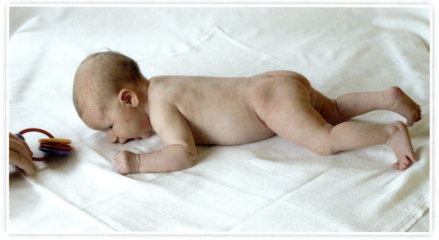

Čtyřtýdenní dítě.

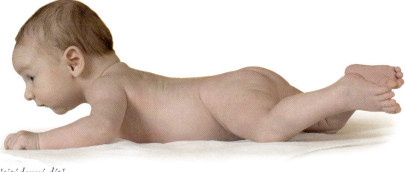

Pětitýdenní dítě.

Postupně udrží nad podložkou nejen hlavu (3.–4. měsíc), ale také celý hrudník (6.–7. měsíc). **Hračka vedle dítěte ležícího v poloze na bříšku** je velkou motivací. Proto neustále zkouší přenášet rovnováhu tak, až se opře o loket a kyčel na straně jedné a předsunuté kolínko na straně druhé, a tím uvolní jednu ruku **k zachycení hračky** (4,5 měsíce). Později se k ní dostane pomocí pivotace neboli rotací kolem osy pupku (6.–7. měsíc) a po čase díky krátkodobému tulenění či plazení (7.–8. měsíc). Díky pravidelnému tréninku rozvíjí rovnováhu, koordinaci pohybů, orientační dovednosti a sílu svalů na celém těle, až dozraje do stadia, kdy zvedne pánev nad podložku a naučí se **za hračkou** koordinovaně lézt (8.–9. měsíc).

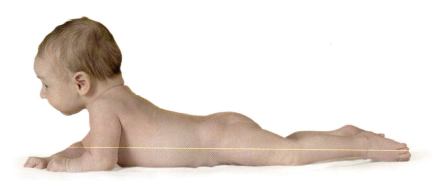

Dvouměsíční dítě.

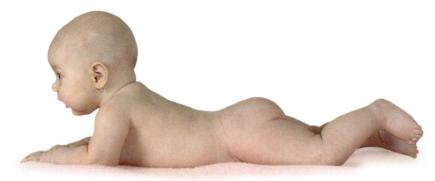

Dítě ve věku necelé 3 měsíce.

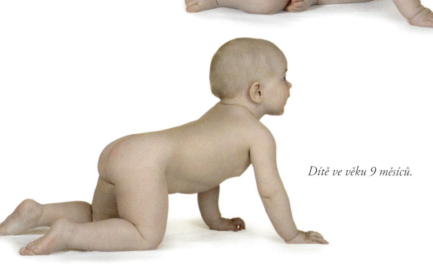

Šestiměsíční dítě.

Osmiměsíční dítě se slabými břišními svaly.

Dítě ve věku 9 měsíců.

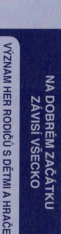

Lezením se dostane nejen **za hračkou**, ale všude tam, kam potřebuje. Z lezení se také naučí posadit (8.–9. měsíc), aby si mohlo **se získanou hračkou hrát** a postavit se (10.–11. měsíc) **k hračkám, které jsou položeny např. na gauči**. Při dobře rozvinuté rovnováze, koordinaci pohybů, orientačních dovednostech a posílených svalech již na sebe nenechá dlouho čekat chůze kolem nábytku **k hračce, která je na nábytku položena kousek dále** (10.–11. měsíc), samostatný stoj v prostoru (11.–12. měsíc) a brzy i chůze v prostoru (do 15. měsíce věku). Nabyté rozumové zkušenosti a vytrénovaná rovnováha, koordinace pohybů, síla svalů a orientační dovednosti jsou pro ně základem pro rozvoj a zvládnutí dalších, stále složitějších dovedností.

Do devátého měsíce by se mělo naučit dítě koordinovaně lézt.

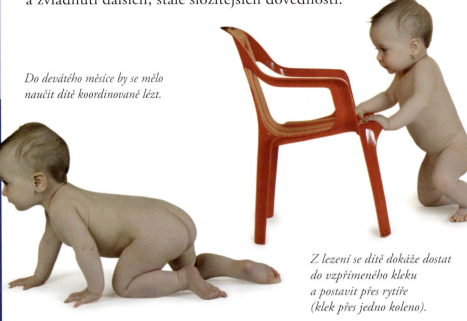

Z lezení se dítě dokáže dostat do vzpřímeného kleku a postavit přes rytíře (klek přes jedno koleno).

Když nemá dítě dostatek příležitostí a času k vlastní aktivitě, a naopak mu rodiče příliš často pomáhají a vše mu zjednodušují, dítě se stává líným, pasivním a diriguje aktivitu rodičů. K tomuto výsledku dojde zcela snadno a poměrně rychle, když rodiče své dítě stále nosí v loktuši či baby vaku nebo je posazují v autosedačce a později s opřením o polštáře, kde mu vkládají hračky do ruky nebo lehce na dosah. Na jakýkoliv projev nespokojenosti dítěti nabídnou pochování, lepší polohu, přehled a uspokojení.

Sledování psychomotorického vývoje dítěte

Rodiče nemusí nijak speciálně sledovat a vyšetřovat své dítě. Úplně stačí se mu pravidelně věnovat a běžně o ně pečovat, při tom je pozorně vnímat a pozorovat jeho spontánní projevy i reakce při společných hrách.

Důležité je, aby se tělíčko dítěte, hlava, jeho končetiny i ruce pohybovaly symetricky (stejnoměrně na obě strany, a to rozsahem i způsobem provedení) vlevo i vpravo jak v přirozeném projevu, tak i při stimulaci. Projevy dítěte se nám přitom nemusí jevit vždy dokonalé. Při pravidelném sledování dítěte si všimneme,

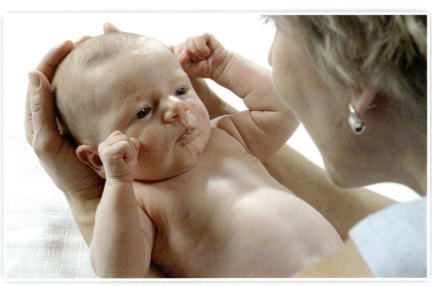

Pravidelná péče umožňuje rodičům pozorovat projevy, chování a rozvoj dovedností dětí po celý den.

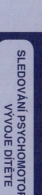
zda a jakým způsobem má dítě možnost změnit polohu hlavy, těla, končetin i rukou. Pokud je výsledný rozsah jeho pohybů a aktivit shodný na obě strany, stanoveným způsobem plus minus v souladu s přehledem psychomotorického vývoje dítěte, pak by mělo být vše v pořádku.

Je pochopitelné, že rodiče nemají zkušenosti s jinými dětmi a nedokážou si mnohdy představit, jak by měla vypadat ta či ona dovednost ve správném provedení. Pokud mají jakoukoliv pochybnost či problém, nevědí, jak by mohli svému dítěti sami účinně pomoci, mohou vyhledat svého dětského lékaře, fyzioterapeuty nebo specialisty Baby clubu Kenny v Přístavu dětství, kteří se věnují poradnám o psychomotorickém vývoji dítěte, jeho podněcování a projevům v souladu s možnostmi a vyspělostí dítěte.

Tito specialisté mají za sebou mnoho let praktických zkušeností v poradnách a programech rozvíjejících psychomotorický vývoj dítěte. Navíc jsou pravidelně školeni formou odborných kurzů i pracovních seminářů, prostřednictvím kterých si vyměňují bohaté praktické zkušenosti.

Cílem poradny je seznámit rodiče s možnostmi dítěte s ohledem na jeho věk, rozvíjející se dovednosti a způsob jejich provedení. Odborný instruktor vysvětlí rodičům, co, v jaké posloupnosti

69

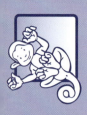
a jakým způsobem by mělo jejich dítě v daném věku umět, a společně se podívají na kvalitu provedení zvládnutých dovedností dítěte. Poté doporučí podněty a správnou stimulaci v souladu s očekávaným fyziologickým psychomotorickým vývojem. U větších odchylek doporučí konzultaci s dětským lékařem, který má možnost poslat dítě k dětskému neurologovi, popřípadě na rehabilitační pracoviště, kde rozhodnou o dalším způsobu řešení.

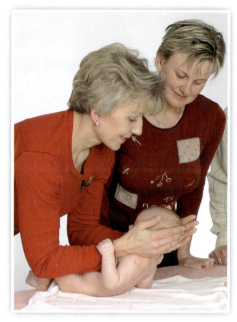

Rodiče mohou sami sledovat tvar hlavičky dítěte. Oploštěné záhlaví nás upozorňuje na přetrvávající polohu hlavičky a následně tělíčka v asymetrii, která může ohrozit kvalitu vzpřímení dítěte.

Od čeho dítě startuje ke svému všestrannému vývoji

Celé této kapitole se velmi podrobně věnuje publikace „Něžná náruč rodičů". Zmíněná publikace předává nastávajícím rodičům ty nejdůležitější informace, zásady a náměty pro zajištění fyzického i psychického uspokojení dítěte potřebného k zajištění správné základní péče. Pomocí této publikace se mohou rodiče naučit manipulovat s dítětem přiměřeně a technicky správně, v souladu s jeho potřebami a psychomotorickou vyspělostí. Jakékoliv další podněcování dítěte z hlediska jeho všestranného vývoje dle této publikace – „Rozvíjej se, děťátko..." – má největší význam pouze v případě, že je dítěti nabízena kvalitní základní péče i manipulace v souladu s jeho psychomotorickou vyspělostí. V opačném případě může nepoučený nebo nedostatečně poučený rodič nadělat více škody než užitku.

Publikace „Něžná náruč rodičů" obsahuje třistastránkovou knihu plnou názorných ilustrací, film s praktickými a přehlednými ukázkami správné základní manipulace s dítětem i plakát se základními manipulačními polohami dítěte. V souladu s touto publikací organizuje občanské sdružení Přístav dětství ve spolupráci s Baby clubem Kenny v mnoha městech České republiky celou řadu odborných školení zdravotníků i kurzy pro nastávající rodiče a pro rodiče s nejmenšími dětmi s praktickým nácvikem základních manipulačních technik s dítětem. Kniha je psána a kurzy jsou vedeny velmi jednoduchou, srozumitelnou a názornou formou.

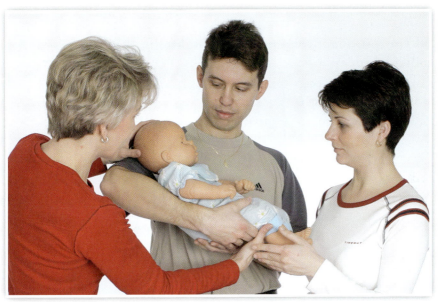

V kurzech „Něžná náruč rodičů" se nastávající rodiče nebo i rodiče s nejmenšími dětmi naučí správné základní manipulační techniky s malým dítětem v souladu s jeho potřebami i psychomotorickou vyspělostí.

Prostřednictvím knihy i kurzů si rodiče lépe uvědomí, z jakých podmínek v nitroděložním životě dítě pochází a jakými vrozenými reflexy je vybaveno. Na základě těchto informací si lépe ujasní základní fyzické i psychické potřeby a zásady při manipulaci s dítětem i při vytváření denního režimu a rituálů.

Podmínky v nitroděložním životě

Jestliže chceme dítě cíleně všestranně rozvíjet, pak v první fázi je nutno pochopit jeho naprosto přirozené potřeby, které vyplývají z podmínek, jež mělo k dispozici v nitroděložním životě. Abychom mohli porozumět potřebám dítěte, pak je nutné si přiblížit prostředí, ve kterém žilo před narozením, z pohledu plodu. Citlivá návaznost na podmínky, které mělo dítě v nitru dělohy, pomůže

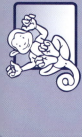
novorozenci se lépe adaptovat na nové prostředí. Návaznost spočívá v co nejvěrnější nabídce podmínek k životu dítěte v prvních hodinách, dnech a týdnech po jeho narození, které jsou v souladu s podmínkami v nitru dělohy. Moudře však budeme postupovat jedině tehdy, budeme-li dítě každý den citlivě krok po kroku, avšak cíleně psychicky i fyzicky otužovat a navykat na reálné podmínky života i postupnou zátěž.

Jakým způsobem toho můžeme dosáhnout, si uvedeme v následující tabulce:

Podmínky v nitroděložním životě	Podmínky pro první hodiny, dny, týdny a měsíce po narození	Fyzické a psychické otužování dítěte, postupná zátěž
Bylo stále s matkou, důvěrně zná její srdce, vůni, dech i hlas, čeká je ale start do celého života – učit se vztahům, ovládat city, orientovat se v rodině, v okolí, ve světě s někým, komu věří.	Pokud je to jenom trošku možné, pečovat by měla o dítě v prvních čtyřech letech (nejméně však do jednoho roku) především matka.	Po zvládnutí denního režimu, rituálů a základní péče o dítě je vhodné se společně vypravit co nejdříve do programů mezi další rodiče s dětmi, kde dochází ke smysluplné výměně zkušeností i k psychickému a fyzickému otužování rodičů i dětí.

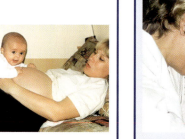

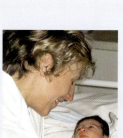

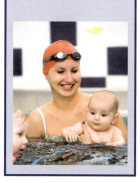

Podmínky v nitroděložním životě

Omezený prostor nabízel dítěti čtyřiadvacet hodin denně pocit polohové jistoty, bezpečí a tepla, neboť mu umožňoval pozici ve schouleném klubíčku a kontakt velké plochy těla se stále stejně teplou a měkkou dělohou.

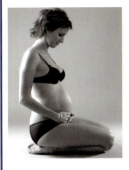

Omezený prostor dělohy neumožňoval dítěti více se pohybovat, orientovat a sledovat okolí. Nemělo možnost zaostřovat zrak, posilovat okohybné svaly a rozvíjet orientační dovednosti v prostoru.

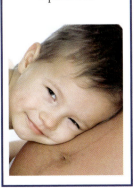

Podmínky pro první hodiny, dny, týdny a měsíce po narození

Dítě po narození nosíme, ale i ukládáme ke spánku pevně zabalené v péřové peřince a schoulené do klubíčka. Peřinka i poloha mu nabízí pohodlí, pocit jistoty, bezpečí a stále stejné teplo.

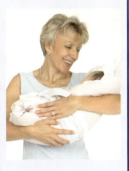

S dítětem po narození komunikujeme skloněni blízko nad jeho obličejem, pokládáme je do ohraničeného prostoru kolébky, koše či postýlky. V ohraničeném prostoru je také přebalujeme. Koupeme v malé dětské vaničce.

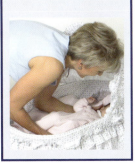

Fyzické a psychické otužování dítěte, postupná zátěž

Potřebná péče vyžaduje dítě pravidelně rozbalit a vyjmout z peřinky k přebalení, k převlečení, k aktivnímu pohybu na pevné podložce či ke koupání. Vše zpočátku nabízíme na krátkou chvíli a v teplejší místnosti. Postupně všechny akce mimo peřinku prodlužujeme a teplotu v místnosti snižujeme.

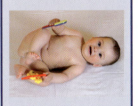

Postupně s dítětem komunikujeme nad obličejem i ze stran, z větší vzdálenosti a s hračkami. V době bdění je pokládáme do většího prostoru, nosíme v náručí i bez peřinky, koupeme ve velké vaně a sprchujeme. K ukládání dítěte ke spánku postupně upřednostňujeme prostornou postýlku.

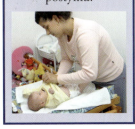

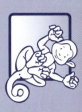

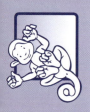

Podmínky v nitroděložním životě

Pravidelný - rytmický dech a tlukot srdce, houpavý pohyb a stálá těsná přítomnost matky je uklidňovala.

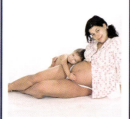

Děloha neumožňovala prudké pohyby a náhlé změny poloh. Dítě po narození nemá rozvinuté orientační schopnosti.

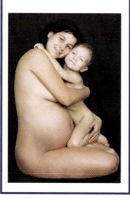

Podmínky pro první hodiny, dny, týdny a měsíce po narození

Dítě často chováme a pokládáme na hrudník, často mu nabízíme jemný, rytmický a houpavý pohyb v náručí či v kočárku. Pravidelně si s ním povídáme a zpíváme mu.

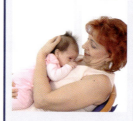

S dítětem po narození komunikujeme, zacházíme a jakoukoliv změnu jeho polohy provádíme pomalu, jemně a citlivě. Nosíme je především v peřince a v „klubíčku".

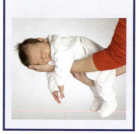

Fyzické a psychické otužování dítěte, postupná zátěž

Dítě bdí týden od týdne delší dobu. Postupně si s ním hrajeme stále více mimo naši náruč. Dítě je uspokojeno naší blízkostí a narůstající vlastní aktivitou. Chování v náruči tak vyžaduje postupně stále méně.

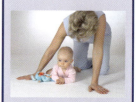

S rozvíjejícími se orientačními schopnostmi dítěte s ním můžeme postupně zacházet a komunikovat rychleji a dynamičtěji. Nosíme je stále častěji bez peřinky ve vhodných polohách („vyvýšené klubíčko", „tygřík", „klokánek", „koníček"), které mu stimulují zádové i břišní svaly a zrakové i sluchové vjemy.

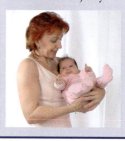

Podmínky v nitroděložním životě

Dítě žilo v temném prostředí, přes stěnu bříška a dělohy pronikaly pouze zlomky světla.

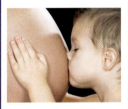

V děloze dítě vnímalo zvuky zvenčí tlumeně. Slyšelo však především tlukot matčina srdce, její hlas, šum proudící krve a práci střev.

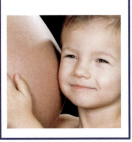

Podmínky pro první hodiny, dny, týdny a měsíce po narození

Dítě nevystavujeme zbytečně ostrému světlu či přechodu světla a tmy. Myslíme na skutečnost, že dítě leží na zádech a dívá se přímo do světla, které je přitahuje.

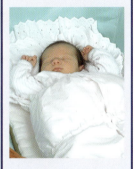

Dítě nevystavujeme zbytečně silným zvukům či přechodu z ticha do hluku. Pokládáme je často na své srdce a zpíváme mu.

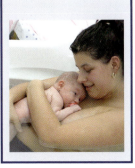

Fyzické a psychické otužování dítěte, postupná zátěž

S nabývajícími zkušenostmi jsou děti orientovanější i přizpůsobivější, a tak je přechody světla již tolik nedráždí. Stále pozor na ostré světlo, když dítě leží na zádech.

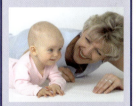

Dítě se postupně stále lépe orientuje a rozlišuje jednotlivé zvuky. Hodně mu zpíváme, vše, co slyší, komentujeme a pojmenováváme. Umožníme mu dívat se na naše mluvidla, vyslovujeme jasně a srozumitelně.

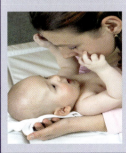

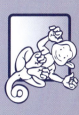

75

Podmínky v nitroděložním životě

Děloha zajišťovala přísun kyslíku. Dítě nemuselo dýchat a nebylo závislé na funkci svých plic.

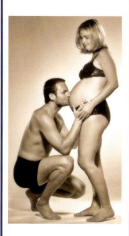

Děloha zajišťovala výživu dítěte. Dítě nemuselo přijímat potravu, trávit a vylučovat.

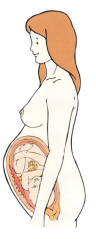

Podmínky pro první hodiny, dny, týdny a měsíce po narození

Místnost, ve které dítě přebývá, pravidelně větráme, zvlhčujeme vzduch a zbytečně nedráždíme nosní sliznici čištěním nosíku štětičkami. V zimních měsících nejdříve několik dní otužujeme zabalené dítě u otevřeného okna, poté je vyvezeme v kočárku na krátkou procházku.

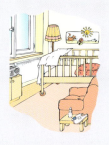

Ideální potravou dítěte po narození je mateřské mléko podávané kojením. Kvalitu mléka ovlivňuje kvalitní výživa a celková životospráva matky. Používáme pleny, které dítěti nezpůsobují podráždění pokožky. Vždy po stolici mu umyjeme zadeček pod tekoucí vodou a pokožku chráníme vhodným krémem.

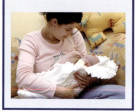

Fyzické a psychické otužování dítěte, postupná zátěž

Pravidelným posilováním mezižeberních svalů při pláči, smíchu, broukání, hrách i plavání se zlepšuje vitalita i kapacita plic. S dítětem pravidelně plaveme a nacvičujeme výdechy do vody. Díky pravidelnému větrání pokojíčku dítěte, plavání i procházkám za každého počasí (kromě prudkého větru, deště a smogu) je dítě otužilejší.

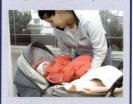

Pro dítě je nejlepší, když je do 6. měsíce věku plně kojeno a teprve poté přechází postupně na tuhou stravu. Do jídelníčku přidáváme novou potravinu postupně, po jednom druhu cca co 7–14 dnů. Začínáme zeleninou a ovocem. Každou novou potravinu mu umožníme nejdříve po dobu několika dnů pouze ochutnávat.

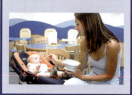

Podmínky v nitroděložním životě

Dítě žilo v děloze ve vodním prostředí.

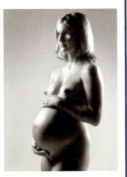

Podmínky pro první hodiny, dny, týdny a měsíce po narození

Ideální je, když je možnost vložit dítě ihned po narození a pak každý den večer do vaničky s příjemně teplou vodou v pozici „klubíčka" zajišťující pocit jistoty, bezpečí a tepla.

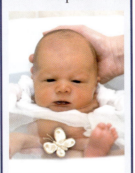

Fyzické a psychické otužování dítěte, postupná zátěž

Prostřednictvím pravidelného rituálu při koupání dítěte hravou formou za doprovodu písniček a v postupně chladnější vodě se dítě fyzicky i psychicky otužuje.

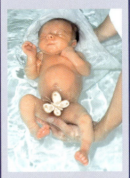

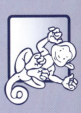
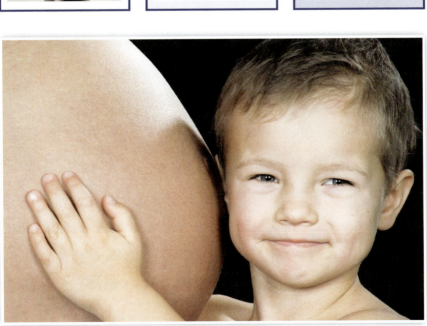

Před narozením má dítě v děloze naprosto specifické podmínky, které mu je nutno nabízet co nejvěrněji ještě několik týdnů po narození. Prostřednictvím pravidelné a šetrné péče se dítě postupně fyzicky i psychicky otužuje a zvyká si na stále náročnější podmínky.

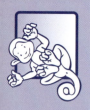
Z přehledu vyplývá, že podmínky, které mělo dítě před narozením, se stávají jeho potřebami také bezprostředně po narození. Je nutno zajistit celou řadu opatření, pomocí kterých můžeme dítěti po narození, ale ještě tři až čtyři měsíce po něm nabízet situace podobné nitroděložnímu životu a tím mu pomoci v jeho adaptaci na život v nových podmínkách.

Pro novorozence je v prvních minutách, hodinách, dnech a týdnech velmi těžké a vyčerpávající přizpůsobit se podmínkám mimo matčino tělo. Svědčí o tom jeho fyziologický úbytek na váze v prvním týdnu po narození, který by neměl přesáhnout 10 % porodní váhy a jenž by měl být vyrovnán do 10 dnů po narození. Naším porozuměním a citlivým přístupem mu můžeme zajistit odpovídající kvalitní péči a tím jeho adaptaci napomáhat. Dobře adaptované dítě má pak podstatně větší šanci lépe nastartovat zdárný všestranný vývoj.

Vrozené reflexy

Pohyby novorozence ještě nejsou cílené. Jsou neuvědomělé. Jsou reakcí na vnitřní i vnější podněty a projevem jeho spokojenosti či nespokojenosti. Veškerá hybnost dítěte do přibližně třetího měsíce věku se projevuje na základě vzorců nepodmíněných – vrozených reflexů, především obranných a obživných. Jsou to typické, přírodou naprogramované projevy, kterými dítě reaguje na vnější podněty. Tato prvotní hybnost vychází z nejdříve zralých částí nervové soustavy, tj. mozkového kmene a míchy. Vrozené reflexy jsou postupně nahrazeny a překrývány vědomými reakcemi a pohyby řízenými mozkem a vlastní vůlí. Narůstající dovednosti dítěte překrývající vrozené reflexy nesmíme brzdit trénováním a fixováním prvních hybných vzorců, proto je nebudeme nikdy zbytečně vyvolávat a nacvičovat.

Pro přehled si uvedeme pouze některé nejznámější reflexy, se kterými se můžeme setkat při vyšetření dítěte odborníkem. Rozhodně nedoporučujeme vrozené reflexy vyvolávat a testovat samostatně ani pro vlastní přehled o svém dítěti. K vyšetření přítomnosti vrozených reflexů a hodnocení jejich kvality je zapotřebí jejich naprosto přesné a správné provedení, které se týká výchozí polohy, správného úchopu končetiny či těla, směru, síly a rychlosti stisku či obratu atd. Laickým vyšetřením nejenže nezjistíme seriózní výsledek, ale naopak zbytečně provokujeme a zatěžujeme nervový systém dítěte. A dítě není hračka.

Hledací reflex (necvičíme)

Odborník pohladí koutek úst, popřípadě tvářičku dítěte ohnutým prstem. Dítě vysune koutek, začne se otáčet směrem k prstu a hledat, co by mohlo sát. Intenzita závisí na stavu nasycení dítěte. Tento reflex vymizí postupně do třetího měsíce věku.

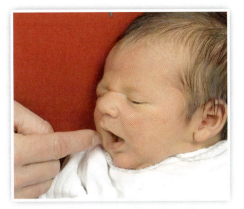

Hledací reflex vyvolá odborník pohlazením tváře prstem.

Sací reflex (necvičíme)

Vloží-li odborník dítěti do úst čistý vlhký prst (nejlépe ohnutý malík), dítě okamžitě přitiskne jazýček k hornímu patru dutiny ústní, aby vznikl podtlak, a začne sát. Zdravé

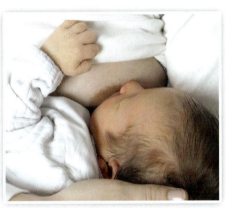

donošené dítě přitiskne jazýček a vsaje prst opakovaně 6–8×. Tento počet se postupně snižuje a do přibližně třetího měsíce téměř vymizí. Výbavnost sacího reflexu je základním předpokladem pro kvalitní kojení.

Rozhodně nedoporučujeme nabízet dítěti náš prst k jeho uklidnění. Přestože po vložení našeho prstu se dítě skutečně dokáže uklidnit, jsme ohroženi získáním návyku na tento způsob uklidňování, který si dítě bude vyžadovat, a my mu tak budeme prst automaticky nabízet bez ohledu na ohrožení, kterému je dítě vystaveno.

Naše ruce a prsty jsou základním nástrojem pro jakoukoliv práci, při které se setkávají s nejrůznějším znečištěním. Dítě, obzvlášť novorozenec, má vysokou sací schopnost, pomocí které dokáže z pokožky nabízeného prstu vysát vše, co se na něm nachází. Novorozenec a malé dítě je přitom nesmírně choulostivé, zranitelné a jeho obranyschopnost se prozatím opírá pouze o imunitu získanou z těla matky. Potíže a následky infekce v některé části trávicího systému z nabízeného

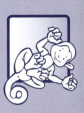

79

prstu jsou mnohdy záludné a ukryté do bludného kruhu. Dítě má potíže, je nespokojené, pláče a rodiče o to více nabízejí prst, při kterém se dítě na chvíli uklidní, ale získá přísun dalších nečistot, které mu mohou způsobit potíže, kvůli kterým je nespokojené a pláče.

!!! Daleko rozumnějším řešením je nabídnout dítěti pozornost, porozumění, něžnou náruč a naplnění potřeby, která způsobila jeho nespokojenost.

Úchopový reflex (necvičíme)

Po vložení prstu do dlaně novorozence dítě sevře ruku tak pevně, že by je odborník mohl zvednout až do visu. Aby se mohl rozvinout vědomý cílený úchop, tak vrozený reflex neposilujeme a necháme jej do třetího měsíce věku dítěte volně vymizet.

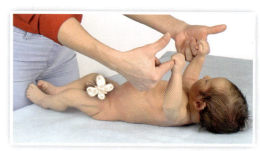

Úchopový reflex neprocvičujeme a neposilujeme. Necháme jej do třetího měsíce volně vymizet, aby se mohl později plně rozvinout vědomý úchop řízený vůlí.

Vědomý úchop se začíná objevovat kolem pátého měsíce věku.

Babinského reflex (necvičíme)

Dotkne-li se odborník chodidla dítěte pod prsty, tak je ohne, jako kdyby chtělo něco zachytit. Dotkne-li se v místě paty nebo podráždí-li nehtem vnější stranu chodidla směrem od paty k malíčku, tak dítě prsty naopak roztáhne. Tento reflex mizí teprve v době, kdy se dítě začne stavět.

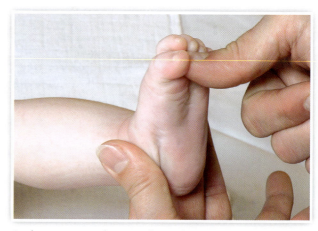

Reakce prstů na vložení palce pod prsty není dovednost, ale vrozený reflex, který není vhodné posilovat. Je to hybnost, která vychází z nejdříve zralých částí nervové soustavy, a to z mozkového kmene a míchy.

Akustikofaciální reflex (necvičíme)

Odborník tleskne stranou u hlavy dítěte a sleduje zpozornění, utlumení hybnosti a symetrické mrknutí. Tento reflex by měl být přítomen od 10. dne života dítěte. Zkoušku provádí z obou stran.

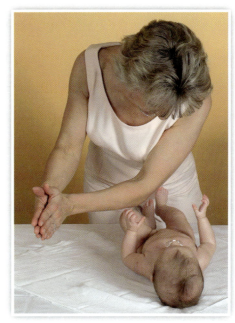

Způsob provedení zkoušky výbavnosti akustikofaciálního reflexu provádí pouze odborník.

Fenomén očí loutky

Pomalu otáčíme hlavičku dítěte a sledujeme jeho oči. Zorničky zůstávají jakoby na místě, to znamená, že dítě nedokáže fixovat zrak na určitý předmět, ale směr zorniček následuje směr otočení hlavičky dítěte. Je to stejné, jako když pohybujeme loutkou. Tento reflex souvisí s ještě nevyzrálou optickou orientací, proto je výbavný pouze do 4 týdnů věku dítěte. Po tomto období již dítě vidí ostře a fixuje zrakem sledovanou osobu.

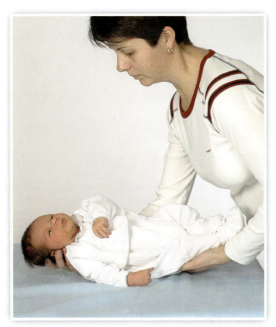

Vzhledem k neschopnosti novorozence zaostřit zrak a zorientovat se v prostoru můžeme pozorovat u dětí do přibližně čtvrtého týdne věku fenomén očí loutky.

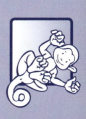

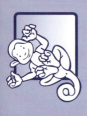

Vzpěrný reflex dolních končetin (necvičíme)

Uchopí-li odborník dítě širokým úchopem zády k sobě a postaví-li je na pevnou, chladnou a hladkou podložku nejdříve směrem na patičky a teprve poté na celá chodidla, vzepře dítě dolní končetiny tak silně, že na nich udrží celou svou váhu. Trup zůstává v lehkém předklonu. Palce odborníka nesmí dráždit oblast mezi lopatkami ani záda dítěte. Tento reflex vymizí mezi druhým a třetím měsícem věku dítěte.

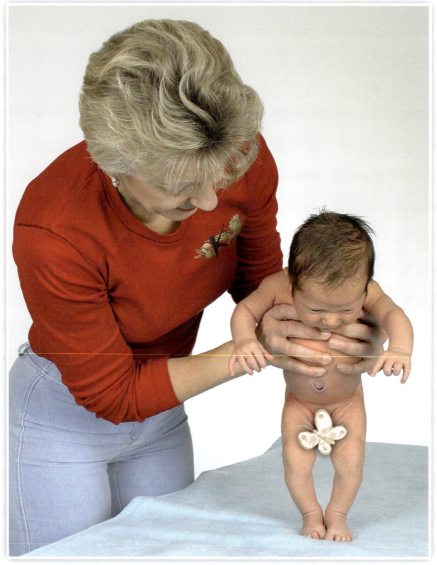

Vzpěrná reakce dolních končetin a chůzový automatismus není výzvou k nácviku, ale informací o přítomnosti vrozeného reflexu řízeného mozkovým kmenem a míchou.

Chůzový automatismus (necvičíme)

Dítě, uchopené stejným způsobem jako u vyšetření vzpěrného reflexu dolních končetin, odborník nachýlí stranou. Dítě se vzepře na jedné dolní končetině a druhou, odlehčenou dolní končetinu pokrčí ve všech třech kloubech – v kotníku, koleni i kyčli. Při střídavém naklánění dítěte do stran dělá veliké kroky směrem dopředu. Také tento reflex vymizí do třetího měsíce věku dítěte.

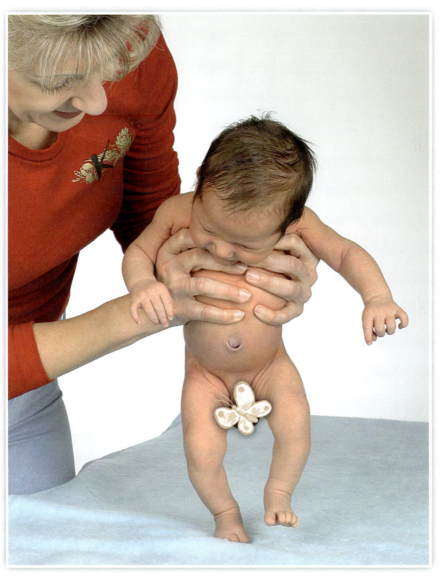

Vzpěrná reakce dolních končetin a chůzový automatismus vymizí mezi druhým a třetím měsícem věku. Vědomě začne dítě nohy aktivně využívat ke vzpřímení až po sedmém měsíci věku postupně k nácviku naklekávání, lezení, stoupání přes rytíře, stoje a chůze.

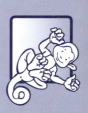

Moroův reflex (necvičíme)

Moroova reakce je reakce celého těla vyprovokovaná úlekem, a tím narušením pocitu jistoty a bezpečí dítěte vlivem náhlého zvuku, rychlého pohybu atd. Odborník vyvolává tento reflex podtrhnutím pleny, na které dítě leží. V reakční odpovědi dítěte sledujeme dvě fáze. V první fázi dítě symetricky rozpaží horní i dolní končetiny, roztáhne prsty, lehce prohne záda a srovná hlavu do osy. Následuje pažemi fáze objímací, nohy přitáhne k bříšku a rozpláče se. Tato úplná reakce je výbavná pouze prvních šest týdnů, poté postupně odeznívá do dosažení tří měsíců.

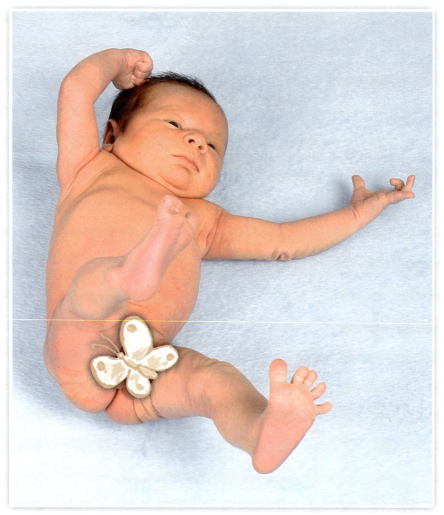

Moroův reflex je výbavný při náhlém narušení pocitu jistoty a bezpečí dítěte do přibližně třetího měsíce věku. S dítětem je proto nutné zacházet pomalu, jemně a citlivě, abychom nešetrnou péčí tuto reakci zbytečně nevyvolávali.

Zdravotní stav dítěte

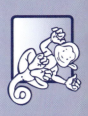

Narodí-li se dítě zcela zdravé a budou-li je vychovávat poučení rodiče s ohledem na jeho potřeby a v souladu s možnostmi psychomotorického vývoje člověka v prvním roce života, pak má ten nejlepší předpoklad k tomu, aby se vyvíjelo všestranně a správně.

Rozdílné možnosti ve vývoji přinese jakýkoliv handicap ve zdravotním stavu dítěte, ať již je to vada zraku, sluchu, končetin, postižení centrálního nervového systému a další. Vývoj dítěte a jeho výsledky však nebudou záležet pouze na stupni jeho postižení, ale především na přístupu rodičů, kteří mají možnost toto dítě ovlivňovat dvacet čtyři hodin denně. Pokud jsou rodiče vnímaví, poučení, ochotní s dítětem pravidelně cvičit, využívat všechny příležitosti k jeho rozvoji bez ohledu na stud, nepříjemné pocity a zdánlivá omezení, pak také toto dítě má své velké možnosti přiblížit se co nejvíce svým skutečným možnostem.

To, jak tuto odlišnost dítěte rodiče prožívají a jaký dopad bude mít nakonec jejich přístup na vývoj dítěte, je především otázka postoje rodičů, který k sobě i dítěti zaujmou.

Za svou praxi jsem se setkala s celou řadou rodičů, kteří pečují o své více či méně postižené dítě, jak nejlépe umí, naslouchají pokynům odborníků a respektují je. Přesto v nich převládá pocit sebelítosti a nespravedlnosti, problém skrývají a celá situace je značně vyčerpává.

Potkávám však také takové rodiče, kteří si nekladou otázku, proč zrovna my. Naopak. S dítětem si užívají každý okamžik a děkují za všechny možnosti či příležitosti, které se jim nabízejí. Podařilo se jim nejen poskytnout svému dítěti kvalitní a láskyplnou péči, která jim přinesla doslova radost z možnosti se mu věnovat a společně s ním sdílet výsledky jeho snažení, ale také získat obdiv a uznání okolí.

Rozhodně nepodceňuji složitost i náročnost výchovy a péče takto odlišného dítěte. Přesto hledám pro sebe i pro ty, kterých se to týká, povzbuzení.

85

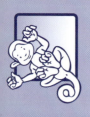
Stále mám před očima příběh, který se začal odvíjet před přibližně osmnácti lety. Na jednu informativní schůzku před zahájením kurzu „plavání" s kojenci a batolátky v Baby clubu Kenny ve Zlíně přišla maminka šestiměsíčního chlapečka, který se narodil s jednou horní končetinou končící loktem a jednou dolní končetinou po koleno. Po schůzce si nás vyhledala a velmi rozpačitě se zeptala, jestli by bylo možné do kurzu zařadit také jejího chlapce (říkejme mu např. Daniel). Vzhledem k tomu, že jsme již měli to štěstí získat zkušenosti při plavání a činnostech i s jinak odlišnými dětmi, neviděli jsme v tom problém a do kurzu ho přijali mezi ostatní stejně staré a psychomotoricky stejně vyspělé, byť zdravé děti s rodiči. Pro odlehčení situace jsme si dovolili zažertovat, že možná dostáváme šanci být u zrodu budoucího paralympijského vítěze v plavání.

Hned na první lekci instruktorka zcela přirozeně a laskavě představila maminku i Danielka ostatním rodičům. Zpočátku bylo patrné, jak někteří rodiče zdravých dětí nevědí, jak se k mamince i Danielkovi chovat. Také maminka s Danielkem přicházela raději mezi posledními, aby je náhodou nevidělo mnoho lidí v šatně při převlékání a ve sprše nahé při sprchování. Po osprchování Danielka vždy zahalila do župánku a sundala mu jej až těsně před rychlým vklouznutím do vody.

S velkými rozpaky zpočátku všichni přijímali přirozené počínání instruktorky Baby clubu Kenny, když při hrách a činnostech zachytila bez zaváhání Danielkovi část nedovyvinuté horní nebo dolní končetiny, aby mu pomohla stejně jako ostatním.

Postupně si všichni zvykli a komunikace v celé skupince byla velmi přirozená, uvolněná a přátelská. Maminka s Danielkem docházela nejen dvakrát týdně do kurzu „plavání", ale od roku a půl, když malý Daniel dostal protézu, také do cvičení a dalších programů. Díky kontaktu s kolektivem zdravých dětí a aktivnímu zapojení do všech činností maminka ztratila postupně většinu svých zábran.

Postupně nás vyhledávali rodiče zdravých dětí, kteří měli tu čest sdílet společnou skupinku s Danielem a jeho maminkou, aby se nám svěřili s počátečními rozpaky, ale následně s o to větší vděčností za tuto zkušenost. Velmi nás potěšilo jejich laskavé a kladné vyjádření k této situaci. Ve výpovědi se velmi shodovali na celoživotním přínosu pro sebe i své děti.

Maminka Danielka se otevřela až o několik let později, když si k nám přišla koupit plavecké brýle, zavzpomínat si a pochlubit se s úspěchy svého syna. Až po tolika letech jsme se od ní dověděli, co vlastně tehdy prožívala. Jak dlouho jí trvalo, než se odhodlala na besedu s rodiči vůbec přijít, a jak moc se styděla, že její dítě není stejné jako ostatní. Jak se bála, že ji odmítneme vzít do kurzu ke „zdravým dětem", protože to její je „mrzák". Jak jí pomohlo, že na besedě s rodiči nás zajímala pouze fakta o zdravotním stavu a že se od nás otevřeně dozvěděla, že tělesné postižení tohoto druhu nemůže být důvodem, proč by nemohli navštěvovat kurzy s ostatními. Jak smíšené pocity v ní vládly a jak moc jí v důsledku pomohlo, když instruktorka otevřeně celou skupinku, do které byli zařazeni, seznámila s Danielem i jeho postižením. Když se k Danielkovi chovala naprosto přirozeně, stejně jako k ostatním dětem, a když vyžadovala, aby se zúčastnili v rámci svých možností všech činností s ostatními. Jaké myšlenky v ní vyvolal žert instruktorek, že možná připravujeme budoucího paralympionika.

Tehdy si poprvé uvědomila, že jednou z velkých překážek k aktivnímu životu a sociálnímu zapojení jejího dítěte do společnosti se může stát ona sama se svým studem a zábranami. Přesto ještě několik dalších lekcí měla tendenci postižení svého syna stále skrývat. Dnes uznává, jak zdravé sebevědomí si zde oba postupně vypěstovali, a celkově hodnotí tento „start" Danielka do společnosti lidí i světa sportu velmi pozitivně.

Svěřila se nám, jak velkou radost v ní vyvolali lékaři, když vyhodnotili Danielkovo vzpřímení i celkový zdravotní stav jako výborný a zcela ojedinělý. Díky celkovému posílení svalstva nemá vadné držení těla způsobené přetěžováním jedné končetiny.

Líčila překvapení rehabilitačních pracovníků nad tím, co Daniel pohybově dokáže nejen na suchu, ale i ve vodě. V první třídě si získal respekt u svých zdravých spolužáků, když jako jediný přeplaval bazén.

Tím, že je od nejútlejšího věku zvyklý pohybovat se mezi ostatními lidmi naprosto přirozeně v plavkách, ovlivňuje veřejnost ve stejně přirozeném přijetí jeho odlišnosti.

Vyprávěla, jak ji nejdříve zaskočilo a nakonec těšilo chování Daniela, který se naprosto přirozeně přihlásil se svými spolužáky do fotbalu. Trenér dal všem chlapcům pokyn, že mají být oblečeni v nátělníku, kraťasech a kopačkách. Když si doma chtěl vše podle pokynů sbalit, maminka mu podala triko s dlouhým rukávem a teplákem. Daniel se na ni obořil, že trenér řekl nátělník a kraťasy, a tudíž si je odhodlaně nabalil. A tak naprosto

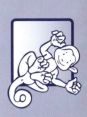

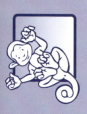

přirozeně a se zdravým sebevědomím hraje fotbal v nátělníku, trenýrkách a kopačkách, stejně jako ostatní kluci.

Kromě toho Daniel dochází na pravidelné plavecké tréninky. Je skvělý plavec s výborným citem pro vodu, plaveckým stylem a obrovskou houževnatostí. Má totiž velký sen – nominaci na paralympijské hry.

Díky rozumnému postoji rodičů i své houževnatosti a disciplíně má již své první závodní úspěchy za sebou.

Na základě této příhody si více všímáme, že mezi handicapovanými sportovci jsou většinou lidé, kteří ke svému postižení přišli až během svého života, většinou úrazem. Tím, jak byli zvyklí na neomezené možnosti v době plného zdraví, nechtěli se smířit se vzniklým omezením, a tak hledali možnosti a zaměstnání, prostřednictvím kterých by se co nejlépe dokázali fyzicky i psychicky vyrovnat s nově vzniklou situací i aktivně zapojit do společnosti. Oproti tomu lidé, kteří se jako handicapovaní již narodí, často postrádají tuto potřebnou stimulaci. Z příběhu Daniela vyplývá, jak obrovský vliv má rodina a nejbližší okolí. Často se stává, že jsou to skutečně především rodiče, kteří své handicapované děti nepřiměřeně chrání, opečovávají a omezují. Je to dáno jejich vlastním postojem k tomuto dítěti způsobeným malou informovaností rodičů o možnostech takovýchto jedinců. Jsem přesvědčena, že vedle pomoci handicapovaným dětem je neméně důležitá také psychologická pomoc jejich rodičům. Jedině poté se podaří dosáhnout zvýšené integrace těchto lidí do společnosti.

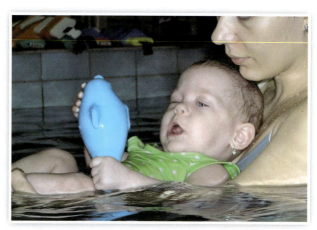

Docházení rodičů s handicapovanými dětmi do kolektivu zdravých dětí s rodiči se zaměřením na sportovní aktivity má obrovský význam pro všechny zúčastněné.

Vrozené dispozice a povaha

Co člověk, to originál. Každý člověk je a může být jiný. Přestože se říká, že malé dítě je jako nepopsaný list, ve skutečnosti se rodí již s individuálními vrozenými dispozicemi i povahou. Žel, genetika se ošidit nedá. Odlišnost mezi dětmi vidíme nejen konstituční, ale také povahovou. Již dlouhá léta sledujeme, že drobnější děti jsou většinou čipernější a motoricky zdatnější než děti robustní. Jak by ne. Vždyť naučit se motoricky i svalově ovládat velké, těžké a rychle rostoucí tělíčko je daleko namáhavější než zvládnout drobnou postavičku. Velké a robustní děti mají navíc nevýhodu v tom, že je všichni považují za starší a mají na ně dokonce větší nároky než na stejně staré děti drobnějšího typu.

Co se týče povahových vlastností, je obdivuhodné, jak zřetelně je již u novorozenců vidět individuální povahové rysy. Vlastní povaha je pro dítě jistým pevně zafixovaným dědictvím. Je dána nepřetržitými genetickými rodovými zkušenostmi, ovlivňovanými nejrůznějšími vlivy prostředí a společností, ve kterých všichni naši předkové žili. Je naprogramována od 1. vteřiny, kdy se setkala spermie s vajíčkem, tzn. od chvíle, kdy otcovská spermie přidala svých 23 chromozomů k 23 chromozomům mateřského vajíčka.

Vlastní povaha bude dítě doprovázet a ovlivňovat po celý život, neboť je součástí nejhlubší paměti, která má své sídlo v samotném kmeni mozku, jenž se nachází zcela v zadní části spodiny lebky. Vzhledem k tomu, že tato nejstarší část mozku je po narození prokrvena nejvíce, novorozenec má skutečně možnost se chovat pouze pudově. Mladší část mozku, šedá kůra, teprve čeká na své osobní zážitky a zkušenosti, které zaznamenává a ukládá. Vrozené dispozice dítěte se dále ovlivňují a mění výchovou, osobními zkušenostmi a působením prostředí, ve kterém dítě žije.

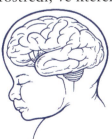

Mozek novorozence je připraven na další ukládání četných zkušeností, informací a zážitků, které mu mohou nabídnout především moudří a informovaní rodiče.

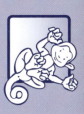

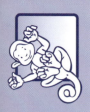
Výchovu dítěte nám velmi zjednoduší, když poznáme, s jakou povahou dítě do života startuje a jaké povahové rysy budeme muset při našem působení na dítě ovlivňovat. Založení dítěte je proto potřeba pozorně vysledovat a poté při výchově s danými vlastnostmi každého jednotlivce do jisté míry počítat. Cílem není povahové rysy dítěte změnit (stejně by se nám to ani nepodařilo), ale umět z nich při výchově dítěte vycházet, vhodným způsobem s nimi pracovat a dobrou výchovou je formovat. Přesto se budeme neustále setkávat s projevy vlastní povahy dítěte, a to především ve stresu a při únavě, neboť pudové centrum je vždy mnohem rychlejší než vědomá akce.

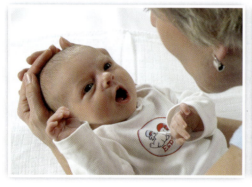

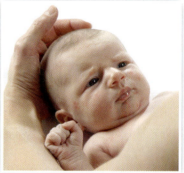

U každého dítěte lze pozorovat, jaká nálada u něj převládá. Každé dítě má svůj specifický způsob adaptace na nové prostředí, předměty či tváře.

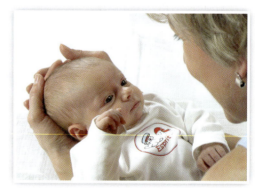

Můžeme sledovat:
• míru aktivity a pasivity dítěte,
• schopnost spolupracovat,
• schopnost se adaptovat (přizpůsobit se novému prostředí),
• práh citlivosti na různé podněty,
• míru energie, kterou vkládá do všech svých projevů,
• jaká nálada u dítěte převládá,
• jak dalece se dokáže soustředit na podněty, které mu nabízíme,
• jak je vytrvalé a jak dlouho je schopné být pozorné.

Co je základem pro všestranný vývoj dítěte

Stabilní a vyrovnaná péče

Přirozeně se o dítě ve valné většině stará nejvíce matka, které zákon i podmínky naší společnosti velmi moudře umožňují zůstat do čtyř let věku dítěte doma. Jsou to roky, které nejvíce poznamenají další osud v prospívání i zdravotním stavu dítěte. Výchova dítěte je obrovská zodpovědnost, ale může být také velké dobrodružství. Je velmi moudré získat poučení o tom, co vše výchova obnáší, ještě před početím. Ne vždy si to však rodiče včas uvědomí, a tak této možnosti nevyužijí.

Všichni víme, že celé generace lidí dokázaly nějak vychovat své děti a mnohdy velmi úspěšně. Přesto výchovu nedoporučujeme podceňovat. Výchova se dá chápat jako poslání, povinnost, radost, ale také jako velké dobrodružství či jako krásný koníček, do kterého stojí za to investovat úsilí, čas i peníze. Vložené náklady se nám stokrát vrátí nejen v podobě spokojeného, zdravého a všestranně zdatného dítěte, ale také jako pocit štěstí z dobře vykonané práce i formou společných vzpomínek na příjemně strávené chvíle s dítětem.

Vždyť šťastné dětství je dar. Vklad, který vynáší nejvyšší úroky. A na šťastné dětství se nezapomíná.

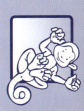

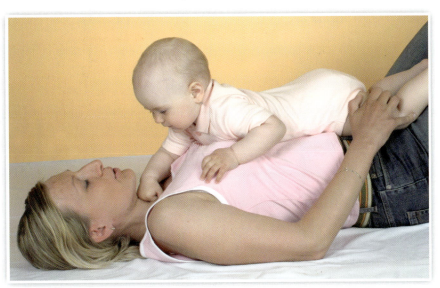

Čas věnovaný hře s dítětem se nám stokrát vrátí.

Velmi uznávanými našimi českými psychology, kteří se celá dlouhá léta věnovali a někteří ještě stále věnují vývoji a výchově dětí, jsou prof. PhDr. Zdeněk Matějček, CSc., a Dr. Jiřina Prekopová, jejichž skutečně praktické, smysluplné a moudré pohledy na výchovu dětí ctí celý svět. Jejich doporučení, rady i příběhy se lze dočíst v mnoha publikacích. Vřele doporučujeme si alespoň některé prolistovat a přečíst. Jsem přesvědčena, že takové posezení nad knihou se pro mnohé rodiče stane nejen vhodným poučením, ale také příjemnou zábavou.

Doporučujeme výběr z těchto publikací:

Zdeněk Matějček: Co děti nejvíc potřebují
Zdeněk Matějček: Co, kdy a jak ve vývoji dětí
Zdeněk Matějček: Po dobrém, nebo po zlém?
Zdeněk Matějček: Prvních šest let ve vývoji a výchově dítěte
Zdeněk Matějček, Marie Pokorná, Petr Karger: Rodičům na nejhezčí cestu
Jiřina Prekopová, Christel Schweitzerová: Děti jsou hosté, kteří hledají cestu
Jiřina Prekopová: Jak být dobrým rodičem: Krůpěje výchovných moudrostí
Jiřina Prekopová: Malý tyran

Ať už však vstupujeme do role rodiče jakkoliv připraveni, musíme si především věřit, že najdeme cestu, jak dítě vychovat co nejlépe. V podstatě chyby se dělat mohou a dělá je každý. Dokonce ani dítě netouží po perfektním rodiči. Potřebuje vidět jistého rodiče, který vždy ví, co má dělat. Přestože si nejsme svými postupy někdy jisti. Dr. Jiřina Prekopová doporučuje právě v té nejslabší chvíli postavit se před dítě a oznámit mu laskavým, ale pevným hlasem: *„Jsem tvoje nejlepší máma, jakou máš. Dělám to z lásky a nejlépe, jak umím. "*

Uvědomíme-li si pravdivost této myšlenky, pak se nám právem zvýší sebevědomí. Rovněž dítě se bude cítit podstatně jistější se zdravě sebevědomým rodičem, než kdybychom vedle něj často zoufali, plakali nebo bezradně rozhazovali rukama. Cítí-li z nás dítě jistotu, pak poslouchá, spolupracuje, nebrání se a následuje. Pokud však cítí nejistotu, pak se v prvních chvílích také chová nejistě a zmateně, ovšem později se v mnoha případech ujímá vedení a dirigování dané situace samo, popřípadě hledá pevnější zázemí jinde.

Uspokojení základních biologických a psychických potřeb dítěte

Uspokojení biologických a psychických potřeb je základní předpoklad nejen ke zdravému vývoji dítěte, ale dokonce k přežití. Biologické potřeby se týkají těch nejdůležitějších zaopatření dítěte z hlediska výživy, hygieny, odpočinku a spánku. Možná by se mohlo zdát, že dítě, které je nakrmené, vyprázdněné, přebalené a v teplé postýlce, kde má hračku, se kterou si může hrát, nebo při únavě odpočívat a spát, by mohlo být celkově spokojené.

Ale skutečnost je taková, že by zřejmě nepřežilo. Minimálně by bylo tak závažně psychicky deprimováno, že by je to poznamenalo na celý život. Vždyť samotné výsledky takovéto péče o děti v domovech za války jsou jasným důkazem. Při pouhém uspokojování biologických potřeb celá řada nejmenších dětí nepřežila a další si skutečně nesla následky na celý život. Uspokojování biologických potřeb je nutno provádět takovým způsobem, aby byly současně uspokojovány také potřeby psychické.

K základním psychickým potřebám každého člověka, ať je malý, nebo velký, patří:

Pocit jistoty a bezpečí, který poskytuje dítěti především péče stálým člověkem a ve známém prostředí, nastavení pravidelného denního režimu, rituálů, vytyčení hranic a ujištění dítěte – kde usneš, tam se probudíš, jsem tady pro tebe, kdykoliv mě budeš potřebovat, tady jsi vždy doma, milováno a vítáno, ať se ti přihodí cokoliv.

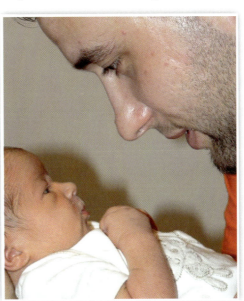

Podněty a informace dítěti nabízíme pravidelnou hrou, laskavou komunikací, komentováním i vysvětlováním dějů a podněcováním dítěte k vlastní aktivitě.

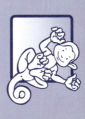

93

Sdílení zážitků, úspěchů a neúspěchů s milovanou osobou zajistíme tím, že se zajímáme o vše, co dítě sleduje a dělá, přiměřeně mu pomáháme, vysvětlujeme, povzbuzujeme je a chválíme.

Pocit bezpodmínečného přijetí, lásky a důležitosti nabídneme dítěti tím, že mu dáváme najevo svou náklonnost, lásku a důležitost pro nás i pro celý svět.

Pochopení smyslu života i světa dosáhneme pravidelnou komunikací o sdílených zážitcích, komentováním a objasňováním všech věcí a dějů kolem něj, povzbuzením i motivací dítěte k aktivnímu zapojení do spolupráce na společných záležitostech.

Otevřenou a jasnou budoucnost u nejmenších dětí zajistíme pravidelnou péčí stálou osobou ve známém prostředí (kde dítě usne, tam se probudí, koho vidí před usnutím, toho uvidí, když procitne, …). Dále pak, jak dítě roste, tak plánováním a motivací dítěte na společné akce, na které se těší, čeká a pro které je ochotno plnit úkoly, dále podporováním vlastních zájmů, předností a nadání dítěte, nastavováním a plněním úkolů, které mu umožňují realizovat se a jejichž splnění mu přinese zvýšení sebevědomí.

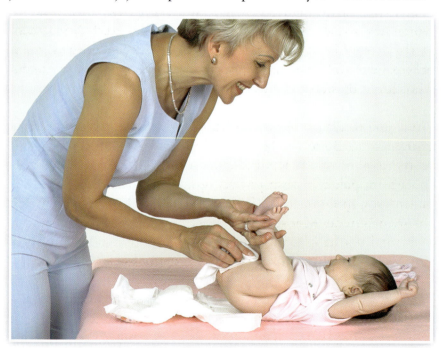

Uspokojování biologických potřeb je nutno provádět takovým způsobem, aby byly současně uspokojovány také potřeby psychické.

Vytvoření denního režimu a rituálů

Novorozenec a dítě do jednoho roku ještě nemá žádné životní zkušenosti ani rozvinuté orientační dovednosti a komunikační schopnosti, které by mu umožnily lépe se začlenit do společnosti. S nejmenším dítětem se nedá rozumně domluvit, ani mu nic vysvětlit. Nemá pojem o čase ani prostoru a neumí ještě zpracovat souvislosti mezi ději, příčinou a následkem, a tak dojde snadno k pocitu ohrožení.

Po celé období raného dětství, nejméně do 7 let věku, je na nás zcela závislé a věří nám, že je bezpečně provedeme prvními léty života. Přestože nás v průběhu vývoje zkouší, aby si ověřilo, zda jsme dostatečně silní, patřičně důslední a dobří vůdci. Očekává, že mu včas, jasně, dostatečně důrazně a srozumitelně sdělíme, co může a co nemůže (nastavíme hranice), a že je ochráníme před nepříjemnostmi, nástrahami a různým nebezpečím.

Možnosti spolupráce dítěte v prvních týdnech a měsících života jsou velmi omezené. Jedinou možností je, že mu pomůžeme pochopit a přijmout srozumitelné signály v podobě pravidelně se opakujícího sledu činností během určité aktivity. Jedná se o vytvoření tzv. rituálů. Rituál můžeme vytvořit při všech činnostech, které jsou součástí denního režimu, jako např. při koupání, krmení nebo kojení, ukládání ke spánku, přípravě na „plavání" či cvičení v kolektivu dalších rodičů s dětmi atd.

Pro nejmenší dítě je velmi důležité, aby péče o ně byla pravidelná a přehledná. Budou-li se pravidelně opakovat stejné činnosti, ve stejném prostředí i pořadí, se stejným člověkem a stejným způsobem, pak si je postupně schopno tyto rituály zapamatovat, začlenit se a spolupracovat. Teprve postupně, jak dítě zraje a rozvíjí své orientační dovednosti, můžeme v rámci psychického otužování a vedení dítěte ke schopnosti přizpůsobovat se okolním vlivům při rituálech obměňovat místo, způsob, prostředí i člověka.

Víme, že tatínek je většinou pracovním vytížením omezen v kontaktu s potomkem. Přesto je důležité, aby se pravidelně zapojoval do některých společných rituálů a péče o dítě právě otec. Maminkám doporučujeme ponechat tatínka s dítětem co nejvíce spolu o samotě, dodat partnerovi maximální podporu, trpělivost a to-

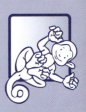

95

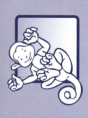

96

leranci při zpočátku ne zcela dokonalém provedení některých obslužných činností kolem dítěte. Pokud nechceme partnera odradit, rozhodně není vhodné ho kritizovat a opravovat za naruby oblečené tričko či svetřík otočený knoflíčky dozadu.

Maličké dítě nutně potřebuje pocit jistoty, že bude-li uloženo do určité postýlky rodičem, že se ve stejné postýlce zase probudí a rodič bude nablízku. Potřebuje jistotu, že když se probudí, uvidí stejnou tvář, uslyší stejný hlas a ucítí stejnou vůni někoho, koho zná, kdo zná je a z koho cítí, že mu rozumí. Jinak je zmatené. Pokud je pokaždé vše jinak, dítě je nejisté a v důsledku neklidné.

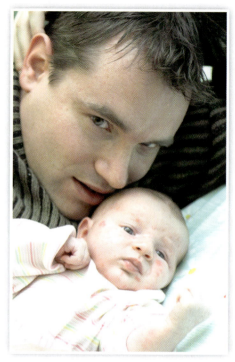

Aby táta měl možnost vypěstovat si kladný vztah k dítěti a obratné ruce při péči o ně, pak je nutné, aby získal hodně příležitostí věnovat se mu samostatně, bez zbytečných zásahů zručné maminky.

Vneseme-li do péče o dítě pravidelnost a řád při uspokojování jeho potřeb, na kterých mu záleží a díky kterým se pak cítí spokojené, je schopno si postupně zapamatovat sled i souvislosti a na jejich základě lépe spolupracovat. A naopak. Řešíme-li sled uspokojování potřeb dítěte během dne, jak se nám zamane a zrovna hodí, pak se dítě bez pevného řádu cítí nejisté a celková situace je pro ně nepřehledná. Dítě je pak netrpělivé, nespokojené a celkově hůře spolupracuje a prospívá.

Vytvoření denního režimu a rituálů je proto velmi důležité tak brzy po narození, jak jen to je možné. Při vytváření režimu vycházíme z vysledovaných potřeb dítěte v prvních dnech a týdnech, ale také z vlastní představy o průběhu dne a z dohodnutých pravidel vyhovujících oběma rodičům, přesto však s maximálním ohledem na potřeby dítěte.

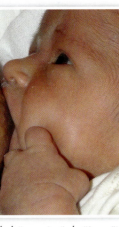
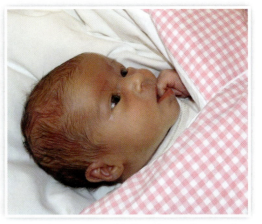

Rituály dodržované především při krmení před usnutím a ukládání ke spánku pomáhají dítěti klidně usnout a spát. Rodiče tak získávají čas sami pro sebe.

Myslíme na zásadu, že nejdříve je nutné v pravidelnou dobu a stále stejným způsobem uspokojit dítě a poté teprve je možno je učit něčemu novému. Pozorně sledujeme chování a reakce dítěte, abychom také co nejdříve pochopili souvislosti. Opodstatněná a takto cíleně nastavená pravidla vnesou dokonce i do našeho života jistý řád a klid. Přestože je dítě velmi přizpůsobivé a je schopno si zvyknout na jiné rituály při stejné činnosti podle toho, s kterým člověkem je prožívá, vřele doporučuji domluvit se rozumně na společném vytvoření a následném dodržování jednotných pravidel všemi členy rodiny. Poté je jejich plnění pro všechny podstatně jednodušší a také komunikace mezi všemi členy rodiny lépe funguje. Po prvním roce zjistíme, že vše je hezky zaběhnuté, a tak v nastavených pravidlech, režimu i rituálech rádi s mírnými úpravami pokračujeme dále.

97

Dodržování pravidel režimu a rituálů zvyšuje schopnost spolupráce dítěte při učení se novým věcem. Pravidla, čas a způsob provedení nastavujeme pro všechny činnosti, které nás v průběhu dne při péči o dítě čekají.

• způsob komunikace a péče po probuzení
• čas, místo a způsob krmení
• čas, místo a způsob přebalování
• čas, místo a způsob společného zaměstnání
• čas, místo a způsob samostatného zaměstnání a odpočinku
• čas, místo a způsob koupání
• čas, místo a způsob ukládání dítěte ke spánku atd.

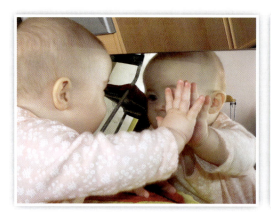
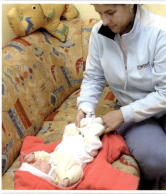

Rituály jsou pro dítě jistými signály. Na bázi podmíněného reflexu se dítě postupně naučí chápat, co se bude dít a co se po něm žádá. Lépe spolupracuje a je spokojené.

Správná manipulace s dítětem

V rámci pravidelné každodenní péče o dítě je potřebujeme zvedat, přenášet, chovat v náručí, pokládat, komunikovat s ním, přebalovat, oblékat, krmit, držet je k odříhnutí, koupat, ukládat ke spánku atd. Kdybychom důsledně počítali, kolikrát denně při základní péči dítě zvedneme, nosíme, předáme z náruče do náruče, přetočíme nebo jakýmkoliv jiným způsobem manipulujeme, tak s úžasem dojdeme až k číslu kolem 350–700× za den. Dá se říci, že život, vývoj, zdraví i spokojenost dítěte v prvním půlroce ovlivňujeme z velké části naší manipulací po celý den i noc. Z toho jednoznačně vyplývá, že osud dítěte z hlediska jeho zdraví, vývoje a celkového prospívání je v prvním půlroce doslova v našich rukou. Proto samozřejmě nemůže být jedno, jakým způsobem mu tyto polohy, manipulaci a péči nabízíme. Techniky naučené od babiček, sousedek, kamarádek a jiných důvěryhodných osob jsou vždy nesmírně citlivé a láskyplné. Bohužel nejsou vždy zcela v souladu s potřebami a psychomotorickou vyspělostí dítěte. Proto je velmi rozumné se o těchto praktikách dovědět co nejvíce informací včetně souvislostí a opodstatnění, proč lépe tak než jinak, a také se je prakticky co nejdříve, nejlépe ještě před narozením dítěte, naučit.

Z hlediska manipulace s dítětem je tedy nutné porozumět a zvládnout správné základní techniky v souladu s jeho potřebami a psychomotorickým vývojem. Jedná se o nácvik správných technik a poloh určených:

• **ke zvedání a pokládání dítěte,**

• k přenášení z místa na místo,

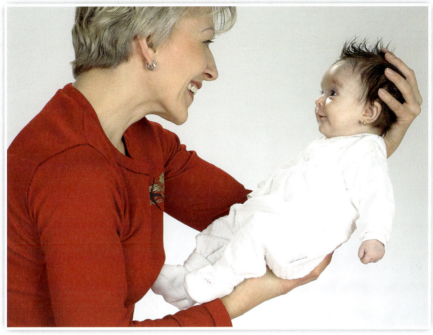

Úchop v „zajíčkovi" používáme ke zvedání a pokládání dítěte na podložku, do kočárku, autosedačky či postýlky nebo k jeho přenášení z místa na místo.

• k chování a uklidňování dítěte zabaleného do peřinky nebo v náručí,

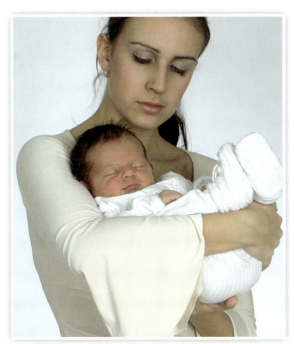

Je nutné si dávat pozor, jaký rituál při uklidňování dítěti od počátku nabízíme. Vřele doporučujeme dítěti poskytnout rytmické pohoupávání v jemném a klidném tempu a vyvarovat se důrazného natřásání či vožení v kočárku, přes práh nebo autem.

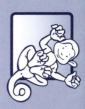

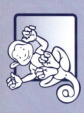
- k polohování dítěte na zádech, na bříšku nebo na boku mezi válečky, a to v kočárku, v kolébce či v postýlce,

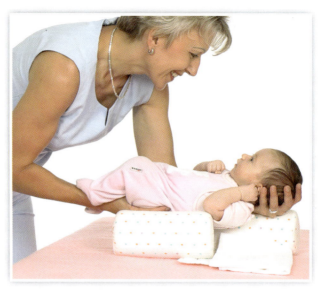

Pokládání dítěte k odpočinku během dne střídavě na záda nebo mezi válečky na pravý a levý bok zajišťuje nejen spokojenost a dobré prospívání zdravého dítěte, ale také prevenci před predilekcí (jednostranným ukládáním hlavičky) a následným oploštěním záhlaví doprovázeným asymetrickým rozvojem dítěte.

- k otáčení ze zad na bříško a zpět s různou dopomocí dle věku a schopností dítěte,
- k přebalování a oblékání,
- ke kojení dítěte vleže nebo vsedě matky s dítětem na polštáři či v náručí v různých polohách,

100

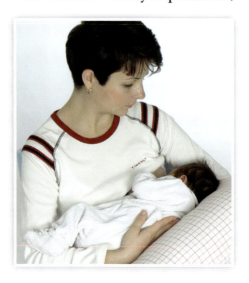

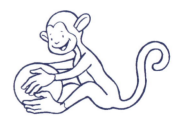

Aby při kojení mohlo dítě věnovat veškerou energii sání, pak je také ze strany matky nesmírně důležité najít pohodlnou pozici pro sebe i pro dítě.

- ke krmení z lahvičky nebo lžičkou,
- k odříhnutí po nakojení či nakrmení,

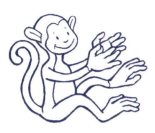

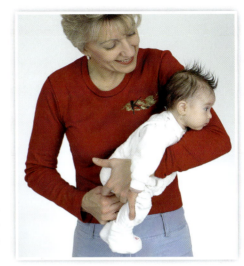

Pozice „tygříka" je vhodná k uklidnění, chování, odříhnutí, posílení zádového svalstva i k masáži bolestivého bříška dítěte.

- k odpočinku,
- k sociálnímu kontaktu,
- k mytí obličeje nebo zadečku,
- k předávání dítěte druhé osobě,
- k přebírání dítěte z náruče druhého člověka,
- ke koupání atd.

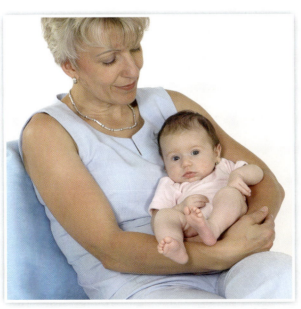

Držení dítěte v „klubíčku" je přirozená a navýsost uspokojivá poloha pro nejmenší děti, využívaná ke konejšení, chování, odříhnutí, odpočinku i zaměstnání dítěte.

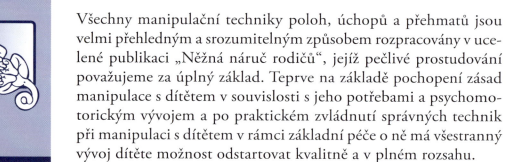

Všechny manipulační techniky poloh, úchopů a přehmatů jsou velmi přehledným a srozumitelným způsobem rozpracovány v ucelené publikaci „Něžná náruč rodičů", jejíž pečlivé prostudování považujeme za úplný základ. Teprve na základě pochopení zásad manipulace s dítětem v souvislosti s jeho potřebami a psychomotorickým vývojem a po praktickém zvládnutí správných technik při manipulaci s dítětem v rámci základní péče o ně má všestranný vývoj dítěte možnost odstartovat kvalitně a v plném rozsahu.

Kvalitní komunikace

Kvalita komunikace s partnerem je doslova vzorová pro získání komunikačních návyků dítěte s rodičem i ostatními lidmi. Proto nelze jinak než se zamyslet nad komunikací nejen s dítětem, ale především s partnerem. Způsob komunikace rodičů s dítětem, ale i mezi sebou ovlivňuje jeho psychické rozpoložení a následně i chuť spolupracovat, jeho celkové prospívání i zdravotní stav.

Již v předmluvě jsme se pozastavili nad tím, že v dnešní době, kdy existují školy téměř na všechno, neexistuje škola na podporu mezilidských vztahů, partnerství a rodičovství. Že není problém vyhledat školu, kde se můžeme naučit číst, psát, počítat, cizí jazyk, pracovat na počítači, řídit auto nebo jak se stát manažerem, ale jak se stát dobrým životním partnerem nebo rodičem, to je ponecháno osudu. Řekli jsme si, že tak důležitou životní roli, která je jedním z rozhodujících faktorů pro získání životního úspěchu, většinou řešíme cestou pokusů a omylů na základě vlastního citu a povahy nebo získaných zkušeností a vzorů z rodiny či přátel.

Také jsme si připomenuli skutečnost, že je zcela pochopitelné, že se neshodneme všichni na tom, co přesně je pro dobré partnerství a zdárnou výchovu dítěte nejlepší. Každý z nás vyrůstal mnohdy v úplně jiném a někdy jen zdánlivě podobném výchovném prostředí. Ve spojení s historií namíchanými dědičnými geny jsme se stali originálními osobnostmi. Ve spojení s partnerem vytváříme originální partnerství a následně jsme přivedli na svět zcela originální děti. Je pochopitelné, že pokud budeme řešit komunikaci i výchovu dítěte pouze citem, bez předešlé domluvy s partnerem, nejlépe ještě v době zamilovanosti, tak musí zákonitě později dojít k neshodám.

Zkušenosti ukazují, že pokud si chceme udržet pěkný vztah s lidmi i partnerem a společně vychovávat děti, pak je nutné dodržovat určitá, předem dohodnutá pravidla, která zabrání zbytečnému napětí, hádkám a nedorozuměním, pokud je budeme skutečně dodržovat.

Je to úplně stejné jako s pravidly silničního provozu. Kolik by bylo havárií, kdyby žádná pravidla neexistovala. Kdyby je naopak dodržovali všichni, možná by nebyly žádné. Smutné je, že většinou při každé havárii je na jedné straně ten, co pravidla podcenil a nedodržel, a na straně druhé někdo, kdo byl naprosto zodpovědný, jenom ve špatnou dobu na špatném místě.

Žel někdy dochází k podobným haváriím z podobných důvodů i v komunikaci mezi lidmi.

Mezi pravidla vzájemné komunikace mohou patřit tak jednoduché zásady, jako si například každý večer udělat alespoň hodinku čas a klid na popovídání a sblížení (bez dětí a bez přítomnosti třetí osoby), kde si řekneme, co vše se událo a co nás čeká zítra. Budeme spolu mluvit vždy slušně, budeme se povzbuzovat a budeme si za všechno děkovat. Když spolu budeme osobně hovořit, budeme se na sebe dívat, budeme trpěliví a umožníme si vzájemně v klidu domluvit myšlenku. Budeme si říkat (osobně, vzkaz, sms), kde jsme, kam jdeme a kdy přijdeme. Budeme dochvilní a v případě zpoždění včas zavoláme a omluvíme se. O rozpočtu rodiny budeme rozhodovat vždy společně. Atd. Pravidla se mohou týkat nejrůznějších oblastí našeho života. Nemá jich být mnoho. Pouze ta nejdůležitější. Dítě nás sleduje. Později v něm spatříme naše věrné zrcadlo.

Dítě je neustále v centru mnoha rozhovorů, dění i atmosféry vytvořené rodiči. Vnímá například, že většinou se nám komunikuje s partnerem výborně, jindy to nejde tak hladce, někdy je legrace, jindy jsme nervózní a občas komunikujeme doslova na hranici slušnosti. Potřebuje poznat všechny vzorové situace a následné vzorové reakce, aby samo mělo šanci nějak podobně zvládat situace, které do budoucna potkají je samotné. Když se komunikace s partnerem daří, tak je vše v pořádku a cítíme se všichni dobře.

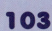

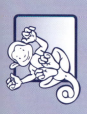
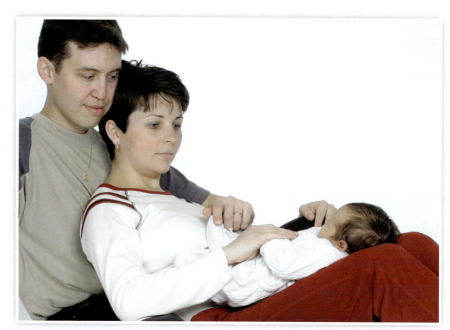

Dítě se cítí nejlépe v pohodovém a klidném prostředí vytvořeném na základě vzájemného porozumění a bezpodmínečné lásky jeho rodičů.

Horší však je, když se nedaří. Někdy se snažíme přijít na příčinu, jindy je příčina zcela jasná. Ta se nám častěji jeví zcela pochopitelně v tom druhém, který nás buď nechápe, nebo je panovačný, popřípadě máme pocit, že nemá zájem spolupracovat. Snažíme se tomu druhému opakovaně vysvětlovat, kde dělá chybu, leč marně, a naopak jsme velmi překvapeni a zaskočeni, že partner se obhajuje, brání a chybu vidí naopak v nás. Partner i my jsme z toho nešťastní, unavení a nakonec zlomení. Upadáme do sebelítosti, klesá nám sebevědomí a mnohdy raději od této problematické komunikace utíkáme nebo se jí alespoň vyhýbáme. Nedostatek komunikace pak způsobí bludný kruh, neboť ve svém důsledku vede ke snížení vzájemného porozumění a to následně k ještě horší komunikaci, špatnému prospívání a velice často také ke zhoršení zdravotního stavu.

Nejvíce bolestné je to v rodině, kde nezdárný způsob komunikace postupně nahlodává vzájemné vztahy a citové vazby, které nám nejsou lhostejné. Proto stojí za to o komunikaci vědět něco více, než k čemu nás vede pouze vlastní cítění.

Přestože jsme v mnoha případech zcela přesvědčeni, že příčina obtížné komunikace je v partnerovi nebo v dítěti, je dobré si uvědomit, že naše další vzájemné reakce mohou být také odezvou na naši schopnost vcítit se do jeho nebo celkové situace. Když máme pocit, že se dítě nebo partner zlobí, že útočí nebo že je podrážděný, tak je vhodné se zamyslet nad tím, co ho k tomu vede a popuzuje, aby naše reakce, chování a způsob komunikace mohly být co nejvíce efektivní, přesto však citlivé a přátelské. Nevycítíme-li například včas, že partner je unavený, hladový či nespokojený úplně z jiných důvodů, než jsme způsobili my, tak zareagujeme vztahovačně a podrážděně, tím přiložíme polínko do ohně a napětí se prohlubuje třeba až k bouřlivému střetu.

Málokdo ví, že my, lidé, jsme přirozeně naprogramováni obhájit naše jednání. Proto mezi lidmi doma i na ulici funguje velice často komunikace na principu bumerangu, což je „Jak se do lesa volá, tak se z lesa ozývá". Je to škoda, protože pokud jsou reakce negativní, nakonec nemá nikdo dobrý pocit. Mnohdy by pomohlo potlačit svou první reakci, pokusit se vcítit do druhého člověka a zareagovat laskavě a přátelsky. Někdy až žasneme, jak dokážeme během několika minut otočit situaci v přátelský a láskyplný rozhovor, ze kterého máme nakonec všichni dobrý pocit, cítíme se uvolnění a připravení čelit dalším nástrahám a zkouškám života.

Ve chvíli, kdy se budeme zabývat hledáním důkazů o vině druhého a jeho předěláváním v lepšího člověka, máme předem prohráno, protože druhého prostě předělat nelze. Veškeré naše úsilí vynaložené tímto směrem je většinou zbytečnou ztrátou energie, iluzí a času.

Naopak, podaří-li se nám najít rezervy v sobě a zaměříme-li se na hledání jiného způsobu komunikace s partnerem či s dítětem, který by mu umožnil komunikovat s námi jinak a lépe, tak máme vyhráno. Protože jediní, na kom můžeme pracovat a koho můžeme změnit, jsme my sami. A výsledky jsou k nezaplacení. To nejhorší, co se může stát, je, že komunikaci druhého sice nezměníme, ale sami porosteme, naučíme se trpělivosti a toleranci.

Člověk, který umí komunikovat, je citlivý, vnímavý a empatický. Včas vycítí napjaté rozpoložení druhého a umí zareagovat tak vhodně, vlídně a laskavě, že druhého zbytečně nevyprovokuje.

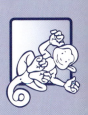

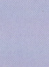
Při hledání vnitřního rozporu, zda je výše uvedené tvrzení pravdivé a zda máme vůbec chuť ustupovat a hledat řešení, zatímco partner nebo dítě klidně řekne zrovna to, co má na jazyku a tím nás provokuje, je velmi důležité si uvědomit, o co nám ve skutečnosti jde. Jestli se chceme hádat nebo vyhrát v přesvědčení, že ten druhý je vinen, protože začal, nebo nám jde skutečně o pěkné vztahy. Jestli nám jde opravdu o dobrou komunikaci a hezké vztahy, tak začněme pracovat především sami na sobě a nebude nám dělat problém ustoupit, i když je ten druhý třeba v nepohodě. Protože výsledek neovlivňuje pouze ten, který začal, ale i ten druhý, který tento způsob komunikace svými reakcemi podporuje, nebo naopak mu chce a umí čelit.

Zvyšovat úroveň komunikace s partnerem stojí za to již z toho důvodu, že máme vedle sebe dítě nebo děti, které se teprve na základě našeho vzoru učí komunikovat tím, že nás neustále sledují a imitují v našem počínání i reakcích. A zkušenosti ukazují, že jablko nikdy nepadá daleko od stromu. Ne nadarmo se říká: „Aká matka, taká Katka".

Pro zdárnou komunikaci všeobecně platí, že čím více smyslů, pozitivních emocí a energie je zapojeno, o to přirozeněji, raději a aktivněji člověk, partner a hlavně dítě spolupracuje, kvalitněji se zapojuje, vše si snadněji zapamatuje, v důsledku toho lépe prospívá a i vztah je hodnotnější. Každému dítěti i partnerovi nejvíce záleží na pozornosti, laskavosti, náklonnosti a jemu věnovaném čase především ze strany pravidelně pečující a nejbližší osoby (rodič, partner). Proto je nutné na první místo postavit nejdůležitější schopnost, která je v podstatě zodpovědná za porozumění a dobrou komunikaci. Tou je empatie, která je částečně vrozená a částečně získaná, nebo naopak podlomená z výchovného prostředí vlastních rodičů. Empatii se však dá naučit a pěstovat ji.

Empatie je upřímná snaha a schopnost člověka vcítit se do problému, nálady, pocitů a prožitků dítěte, partnera či jiného člověka, přitom se na tento problém dívat s pochopením a neodradit ho odsouzením. Mnohdy stačí si druhého pozorně vyslechnout, aniž bychom ho jakkoliv kritizovali nebo mu zasahovali do obsahu či způsobu sdělení. Někdy stačí malý projev porozumění, jako je „rozumím ti", „chápu tě", „dovedu si představit, jak ti je" atd.

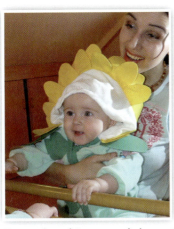
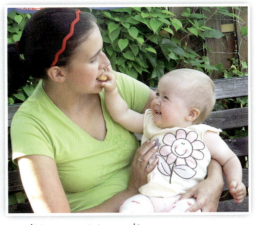

Empatický rodič zapojuje do komunikace s dítětem co nejvíce smyslů.

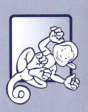
Empatické vnímání s sebou přináší porozumění, projev náklonnosti a otevření celé řady dalších komunikačních schopností, které vedou ke zvýšení důvěry, zdárné komunikaci, hezkým vztahům i účinné pomoci. Stojí za to v sobě empatii pěstovat, a to nejen ke svým nebližším.

Empatičtí rodiče se projevují klidem, trpělivostí, bezpodmínečnou láskou a laskavou péčí o druhého. Jeví se jako spokojenější a zdravější, jen tak je něco nerozhodí ani nepřekvapí. Nemají sklony odsoudit, ale pochopit potřeby druhého člověka a sladit je se svým chováním.

A nakonec empatický člověk si umí uvědomit i své vlastní chyby v komunikaci, vyhodnotí je, poté stejně jako jiným odpustí i sobě a příště to zkusí znovu, jinak a lépe.

Empatickému člověku nedělá problém dodržovat naprosto přirozeně zásady kvalitní komunikace, neboť ví, že jsou skutečně základním kamenem pro zdárné dorozumívání a pěkné mezilidské vztahy.

107

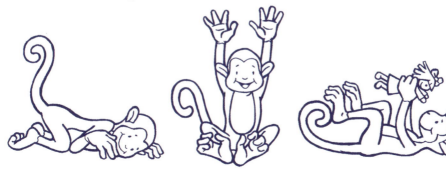

Naše empatie se odrazí v našem chování i rozhodnutí:

- kolik času jsme ochotni si na dítě udělat
- s jakou pozorností s dítětem komunikujeme
- s jakým klidem pracujeme s dítětem
- jakého jsme schopni sebeovládání ve chvílích nepohody
- jakým způsobem hodnotíme, povzbuzujeme
  či kritizujeme dítě
- jaký výsledek v chování a v reakcích dítěte očekáváme
- v kom a kde vidíme příčinu nedorozumění
- jak přehledně a srozumitelně se umíme vyjadřovat
- jaký umíme dát věcem řád a jak umíme být důslední
- jak jsme schopni sladit zájem dítěte s novou aktivitou
- jak umíme vyvolat zájem dítěte o nové poznatky
- jakým způsobem a jak rozsáhle dítěti vysvětlujeme vše,
  o co má zájem
- zda umíme klást dítěti takové otázky, které v něm probouzejí
  zájem s námi komunikovat a rozvíjet se
- zda se umíme vyladit na řečovou úroveň dítěte
- jak jsme trpěliví při komunikaci s dítětem
- jak umíme plánovat činnost či výlety
- jak umíme motivovat dítě k radostné spoluúčasti při hrách,
  činnostech a na výletech
- jak dalece umíme společně interpretovat své prožitky
- jakým umíme být vzorem pro dítě v různých situacích
- jak pravidelně a vhodně dítě vedeme a motivujeme k získání
  rutiny při dodržování společenských a hygienických návyků
- jak umíme pracovat s vlastními gesty v souladu s tím,
  co cítíme, a také jak umíme vnímat gesta dítěte
  a jejich původ
- jak umíme dítě vést v rámci respektování prostoru ty a já
- jak jsme ochotní a dostatečně trpěliví při pojmenovávání
  všech věcí a dějů kolem sebe
- jakým způsobem komentujeme věci a děje kolem nás,
  jaké jim dáváme „nálepky"

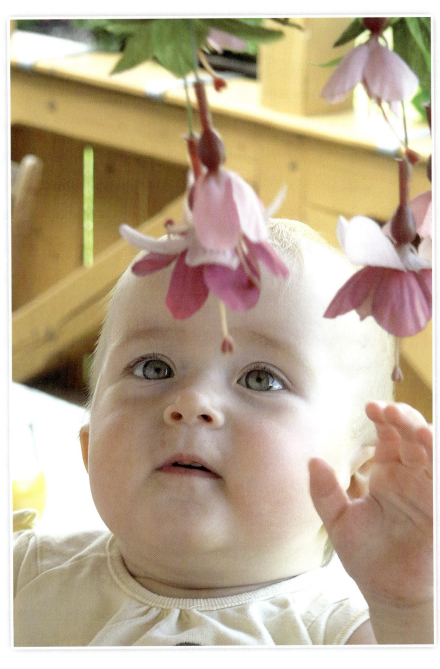

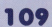
- jak důsledně nabízíme dítěti informace,
  které mu pomohou lépe pochopit příčiny a následky
- jak umíme dítě vést k využití fantazie
  a modelování různých činností podle vlastních představ
- v jakém rozsahu a jakým způsobem dítěti napovídáme
  nebo mu napomáháme ke zvládnutí jeho úkolů, atd.

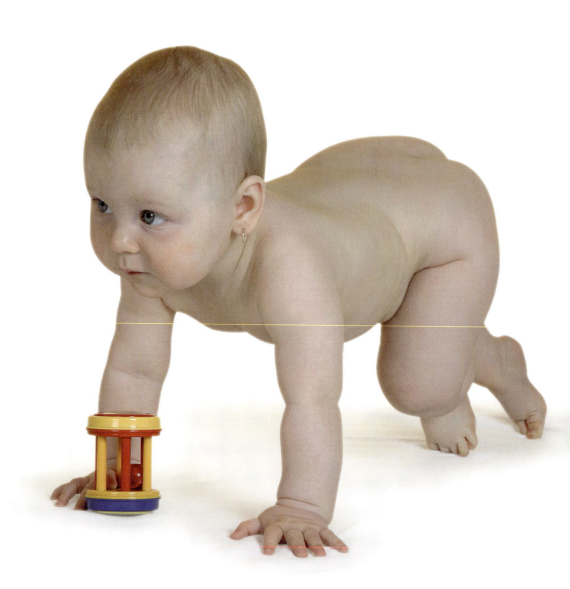

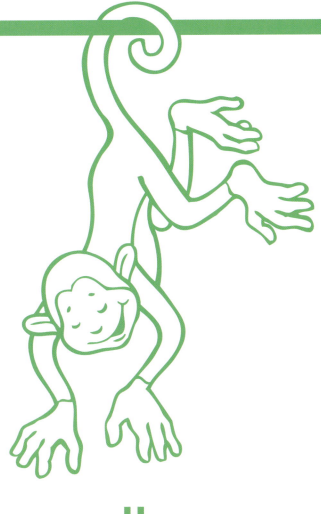

II.

Psychomotorický vývoj dítěte podle dovedností

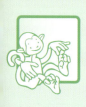

II. PSYCHOMOTORICKÝ VÝVOJ DÍTĚTE PODLE DOVEDNOSTÍ

Dovednosti v oblasti smyslů (především sluchu, zraku a hmatu), sociálního kontaktu, hrubé a jemné motoriky, pohybových souher a řeči rozvíjí dítě postupně a souběžně. Rozvoj jednotlivých dovedností se vzájemně podporuje. Zdokonalování jedné disciplíny podporuje kvalitnější zvládnutí další oblasti. Oslabení dítěte vlivem nemoci nebo zanedbávání rozvoje dítěte v některé oblasti může být příčinou pomalejšího vývoje dalších dovedností. Úroveň jejich zvládnutí se nakonec promítne v úrovni rozumového vývoje.

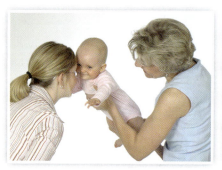
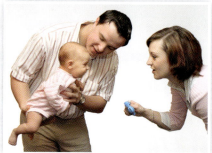

Při hrách s dítětem drženým v pozici „koníčka" posilujeme nejen interakci rodičů s dítětem, ale také sociální vývoj, řeč, zádové svaly, rozumový vývoj a orientaci v prostoru.

Je-li dítě zdravé, pak si s sebou z nitroděložního života přináší jistou výbavu. V první řadě to jsou vrozené reflexy, které mu umožňují přežít. Dále je vybaveno smysly, které postupně rozvíjí a které mu umožňují vnímat okolní svět a učit se novým věcem.

V nitroděložním životě byl nejvíce podněcován sluch (dítě slyšelo tlukot matčina srdce, práci střev, …), dále hmat a citlivost na doteky (celý povrch kůže se neustále dotýkal stěny dělohy) a sociální kontakt (vnímalo vše, co prožívala matka). Z toho také vyplývají potřeby dítěte bezprostředně po narození. Dítě potřebuje slyšet matčin hlas, dotýkat se jí a být co nejvíce v její blízkosti.

Pokud jsou jeho potřeby naplněny, pak je spokojené, uvolněné a připravené rozvíjet další smysly, jako je zrak, hmat, čich a chuť. Okolní vjemy v něm vyvolávají zvídavost, která je následně podněcuje k rozvoji dalších dovedností v oblasti hrubé motoriky. Zájem dosáhnout na něco, co je zaujalo, je stimuluje k rozvoji hrubé motoriky.

Učí se otočit hlavu, zvednout ruce a nohy nad podložku, otočit se na bříško, zvednout hlavičku, vzpřímit se, nakleknout, … a tím dosáhnout na vytoužený předmět. Jakmile ho zachytí, má možnost postupně rozvíjet jemnou motoriku.

Kvalitní a symetrická práce rukou umožňuje dítěti také rozvíjet správně řeč. Je to proto, že centrum pro řeč je umístěno v dominantní hemisféře mozku, tzn. že řeč je řízena ze stejné části mozku, odkud je řízena dominantní ruka. Kvalitní výslovnost zlepšuje schopnost komunikovat a dorozumívat se.

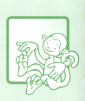

Dobrá komunikace podněcuje touhu dítěte poznávat a učit se. Schopnost učit se pak ovlivňuje kvalitu jeho rozumového a sociálního vývoje.

Uvedeme si, ve kterých oblastech a jakým způsobem bychom měli děti rozvíjet, v jaké posloupnosti jsou schopny danou disciplínu zdokonalovat, jaké úrovně dovednosti jsou schopny dosáhnout v jednotlivých měsících prvního roku života, jakou technikou a v jaké kvalitě.

Ukážeme si, jak lze rozvoj jednotlivých dovedností přiměřeně podpořit. Cílem je nabídnout dětem k rozvoji kvalitní podmínky, podnětné prostředí, citlivou, ale smysluplnou motivaci k aktivnímu pohybu a pouze lehkou dopomoc. Ve vývoji je nesmíme přetěžovat, ale ani omezovat.

Věk dítěte, ve kterém uvádíme dosažený stupeň dovednosti, je pouze orientační průměr a platí jen pro děti narozené v termínu a po termínu. Děti narozené například tři týdny před stanoveným termínem porodu hodnotíme jako o tři týdny mladší.

Není důležité, kdy přesně dítě určitou dovednost v dané oblasti zvládne. Důležitá je však **posloupnost** při rozvíjení jednotlivých dovedností a **způsob** jejich provedení **správným stereotypem**. Zcela obvyklé jsou jak mírné odchylky v termínu dosažení dovedností, tak i nerovnoměrné dozrávání dítěte v jednotlivých oblastech.

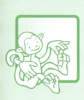
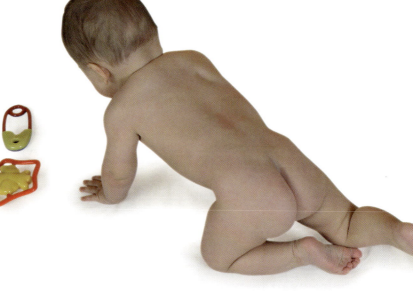

Dítě ve věku kolem 7. měsíce věku, které neumí sedět, ale má zvládnuté 2. vzpřímení, umí se obracet ze zad na bříško a zpět, pivotovat a naklekávat, hodnotíme psychomotoricky podstatně vyspělejší než …

114

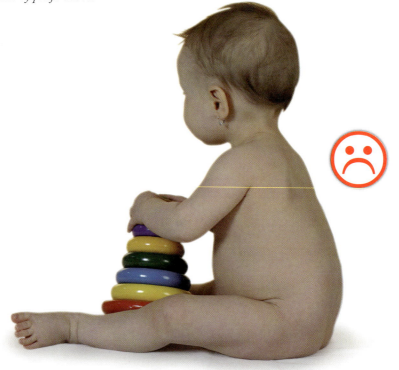

… dítě stejně staré, které se neumí přetáčet, pivotovat ani naklekávat, ale má zvládnutou rádoby vyšší dovednost – umí sedět, ovšem jedině s nedokonale vzpřímenou páteří a pouze tehdy, když se přitáhne do sedu nebo je posazeno.

Všímáme si posloupnosti při učení dílčích dovedností v jednotlivých měsících a disciplínách i techniky (způsobu), jakou tyto dovednosti dítě zvládá. Je zcela pochopitelné, že dítě je živé a nebude se projevovat stále podle očekávání. S proměnlivou úrovní je uvidíme při prvních pokusech o novou dovednost a s jinou při jejím zvládnutí, jinou v době, kdy je spokojené, kdy si něco žádá, a jinou, když je nespokojené či ve stresu. Pozor však na skutečnost, že i nálada, která u dítěte převládá, může být jistým projevem (někdy i varovným signálem) stavu centrální nervové soustavy.

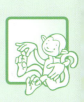
Rozvoj sluchu

Ani v době těhotenství, kdy je dítě v děloze obklopeno obalem obsahujícím plodovou vodu, není zcela izolováno od vnějšího světa. Do nitra dělohy pronikají rozličné zvuky, které plod vnímá již od pátého měsíce a jež ho mohou uklidňovat i dráždit. Sledováním plodu pomocí speciálních přístrojů je dokázáno, že na silnější hluk reaguje zrychlením tepu, někdy dokonce třesem.

V nitru těla matky dítě slyší šum proudící krve, rušné děje v žaludku i ve střevech a také hlas matky, který rezonuje celým tělem. Matčin hlas a rytmický tlukot jejího srdce stimulují počátky paměti a rytmus. Pravidelné nabízení jemného rytmického kolébání, hlazení bříška či zpívání dítěti před narozením, ale také ihned po jeho narození má až neuvěřitelně příznivý vliv na dobré prospívání každého dítěte. Těhotná žena časem pozoruje, že plod reaguje na vnější dění a vysvětluje si to jako počátek jeho duševních pochodů.

115

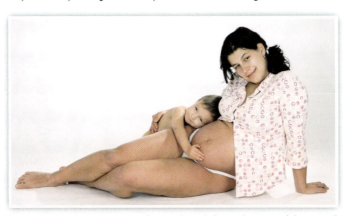

Je-li v rodině již starší sourozenec, pak je velmi důležité ho pravidelně vést k citlivému a láskyplnému vztahu i komunikaci s očekávaným nebo již narozeným sourozencem.

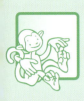

Vzhledem k tomu, že dítě vnímá zvuky i zvenčí, doporučuje se především tatínkům a sourozencům, aby si také s ještě nenarozeným miminkem pravidelně povídali, popřípadě mu hráli na hudební nástroj (housle, flétnu, trubku, klavír, kytaru, harmoniku a další). Dítě se postupně učí rozlišovat některé opakující se zvukové podněty a občas také postřehne rozdíl mezi hlasem matky, otce nebo sourozence.

Dítě po narození pak uklidňuje klidný matčin hlas. Proto vřele doporučujeme si s dítětem povídat, třeba už jen tím, že mu budeme komentovat, co děláme, kam půjdeme, kdo přišel atd. Nejen, že to dítě uklidňuje, ale také maminka si zvyká na intenzivní komunikaci s dítětem.

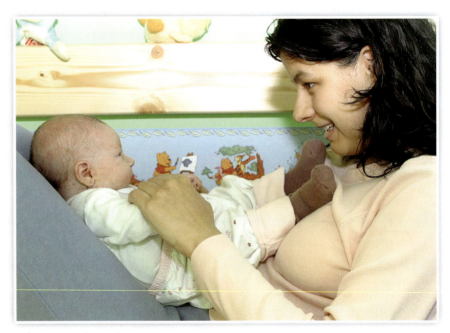

S dítětem si stále povídáme.

Prodělá-li matka některá infekční onemocnění (např. zarděnky) v době, kdy se utváří sluchové ústrojí plodu (od 8. týdne do cca 3. měsíce vývoje plodu), hrozí dítěti nebezpečí deformací a poškození sluchu.

Porucha sluchu bývá častá především u nedonošených dětí. Může být také spojena s nitroděložní infekcí nebo vrozenou vadou způsobenou dědičností, třebaže ta se u rodičů neprojevila. Nedonošené děti jsou vedeny a sledovány v perinatologických centrech, kde se vyšetřuje sluch speciálním přístrojem. I zde platí pravidlo, že čím dříve se přijde na poruchu sluchu, tím úspěšněji lze s dítětem pracovat na jeho celkovém rozvoji v souladu s jeho reálnými možnostmi psychomotorického vývoje. Sluch lze vyšetřit již u dítěte několik dní starého. Vyšetření se provádí především u rizikových novorozenců.

Ucho a sluch dítěte po narození je podstatně vyvinutější a natrénovanější již z nitroděložního života než oko a zrak. Z toho vyplývá, že novorozenec se dokáže pomocí dobrého sluchu zorientovat v prostoru, podněcovat k vlastní aktivitě a komunikovat s rodičem lépe než prostřednictvím zraku. Je proto zcela pochopitelné, že vada sluchu je výraznější handicap pro všestranný vývoj dítěte v nejranějším věku než vada zraku. Přesto poškození kterékoliv z obou funkcí může znamenat pro dítě velké omezení a retardaci (opoždění) ve vývoji.

Zda slyší dítě dobře, můžeme pozorovat při každodenní péči, kontaktu i hrách anebo si jeho sluch občas otestujeme.

Sluch u novorozence

Dříve se u novorozence testoval sluch zkouškou, kterou odborníci nazývají akustikofaciální reflex (v současné době je téměř nahrazena modernějšími metodami). Tuto zkoušku provádí odborník tak, že stojí nad dítětem a zaujme jeho pozornost na svou tvář. Současně si připraví ruce stranou, tak cca 60 cm vedle jednoho ucha dítěte, a tleskne. Dítě na zkoušku reaguje tím, že mrkne, zpozorní a utlumí hybnost. Zkouška se provádí z obou stran.

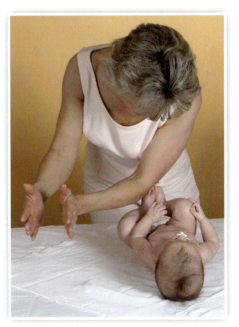

Zkouška akustikofaciálního reflexu.

Stejnou reakci můžeme očekávat, když dítě např. leží na stole a my se k němu nepozorovaně přiblížíme ze strany v úrovni jeho ucha a tiše je oslovíme.

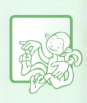

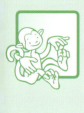

Uklidňování dítěte prostřednictvím známého matčina hlasu, doteku a vůně má nezastupitelné místo pro celou nervovou soustavu v souladu s jeho přirozenými psychickými potřebami.

Z hlediska dalšího rozvoje sluchu vřele doporučujeme dítě pravidelně chovat a rytmicky kolébat v náručí, něžně mu zpívat jednoduché melodické a rytmické písničky, které již zná z nitroděložního života, popřípadě mu hrát na hudební nástroj.

Sluch ve 2. měsíci

Slyší-li dítě ve 2. měsíci věku dobře, pak nelibě reaguje na hlasitý, nepříjemný nebo vysoký zvuk a ztiší se na příjemný tón hlasu známé osoby, především matky.

Nejen z hlediska rozvoje sluchu, ale také z důvodu rozumového a sociálního vývoje či rozvoje řeči doporučujeme se nad dítě pravidelně naklánět a povídat si s ním.

Nejlépe je, když dítě zachytíme do polohy určené k sociálnímu kontaktu, jako je „koťátko", „klubíčko" či „mušlička", nebo je uchopíme za celá předloktí. V této poloze plné pocitu jistoty, bezpečí a tepla se dítě lépe uvolní, snadněji zaměří pozornost na naši tvář, a tak si s ním můžeme povídat nebo mu zpívat jednoduché a rytmické melodie či písničky. Mluvíme polohlasem, pomalu, zřetelně, v krátkých větách a laskavým tónem. Zpíváme pomalu, jemně, ale jasně, s použitím jednoduchých slov písničky nebo slabik *„la la la, la la la, la la la la lááá la"*.

Pozor, z logopedického hlediska je nutné při vyslovování slabiky „la" mít otevřená ústa, nehoupat bradou a nevystřelovat jazykem z úst za rovinu zubů. Dítěti umožňujeme sledovat, jak kmitá jazyk v ústech za zuby. Tím slyší správný zvuk hlásek i melodii a současně odezírá techniku správné výslovnosti jednotlivých hlásek.

Vzhledem k tomu, že v tomto období již dítě lépe vidí, má tento druh pravidelné komunikace nezastupitelné místo pro rozumový vývoj a rozvoj řeči.

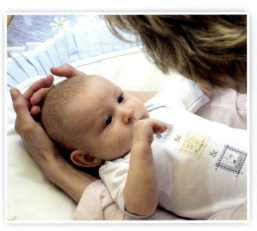
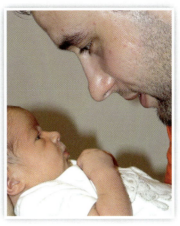
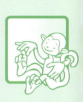

Uslyší-li osmitýdenní dítě hlas rodiče, reaguje celkovým ztišením a pozorně sleduje jeho mluvidla i tvář.

Sluch ve 3. měsíci

Dítě mladší tří měsíců většinou spí klidně i při běžném, ovšem alespoň trošku ohleduplném chodu domácnosti ve své bezprostřední blízkosti. Dobře slyšící tříměsíční dítě začíná být v době spánku na hluk citlivé. Vyruší-li je nějaký hlasitější zvuk ze spánku a probudí-li se nedospané, pak je neklidné a pláče.

Z tohoto důvodu je lépe nabízet dítěti k odpočinku a ke spánku v průběhu dne i v noci stále stejnou postýlku v určené, vyvětrané a lehce zatemněné místnosti za zavřenými dveřmi, aby k němu zvuky způsobené běžným, přesto však ohleduplným chodem domácnosti doléhaly tlumeně.

119

Je velkou chybou ukládat dítě ke spánku v běžném ruchu domácnosti s vidinou, že si alespoň zvykne na hluk a později nebude tolik přecitlivělé. Každé unavené dítě a nakonec i dospělý člověk je schopen usnout třeba i v rušném prostředí. Toto prostředí mu však nabídne odpočinek pouze na nezbytně dlouhou chvíli té největší únavy. Poté je dítě hlukem probuzeno, a tím vyrušeno ze spánku, který by jinak trval podstatně déle, dle skutečné potřeby pro nabytí dostatečného množství energie. A tak se dítě pohybuje stále na hranici svých energetických možností. Nezapojuje se aktivně do nových činností, nebo je naopak vyloženě hyperaktivní a nesoustředěné. Může se jevit také unavené a plačtivé.

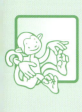
Rovněž s ohledem na vzorovou výchovu dítěte k nějaké budoucí ohleduplnosti vůči nám rodičům i ostatním lidem je vhodné nabídnout dítěti ke spánku skutečně klidné a ohleduplné prostředí a také je vést k vytváření podobných podmínek při usínání a spánku sourozence nebo rodiče.

Dobře slyšící dítě naslouchá zvukům ve své bezprostřední blízkosti. Při pravidelném opakování vlastních pohybů, které vyvolávají nějaký zvuk, si brzy uvědomí příčinu tohoto zvuku a poté je schopno se postupně stále aktivněji zapojovat do akce, která zvuk vyvolává.

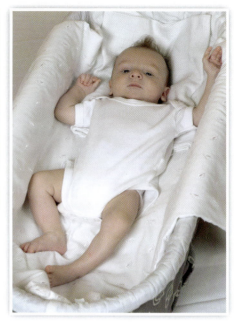

Pokud chceme, aby si dítě kvalitně odpočinulo, pak je nejlépe je ukládat do místnosti, kam doléhají jen tlumené zvuky běžného chodu domácnosti.

Upevníme-li zdravému dítěti s dobrým sluchem v bdělém stavu na zápěstí obou rukou chrastící hračku, která vydává zvuky při jakémkoliv pohybu, velmi brzy přijde na to, že když se pohne, tak vyvolá zvuk. Na základě této opakovaně náhodné zkušenosti si začíná postupně uvědomovat příčiny a následky a snaží se stále aktivněji o vyvolání zvuku vlastním pohybem. Chrastící náramek dáváme dítěti pouze na chvíli, a to nejdříve na zápěstí rukou a později na kotníky nohou.

Pozor na přetížení dítěte. Jako všechny, tak i tato stimulace musí být přiměřená. Chrastítka dítěti nejdříve ukážeme a teprve poté se slovním doprovodem upevníme na končetiny. Je-li s chrastítky aktivní, chválíme je a projevujeme radost. Když je sundáváme, vysvětlíme dítěti, že stačí. Dítě necháváme pravidelně odpočívat a relaxovat, aby mělo možnost zpracovat nabyté zkušenosti a informace.

V tomto věku je také již vhodné pokládat děti pod kolotoč nebo hrazdičku se zavěšenými hračkami. Hračky musí být zavěšené v prostoru nad hrudníčkem a v takové výšce, aby byly na dosah

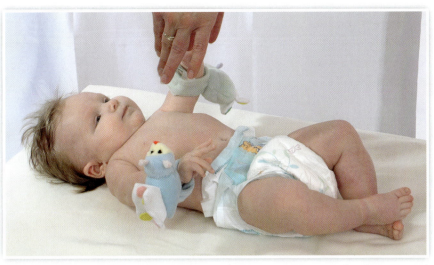

Dobrý sluch je pro dítě velkým pomocníkem v jeho orientaci v prostoru, ale také při různých hrách s chrastítky.

přirozeně se pohybujících rukou. Na základě zrakové motivace se dítě pohybuje v rámci přirozeného rozsahu, a tak dochází k občasným úderům, a tím rozpohybování a rozezvučení hraček. Tento jev je motivuje nejen k přemýšlení nad příčinou a následkem, ale také k dalším pokusům o rozpohybování a rozezvučení hraček. Vzdálenost zavěšených hraček od očí dítěte by měla být asi 30 cm, aby neprovokovaly sbíhavé šilhání.

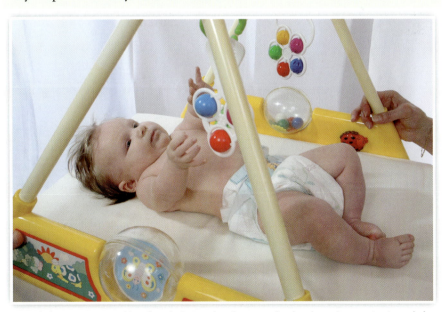

Hrazdička, umístěná nad hrudníček dítěte, s hračkami na dosah rukou při spontánním pohybu, stimuluje dítě ke sledování hraček a později k aktivitě.

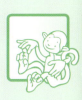

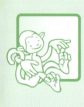
Sluch ve 4. měsíci

Vzhledem k rozvinutým schopnostem dítěte z hlediska hrubé motoriky i orientačních dovedností se možnosti dítěte opět posunuly. Zaslechne-li dítě vedle sebe nějaký zvuk, tak nejenže zpozorní, ale také pootočí hlavičku tím směrem, odkud zvuk přichází. Proto je také možno provést u dítěte po třetím měsíci sluchovou zkoušku.

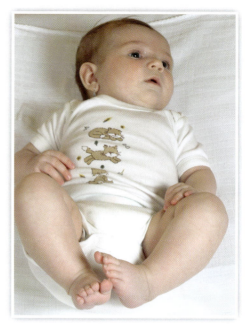

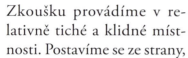

Dítě ve čtvrtém měsíci věku se aktivně otočí za zvukem, který přichází ze vzdálenosti 2–3 m.

Zkoušku provádíme v relativně tiché a klidné místnosti. Postavíme se ze strany, ale mimo zorné pole spokojeného bdícího dítěte, ve vzdálenosti cca 2–3 metry. Vyvoláme nějaký ne příliš ostrý zvuk – hračkou, zaklepeme, pokrčíme papír nebo sáček, zacinkáme klíči a podobně. Dobře slyšící dítě zareaguje zpozorněním a otočením hlavičky. Zkoušku provádíme z obou stran. V případě, že dítě opakovaně nereaguje, můžeme mít podezření na sluchovou vadu, kterou definitivně může potvrdit pouze vyšetření foniatra.

Vždy po ranním procitnutí nebo po vstupu do místnosti, kde si dítě hraje, doporučujeme ze strany cca 2–3 m od dítěte zašeptat jeho jméno a čekat na reakci. Jméno vyslovujeme v různých tvarech (Hani, Hanko, Haničko, Hanulko, Hanýsku, …). Upřednostňujeme oslovování dítěte jeho jménem, ať si na ně zvykne a naučí se na něj reagovat. Jedině tak má možnost k němu získat kladný vztah. Pokud nereaguje, tak zašeptáme trošku hlasitěji. Vždy chvíli počkáme na reakci. Poté navážeme zrakový kontakt, usmějeme se a pozdravíme je. Teprve pak k němu přistoupíme a pokračujeme v komunikaci. Dítě takto stimulujeme střídavě z obou stran.

Touto hrou se rozvíjí nejen sluch a pozornost dítěte, ale také jeho komunikační schopnosti, vztah k vlastnímu jménu, citová vazba s rodičem a sociální zrání. Dítě tak motivujeme otáčet hlavičku do stran, čímž procvičuje svaly krku a šíje, které potřebuje posílit ke kvalitnímu vzpřímení.

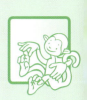

Sluch v 5. měsíci

Orientační dovednosti dítěte mu umožňují doslova hledat zdroj zvuku, kterým ho stimulujeme k aktivnímu projevu. Jeden z rodičů drží dítě v náručí a sleduje reakci dítěte na zvuk hlasu druhého rodiče, který stojí stranou a oslovuje je jménem. Hra se zvuky a podněcování dítěte k aktivnímu hledání zdroje sluchem, zrakem, pohybem i rukama se stává v tomto období zajímavým a radostným zaměstnáním.

Sluch v 8. měsíci

Během osmého měsíce života je dokončeno zrání nervu spojujícího ucho s mozkem, který mu umožňuje zjistit, odkud určitý zvuk přichází. Dítě již hledá zdroj zvuku (i oslovení) ze vzdálenosti 4–5 metrů. Od této chvíle je dítě daleko kvalitněji schopno srovnávat naše zvuky se svými, což mu umožňuje lépe vnímat mluvené slovo, intonaci i kvalitu výslovnosti jednotlivých hlásek. Díky této skutečnosti dochází k zásadnímu zvratu v rozvoji řeči.

Také v tomto měsíci provádí dětský lékař důležitou sluchovou zkoušku, jejíž úspěšnost je závislá na volbě vhodného klidného prostředí, správného zvukového podnětu i vhodné chvíle, kdy je dítě spokojené. Dítě, držené v náručí nebo sedící v šikmém sedu zády k vyšetřujícímu, by mělo slyšet zvuk sklouznutí kovové lžičky po okraji porcelánového hrnku ze vzdálenosti 4–5 metrů. Do věku kolem tří let vyšetřujeme sluch na obou uších současně. V předškolním věku lze vyšetřit každé ucho zvlášť, a tím odhalit přítomnost jednostranné vady sluchu. Tato vada však naštěstí neblokuje rozvoj řeči.

Pokud dítě dobře slyší, najde zdroj zvuku zcela spolehlivě. Můžeme si to vyzkoušet také sami, doma, ve chvíli, kdy dítě leží, sedí nebo klečí na zemi, soustředěně si hraje s hračkou v klidném prostředí. Vezmeme si porcelánový hrníček a do něj vložíme kovovou lžičku. Tiše se postavíme cca 4–5 metrů od dítěte, hrníček nakloníme tak, aby se lžička svezla po jeho okraji. Tento zvuk vyvolá u zdravě slyšícího dítěte zájem.

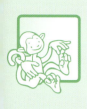

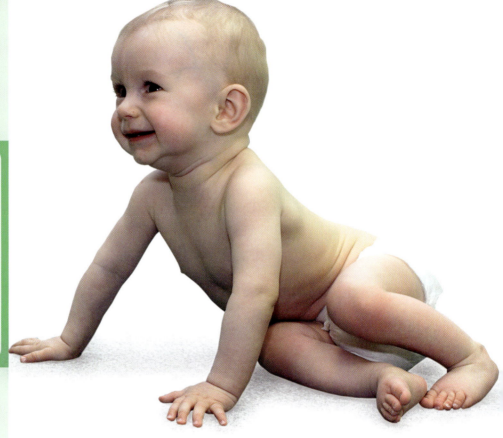

Dobře slyšící dítě zaslechne z cca 4,5 m zvuk lžičky, která se svezla po okraji porcelánového hrníčku.

124

Rozvoj sluchu u zdravého dítěte podpoříme tím, že dítěti vytvoříme klidné prostředí, bez vysokých a pisklavých tónů, bez šišlání, bez hlasité hudby či televize, bez křiku a bouchání. Budeme na ně mluvit klidně, srozumitelně, můžeme občas šeptat, zpívat mu nebo pouštět jednoduché dětské písničky. Velký vliv na rozvoj sluchu má rytmus, který můžeme podpořit rytmickým zpěvem s doprovodným kolébáním v náručí či tanečkem v rytmu písničky. Při veškerých hrách a komunikaci s dítětem se snažíme současně o vzájemný zrakový kontakt.

Z hlediska postupného vývoje sluchu očekáváme u zdravého a dobře prospívajícího dítěte dosažení důležitých dovedností v této kvalitě a posloupnosti (termíny dosažení jednotlivých dovedností jsou pouze orientační):

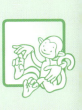

Novorozenec

- reaguje mrknutím na tlesknutí vedle ucha
  (akustikofaciální reflex)
- reaguje na hlas matky
  (dítě zpozorní a utlumí hybnost)

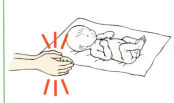

2. měsíc

- úleková reakce na hlasitý zvuk
- zklidnění hybnosti jako reakce
  na příjemný hlas matky

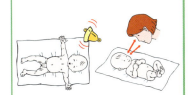

3. měsíc

- hlasité zvuky ruší dítě ze spánku
- reaguje na chrastítka
  připevněná na zápěstí
- reaguje na zvuk hraček na hrazdičce

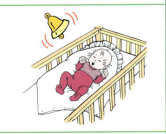

4. měsíc

- otáčí se za zvukem
- zkouška sluchu 2–3 metry vedle dítěte

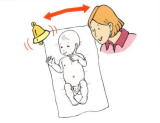

5. měsíc

- dítě hledá zdroj zvuku

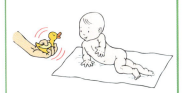

8. měsíc

- dokončeno zrání nervu spojující
  ucho s mozkem
- sluchová zkouška – dítě slyší posun lžičky
  na okraji hrnku 4–5 metrů za svými zády

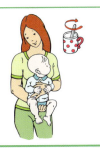

125

Sociální a citový vývoj

Sociální vývoj můžeme chápat jako postupnou schopnost dítěte začlenit se sebevědomě, ale citlivě do společenství lidí a komunikovat s nimi dle obecně přijatých norem a pravidel společnosti, ve které žije. V sociálním a citovém vývoji člověka sehrávají největší roli rodiče. Kolektivní zařízení ji pouze doplňuje.

Cílem výchovy rodičů v oblasti sociálního a citového vývoje dítěte je, aby se dítě postupně zorientovalo v rodinných a společenských vazbách, rolích a zákonech, pochopilo, naučilo se a používalo návyky společenského chování a rozvíjelo, zkvalitňovalo a nakonec zafixovalo sociální vazby k dospělým i dětem. Velmi důležité je, aby se na základě vzoru rodičů naučilo rozvíjet a upevňovat kladné city. Negativní city se teprve musí naučit definovat, vyhodnotit, ovládnout, zpracovat a přetransformovat nebo vygenerovat. Díky těmto dovednostem se bude schopno postupně naučit řešit konflikty vnitřní i mezilidské.

Sociální vývoj u nejmenších dětí se týká především schopností přijmout denní režim a zvyky rodiny, zvládnout spolupráci a postupné osamostatňování v sebeobslužných činnostech. Cílem je, aby si dítě co nejdříve uvědomilo příčinu a následek reakcí členů rodiny a později ostatních lidí, zjistilo, jak ostatní lidé působí na něj, a naučilo se pokud možno pozitivně působit na lidi ze svého okolí.

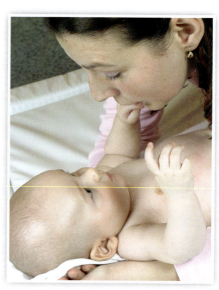

Pravidelný sociální, taktilní, zrakový, sluchový i verbální kontakt rodičů nabídne dítěti nejen uspokojení jeho potřeb, ale také lepší orientaci ve společnosti.

Sociální a citový vývoj také úzce souvisí s rozvojem řeči, rozumovým vývojem, empatií (schopností vcítit se) a schopností vyrovnat se s emocemi. Na základě všech těchto dovedností dítě získává pro život důležitou sebedůvěru. Je pochopitelné, že děti narozené s mentálním postižením nebo nižším IQ se nebudou rozvíjet zcela ideálně. Přesto však při kvalitní výchově a láskyplné péči jsou schopny dělat velké pokroky.

Nejdříve se u dítěte vyvíjí **sebepojetí**, které se začíná formovat již od samotného početí na základě předpokladu, že je očekáváno s láskou. Rozvoj sebepojetí však pokračuje i po jeho narození podle způsobu přijetí a postoje matky i nejbližších členů rodiny k dítěti. Opravdu velkou roli hraje skutečnost, zda je v rodině vítáno a zahrnuto bezpodmínečnou láskou, motivováno k vývoji a pozitivně hodnoceno. Na vývoji optimálního sebepojetí dítěte se velmi významným způsobem podílí výchova s pravidelným režimem a rituály i povzbudivý a optimistický přístup rodičů.

Je-li dítě vedeno s láskou a důvěrou, pak o sobě může získat dobré **mínění**. Jeho vlastní kladné **sebehodnocení** je nebude v budoucnu blokovat v pozitivní **seberegulaci** směřující k hledání té nejlepší cesty, jak stanovený cíl dobře zvládnout.

Tato schopnost dítěti umožňuje následnou **seberealizaci**. Všechny tyto kroky jsou důležitým základem k vybudování zdravé **sebedůvěry**, podporující jeho sociální vývoj i začlenění do společnosti po celý život.

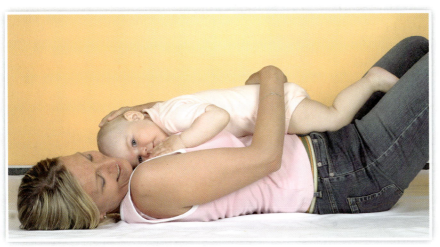

Rodičům i dětem velmi prospívají společné chvíle relaxace, při které si mají čas i prostor projevit vzájemnou a bezpodmínečnou lásku a porozumění.

Jako všechny dovednosti, tak i sociální vývoj dítěte postupuje od jednodušší schopnosti prvního úsměvu k nejsložitějším dovednostem navázat kontakt s lidmi i okolím a začlenit se do společnosti.

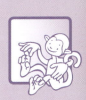

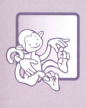

Nejdříve dítě pozorně sleduje a vnímá vše kolem sebe. Tiše a bez výraznějšího projevu vnímá klima, vstřebává atmosféru, pozoruje postoje, způsob komunikace s ním i ostatních členů rodiny mezi sebou navzájem.

Všechny tyto vjemy a informace pečlivě zaznamenává. Ukládá opravdu všechno, co vnímá, vidí a slyší. Teprve později se projeví, jak kvalitní materiál mu byl jako vzor ke vnímání nabízen. A projeví se skutečně vše. Jak v jeho celkovém prospívání a zdravotním stavu, tak i v kvalitě řeči a celkovém způsobu komunikace s nejbližšími členy rodiny.

Díky kvalitní péči i pravidelnému režimu a rituálům se dítě již v prvním roce svého života dokáže začlenit do partnerského vztahu s pečující osobou.

Po prvním roce je připraveno přijmout pravidla většího společenství a začlenit se do režimu celé rodiny. V této době naopak nutně potřebuje pevné vedení při výchově od táty i dalších členů rodiny. Jejich vzorovým chováním by si mělo potvrdit shodu s nejčastěji pečující osobou v postojích k pravidlům. Přestože vnímá přítomnost vrstevníků pozitivně, tak ji kladně přijímá prozatím jedině spolu s matkou, případně s dalším nejbližším členem rodiny. Nejdříve má potřebu vše pozorovat z jejich náruče, později stačí, když je má vedle sebe, a následně, má-li je alespoň na dohled. Je to pro ně stále nezbytný hmatatelný nebo viditelný bod jistoty.

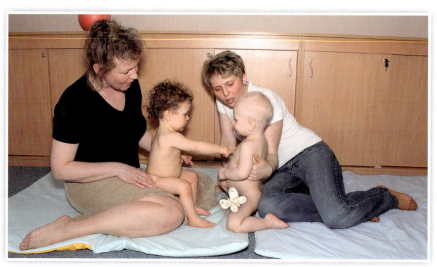

Společenská setkání dětí v doprovodu rodiče, který ho vede vlastním vzorem i dopomocí reagovat na nejrůznější situace, jsou pro děti nenahraditelným přínosem pro celý život.

Od tří let je již schopno spolupracovat při hře s vrstevníky. Přesto však teprve v průběhu čtvrtého roku je psychicky zcela připraveno opustit matku na delší čas za předpokladu příslibu, že si pro ně přijde. Každé opoždění matky proti dohodě je pro ně velkou frustrací a zklamáním.

Je velmi důležité vědět, že matka i dítě do jednoho roku jsou geneticky naprogramováni být spolu. Malé dítě bytostně potřebuje tuto nejbližší osobu, z níž vzešlo, k za-

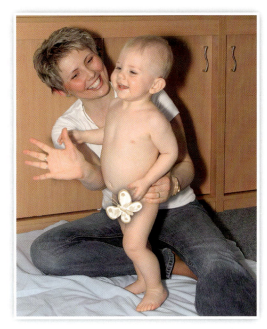

Postupné osamostatňování ve zdárné komunikaci se světem lidí i věcí startuje nejlépe z laskavé a vnímavé náruče rodičů.

jištění péče pokračující v uspokojování základních biologických i psychických potřeb, jak tomu bylo v nitroděložním životě. Komu jinému by také mohlo více důvěřovat?

Stávají se situace, že matka z nějakého důvodu nemůže nebo není schopna se o dítě postarat a prvořadou zodpovědnost za péči o dítě na sebe musí převzít tatínek, babička nebo jiná vhodná osoba. Není pochyb, že jsou schopni nabídnout mnohdy možná ještě kvalitnější péči než některá vlastní maminka. O dítě se dokážou postarat zodpovědně a s láskou. Přesto, je-li to jenom trošku možné a v souladu s etickými normami společnosti, pak je pro dítě i matku z biologického hlediska lépe, když zůstanou spolu. Dokonce i každá zdravá matka cítí potřebu být dítěti nablízku.

Vždyť jsme to zrovna my, rodiče, kteří můžeme vést dítě při každodenní péči k přijatým rodinným, sociálním, hygienickým, režimovým, stolovacím, systémovým i komunikačním návykům. Sladění rodičů s dítětem vede i do budoucna k lepšímu porozumění a upevnění citové vazby a tím k minimalizování názorových střetů mezi nimi. Pokud to nebudeme my, rodiče, pak ani ta nejšikovnější chůva nebude mít lepší možnosti, více lásky, trpělivosti, porozu-

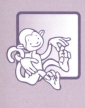
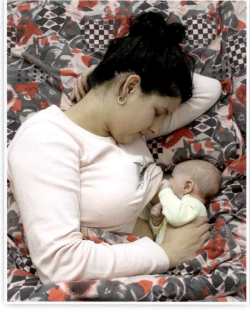

Každé dítě má nejlepší šanci kvalitně se rozvíjet především z laskavé náruče milujících rodičů.

mění a osobního zájmu vychovat naše dítě tak, aby v konečném důsledku zapadalo do zvyklostí a představ naší rodiny.

Z toho také vyplývá, že v oblasti sociálního chování a v citovém vývoji se děti vyvíjejí naprosto individuálně. Vše záleží na tom, v jakém prostředí vyrůstají a jakým podnětům jsou pravidelně vystavovány. Není nic neobvyklého, když v dovednostech mezi dětmi jsou rozdíly. Každé dítě většinou umí to, co rodina považuje za důležité a čemu se s dítětem věnuje. Zrovna v této oblasti se nejvíce potvrdí přísloví *„Aká matka, taká Katka"* nebo také *„Žádné jablko nepadá daleko od stromu"*. Ve výsledku se vždy projeví vzorové chování a povaha pečující osoby, nejčastěji maminky a nejbližších členů rodiny.

Sociální vývoj u zdravého dítěte podpoříme tím, že dítěti vytvoříme nejdříve stabilní denní režim s uspokojováním jeho potřeb a nabídneme vzorové podmínky, komunikaci i mezilidské vztahy v nejbližší rodině. Poté je postupně seznamujeme s dalšími lidmi, činnostmi i prostředím.

Nedržíme je příliš dlouho pouze v domácím prostředí a komunitě své rodiny. Dítě potřebuje nejdříve vše poznat v náručí svého rodiče (do cca 9. měsíce věku), poté společně vedle sebe (9–36 měsíců), současně s jeho povzbuzením a lehkou oporou či dopomocí (12–36 měsíců), poté krátce samostatně (od 12. měsíce) a postupně stále samostatněji s plnou zodpovědností za své chování (18 let).

Zda se nám dítě vyvíjí z hlediska sociálních kontaktů dobře, můžeme pozorovat při každodenní péči, kontaktu i hrách v jednotlivých měsících.

Sociální vývoj u novorozence

K prvnímu navázání sociálního kontaktu dítěte s matkou dochází přiložením dítěte k prsu bezprostředně po porodu a dále při péči o dítě díky smysluplného systému rooming-in (dítě v pokoji s matkou) v porodnici. Úspěšnému navázání sociálního kontaktu dítěte s matkou napomáhá výrazné protosociální, geneticky naprogramované chování dítěte, které se snaží již pár hodin po porodu navázat kontakt z očí do očí doširoka otevřenýma očima, plazit se po těle matky a hledat její prs. Pro matku je velmi povzbuzující výrazná pozitivní reakce dítěte na její vyšší hlas nebo grimasa jakéhosi nevědomého úsměvu, i když není nikomu adresována.

Rozvoji tohoto chování a dalšímu podněcování postupného rozvíjení sociálních vazeb a citů napomáhá schopnost matky zesynchronizovat (sladit) poskytovanou péči s potřebami dítěte, které z velké části vycházejí z podmínek, které dítě mělo v nitroděložním životě.

Proto je velmi důležité, aby se maminka naučila nejdříve souznít při kontaktu s dítětem. Nejlépe je, když dítě chvíli v klidu pozoruje, poté se nad něj skloní a zaujme pohodlnou pozici, při které může probudit zájem dítěte a navázat zrakový kontakt. Poté se na dítě usměje, pozdraví je vlídným hlasem, popřípadě pohladí. Teprve pak mu nabídne potřebnou péči nebo hru.

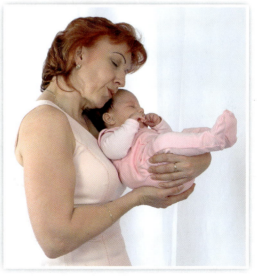

Vlídný hlas nebo popěvky v rytmu pohybu a v něžné náruči matky, v úchopu „vyvýšeného klubíčka", nabízí dítěti uklidnění, pocit jistoty a bezpečí.

Nedávno mě vyhledala jedna maminka, která se cítila vyčerpaná, a také zjevně byla, ze svého neustále uplakaného dvouměsíčního chlapečka. Měla dojem, že už ani neví, co syn chce a potřebuje. Dítě stále plakalo, málo spalo, často ho bolelo bříško a při kojení bylo nervózní. Maminka si to vysvětlovala nekvalitním mlékem, a tak chtěla začít dítě dokrmovat

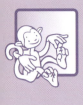

umělou výživou. Také na dítěti bylo patrné, že se necítí dobře. V náručí matky, drženo v nestabilní vodorovné poloze na předloktí s jednou rukou za tělem maminky a nedostatečně podloženou hlavičkou, se zmítalo a plakalo.

Maminku jsem usadila a chlapečka schoulila do své náruče, do pozice „vyvýšeného klubíčka". Při klidném rozhovoru s maminkou jsem stála na jedné noze a druhou pomalu, klidně a rytmicky přešlapovala do písmene „L", jak to běžně dělávám, když chci uklidnit plačící dítě. Při tomto přešlapování totiž dochází k jemnému rytmickému kolébání a zároveň k směřování zraku dítěte na stále stejné místo.

Po chvilce jsem přerušila rozhovor s maminkou a navázala zrakový kontakt s dítětem. Chlapec se uklidnil a široce otevřenýma očima sledoval má ústa. Již po dvou minutách se začal usmívat a mile komunikovat.

Maminka nás se zájmem pozorovala. Poté jsme jej položily na přebalovací podložku, svlékly z plenek, chvíli si popovídaly, pohrály a chlapce zabalily. Pak se maminka pohodlně usadila do křesla a dítě položené na polštář v naprostém klidu nakojila. Krátce po odříhnutí

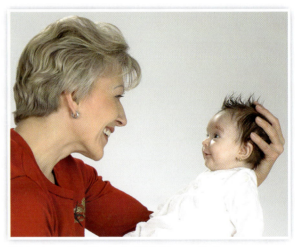

Dítě v bezpečí naší náruče klidně komunikuje.

v „tygříkovi" maličký usnul. Položily jsme ho na peřinku, kterou máme v centru k dispozici, a chlapec spal tři hodiny. Maminka měla pocit, že je to úplně jiné dítě.

Při rekonstrukci případu stačilo jen pár slov o pozorování dítěte, nasycení jeho potřeby po sociálním kontaktu a jemném zacházení při uklidňování. Maminka pochopila, rozzářila se, poděkovala a odešla. Ještě tentýž večer a poté ještě několikrát mi zavolala a znovu a znovu děkovala. Mamince se postupně podařilo sladit se při kontaktu se synem tak dokonale, že dítě začalo brzy dobře prospívat a bylo spokojené.

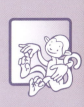
Dítě po narození je spokojené a klidné, nebo mu něco schází, což dokáže dát najevo pouze různými druhy pláče. Spokojenost či nespokojenost většinou souvisí s připraveností rodičů a jejich schopností sledovat a vnímat projevy dítěte, podle nich uspokojit přiměřeně jeho potřeby a na jejich základě postupně vytvořit pravidelný denní režim. Rytmus a potřeba spánku, krmení, přebalování a kontaktu s rodičem je vlivem prudkých změn v životních podmínkách dítěte po porodu v novorozeneckém období ještě nestabilní.

Doporučujeme dodržování rituálů a co největší pravidelnosti při realizaci běžné péče ze strany rodičů. Dítě je schopno se postupně zorientovat, spolupracovat a stabilizovat.

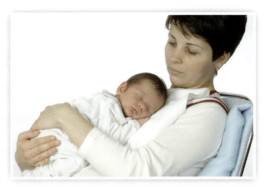

Poloha „na srdíčku" je jednou z nejpříjemnějších poloh pro podpoření vzájemné důvěry a náklonnosti mezi rodičem a dítětem.

Dítěti také velmi prospívá, pokládáme-li si je pravidelně ouškem na hrudník a necháme-li je naslouchat tlukotu našeho srdce nebo rezonanci našeho hlasu při zpívání jednoduchých melodických dětských písniček.

V budoucích sebeobslužných činnostech, jako je krmení, vyprazdňování, osobní hygiena, svlékání, oblékání a uklízení kolem sebe, je dítě do jednoho roku doslova závislé na rodičích, přesto je to rozhodující období pro získání vzoru a základních dovedností pro jejich postupné samostatné zvládnutí dítětem.

Rodiče dítě učí vlastním vzorem základním hygienickým i stravovacím návykům, stolování, oblékání, způsobu uklízení a dalším běžným činnostem.

133

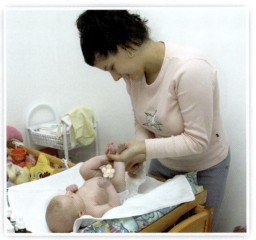

V budoucích samoobslužných činnostech je dítě do jednoho roku závislé na péči rodičů, od kterých získává vzor a představu o pravidelnosti, zásadách i způsobu provedení.

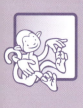
Svou schopnost komunikace novorozenec postupně rozšíří navázáním zrakového kontaktu. Dokáže se velmi pozorně dívat na obličej rodiče a pokouší se o napodobení mimiky rtů, čela, jazyka či jiné části obličeje. Na pečující osobu, která s ním komunikuje tváří v tvář, se dokáže dívat tak pozorně a upřeně, jako kdyby chtělo odpovídat.

Již od tohoto období je nesmírně důležité dítěti vše komentovat, vysvětlovat a jakoukoliv činnost slovně doprovázet. Při komunikaci s dítětem nepřerušujeme zrakový kontakt a mluvíme artikulovaně, v krátkých, jasných a srozumitelných větách.

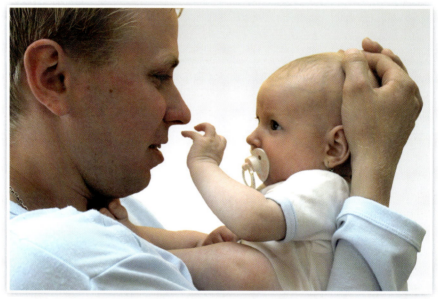

Pravidelné laskavé doteky a navazování láskyplného zrakového, sluchového i verbálního kontaktu pomáhá dítěti formovat sebepojetí.

Potřebu po těsné blízkosti matky vyjadřuje dítě svou spokojeností při **kojení a chování v náručí**, kde se také dokáže nejlépe uvolnit a odpočinout si. Především v tomto věku vřele **doporučujeme nosit dítě co nejvíce**. Ne až když si náruč vymáhá pláčem, ale naopak v rámci každé chvíle určené pro společné zaměstnání.

Při každém doteku, pohlazení i veškeré práci s dítětem se ho snažíme **dotýkat celou plochou dlaní, jemně, pomalu a citlivě, jako kdybychom mu chtěli především svým dotekem sdělit, kolik něhy a lásky k němu cítíme**. Takto mu naplníme jeho přirozenou potřebu po blízkosti a kolébání, která vyplývá z podmínek, jež mělo v nitroděložním životě.

Dítě ocení blízkost maminky i ve chvíli, kdy se mu zcela nevěnuje a chce si povídat například s partnerem. Přestože není v centru matčiny soustředěné pozornosti, je spokojené a současně si zvyká na skutečnost, že vše se netočí pouze kolem něj. Tento přístup je vhodné zcela záměrně dodržovat také do

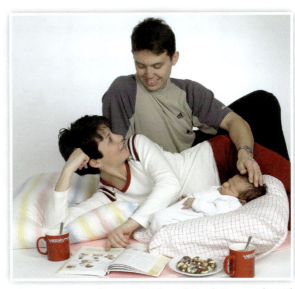

Novorozenec je spokojený v blízkosti láskyplně si povídajících rodičů, i když se mu zrovna plně nevěnují.

budoucna. Dítě nejdříve uspokojíme přiměřeným zaměstnáním s naší plnou pozorností, poté je uložíme na vhodné a bezpečné místo k samostatné hře nebo si je vezmeme do náruče k odpočinku a povídáme si s přáteli nebo s partnerem. Dítěti záměrně nevěnujeme větší pozornost a poneecháme je bez většího povšimnutí ve své přítomnosti tiše odpočívat a naslouchat. Dítě tak bude mít možnost pravidelně sledovat a vnímat zásady komunikace mezi lidmi. Pozor proto na jejich kultivované dodržování. Znovu připomínáme, že přirozený, stále se opakující vzor je důležitější než poučování.

135

Již v novorozeneckém věku jsou některé děti stále nespokojené, plačtivé, nesoustředěné při péči i kojení. Neumí sát z prsu a jsou roztěkané. Proto se také nenapijí dosyta. Výsledkem je, že pijí krátce a často. Následkem je mísení čerstvého a natráveného mléka v žaludku, což vyvolává zvýšenou plynatost a bolesti bříška. Tyto děti často blinkají, pláčou, napínají se, různě vyklánějí a zaklánějí. Stejné je to i se spánkem. Dítě spí povrchně a krátce. I zde je výsledkem, že není nikdy dostatečně odpočinuté. Je přetažené a svou nespokojeností stále vyžaduje pozornost. Nechce si samo hrát, na bříšku se mu nelíbí, při komunikaci je nesoustředěné.

Maminka je nevyspalá a doslova vyčerpaná. Je mrzutá a nervózní. Oba rodiče jsou zoufalí. Nosí dítě ve svislé poloze, aby si lépe odříhlo a bylo spokojené. Nic však nepomáhá a situace se stále zhoršuje. Někdy je dítě neklidné, má časté úlekové reakce, blinká a je těžké je uklidnit. Jedná se o tzv. hyperexcitabilní syndrom projevující se zvýšenou dráždivostí dítěte ve všech oblastech jeho rozvoje. Vzniká z nejrůznějších příčin, ke kterým může dojít před porodem, při porodu, při samotné péči nebo také mohou být důsledkem zdravotního stavu dítěte.

Základní pomoc těmto dětem je v první řadě klidný přístup, pomalé zacházení a šetrná manipulace. K odpočinku, ke spánku a při manipulaci s dítětem je nezbytné používat péřovou peřinku. Dítě do ní pevně zabalíme a držíme je i s peřinkou v lehkém schoulení do „klubíčka". Peřinka i poloha mu tak zajišťuje pocit jistoty, bezpečí a tepla.

Při manipulaci s dítětem bez peřinky je potřeba každé dítě zvedat pod záhlavím (ne za krček) a pod zadečkem a nosit je v „klubíčku" nebo v „tygříkovi". „Tygřík" je výborná poloha k uklidnění dítěte, při bolestech bříška i k odříhnutí. Podmínkou správného držení v „tygříkovi" je držení dítěte s hlavičkou výš než pánev pod úhlem cca 45° a stehny do pravého úhlu vůči tělíčku. Nikdy je nenosíme ve svislé poloze (ani k odříhnutí). Dbáme, aby se hlavička (ani tělíčko) nikdy nedostala do záklonu. Nikdy je netlačíme k tělu paží napříč přes jeho páteř. S dítětem nikdy netřepeme. Pouze je klidně a plynule houpeme. Ideální je postavit se nohama lehounce rozkročmo a kolébavě přenášet váhu těla.

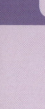

136

Jak s dítětem nejlépe manipulovat při jakékoliv situaci spojené se základní péčí o ně, popisuje publikace s názvem „Něžná náruč rodičů" (Eva Kiedroňová, Grada 2005), obsahující názorné fotografie, plakát a video DVD. Doporučujeme rodičům, aby si ji pečlivě prostudovali.

Tato opatření jsou naprosto základním předpokladem ke spokojenosti dítěte a jeho dobrému vývoji při péči o každé dítě, o to více o dítě se zvýšenou dráždivostí. Nabídneme-li tomuto dítěti potřebnou péči, pak se většinou jeho stav upraví do 14 dnů. Pokud dráždivost přetrvává, bude potřeba se obrátit na svého pediatra s žádostí o doporučení na neurologické vyšetření s možností následné rehabilitace. Doporučenou rehabilitaci je nezbytné sladit s celodenní doporučovanou správnou manipulací při běžné péči o dítě, která je v souladu s jeho potřebami a psychomotorickým vývojem.

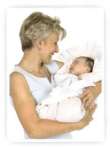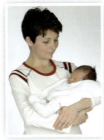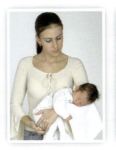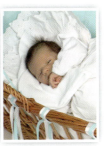

S dítětem manipulujeme pomalu a klidně, v souladu s jeho potřebami a psychomotorickou vyspělostí. Ukázka „klubíčka" v peřince i bez peřinky, „tygříka" a pohodlného spánku dítěte v peřince.

Sociální vývoj ve 2. měsíci

V tomto období si nás dítě dokáže získat ke spolupráci i komunikaci svým prvním vědomým úsměvem, kdy se mu rozjasní oči a rozzáří celý obličej. Dítě dokáže udržet fixovaný zrakový kontakt. Je tak roztomilé, že nás ihned zaujme a vyprovokuje ke vrácení úsměvu. Čistota a lehkost úsměvu dítěte vyvolá hřejivou reakci u každého člověka v okolí. První úsměv znamená skutečný zlom ve vývoji. Čím více se dítě usmívá na nás, tím větší potřebu máme nejen se na něj usmát také, ale také si s ním povídat a věnovat se mu. Jeho šťastný výraz při této komunikaci nás přiměje ke zvýšenému zájmu o ně. A to je přesně to, co dítě potřebuje, aby se z něj mohla stát společenská lidská bytost.

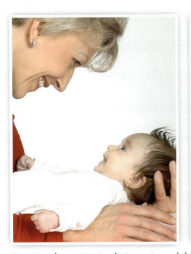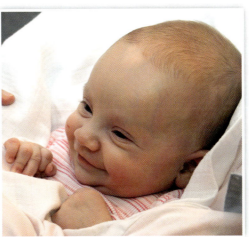

První vědomý úsměv dítěte má neodolatelné kouzlo.

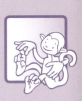

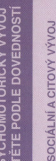
Dítěti nabízíme péči dle stabilního denního režimu a podle scéná-ře již zaběhnutých rituálů. Při jakékoliv péči o ně s ním neustále komunikujeme. Ať už je chceme přebalit, přenést, nakojit či vy-koupat, doporučujeme je nejdříve oslovit, navázat s ním laskavý kontakt a srozumitelně mu sdělit, co budeme dělat.

Teprve poté mu nabídneme potřebnou péči doprovázenou stálým zrakovým kontaktem, úsměvem i srozumitelným komentářem, co děláme. Např. *„Ahoj Haničko… Půjdeme na procházku?… Ano?… Půjdeme ven?… Maminka tě nejdříve přebalí… Svlékneme kalhoty… Odepneme body… Podíváme se na plenu… A jéje!… Kdopak plenu počůral?… Hanička?… Umyjeme zadeček, aby byl čistý… Dáme novou plenu…"* atp.

Bude-li mít dítě příležitost každý den několikrát slyšet a odezírat podobný komentář u nejrůznějších činností, tak má o to větší šan-ci rozvíjet svou paměť, komunikační a rozumové schopnosti, hy-gienické, bezpečnostní, pohybové a sociální návyky i kvalitu řeči.

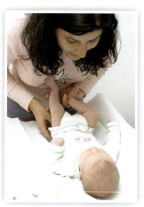 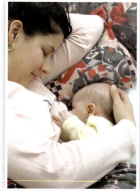 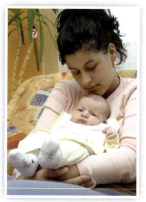

Dodržujeme již stabilizovaný denní režim a při péči s dítětem neustále komunikujeme.

Zdravé a dobře prospívající dítě se začíná stále více hlasově pro-jevovat houkáním a broukáním. Na jedné straně tím trénuje svůj hlas i mluvidla a na straně druhé tak přivolává své blízké ke ko-munikaci.

V minulém měsíci jsme je vystavovali naší vzorové komunika-ci s přáteli nebo partnerem. Dítě tiše sledovalo, jak si povídáme i nasloucháme, jak se v komunikaci střídáme a reagujeme. Nyní je čas uplatnit stejná pravidla při komunikaci s dítětem.

Dítě doporučujeme vzít do polohy, která nám nabízí pohled z očí do očí a dítěti uvolnění, pocit jistoty a bezpečí. Nejoblíbenějšími polohami ke komunikaci s tak malým dítětem jsou „košíček", „koťátko", „štěňátko" nebo „mušlička". Nejdříve se na dítě pozorně, tiše a s úsměvem díváme a vyslovením některé dlouhé hlásky např. *„ááááá"* nebo *„ééééé"* je vyzveme k odpovědi. Na odpověď čekáme klidně, tiše a s povzbuzujícím výrazem na naší tváři. Odpověď zpočátku není většinou zvukem, ale pouze otevřením úst. Teprve později dokáže zpočátku lehce a rozpačitě a později stále sebevědoměji hlásky opakovat. A takto se chvíli v komunikaci pravidelně střídáme. Trvání „rozhovoru" postupně prodlužujeme podle zájmu dítěte. Pozor na jeho únavu.

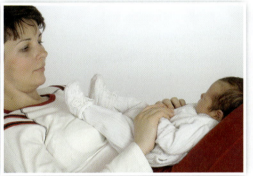
Poloha „košíček".

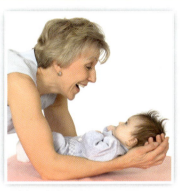
Poloha „koťátko".

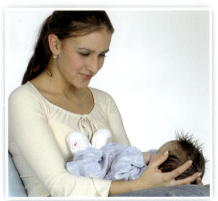
Poloha „štěňátko".

Poloha „mušlička".

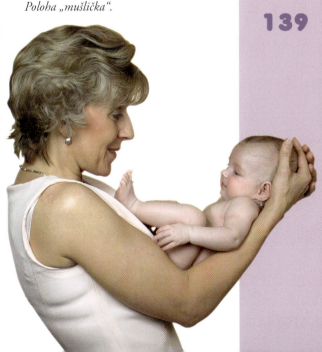

Od tohoto období je velmi důležité dát dítěti prostor k přemýšlení a samostatné hře.

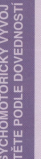

Není vhodné mu vyplnit veškerý čas bdění řízeným programem, přestože se to může rodičům někdy jevit jako velmi podnětné. Je potřeba myslet také na budoucnost, aby se dítě umělo zabavit samostatně a naučilo se trávit nějakou chvíli samo se sebou, aniž by si neustále vynucovalo pozornost druhého člověka.

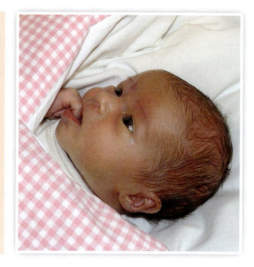

Sociální vývoj ve 3. měsíci

Postupně dítě začne reagovat očividně pozitivně při pohledu na matku i nejbližší rodinné příslušníky, se kterými přichází velmi pravidelně do styku. Svým úsměvem i výrazem tváře je dokáže vítat při každém vzájemném zrakovém kontaktu a umí s nimi stále lépe komunikovat. Již odpozorovalo, že je dobré se usmívat, protože si pak vyslouží naši pozornost, lásku i něžnou náruč a to mu je velmi příjemné. Když nás vidí přicházet k postýlce, začne vyjadřovat nadšení úsměvem i pohybem všech končetin.

Kdykoliv chceme vzít dítě do náruče, tak je nejdříve lákáme nataženýma rukama směrem k jeho tělíčku, ale tak, aby na naše ruce vidělo, a lákáme je do náruče se slovním doprovodem, např. „Haničko, pojď, máma si tě vezme do náruče…" Dítě pochopitelně zpočátku vůbec nereaguje, pouze se na nás dívá. Později pochopí a začne aktivně mávat rukama a ještě později k nám začne ruce vztahovat.

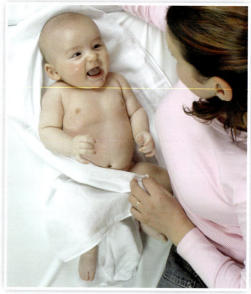

Dítě ve třetím měsíci věku reaguje na přítomnost matky a hry s ní úsměvem a pohybem všech končetin.

Pozor!!! Dítě nikdy nezvedáme širokým úchopem kolem hrudníku do svislé polohy, ale „nabalením" na jednu ruku do polohy „klokánka" a poté teprve dále do jakékoliv námi zvolené finální polohy.

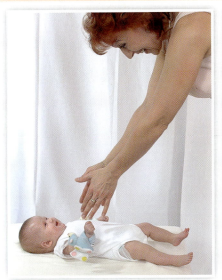

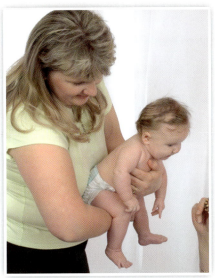

Dítě stimulujeme úplně při všem, co s ním děláme. Dokonce i před zvednutím do náruče, kdy je motivujeme k aktivitě nataženýma rukama …

… při přehmatech z jedné polohy do druhé i v náručí, např. v pozici „klokánka".

Dítě reaguje velmi pozorně a s očekáváním na různé škádlivky, při kterých se rytmicky dotýkáme některé části jeho tělíčka za doprovodu písničky nebo básničky.

Doporučujeme hrát si s dítětem různé škádlivky a ukazovací hříčky. Např. *„Tam letí šiška, pich do bříška"* nebo *„Leze leze po železe, kde má dírku, tam to vleze"* atd. Dítě pozoruje naše ruce a poté reaguje aktivním pohybem, zapojením všech svalových skupin i celé osobnosti do škádlení tělíčka našimi doteky. Prostřednictvím těchto hříček děti navíc získávají informace o svém těle, dochází k taktilnímu kontaktu rodiče s dítětem, prohlubuje se citová vazba a vzájemné porozumění.

Sociální vývoj ve 4. měsíci

Dítě již rozlišuje známé a neznámé tváře. Neznámého člověka si dítě nejdříve velmi pozorně prohlíží, poté se velice často zatváří rozpačitě a mnohdy se až rozpláče. Při pohledu na známou tvář se ihned uvolní a usměje.

141

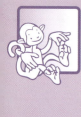

Proto vřele doporučujeme všem neznámým nebo pro dítě méně známým lidem (u lékaře, v poradně o psychomotorickém vývoji dítěte, na návštěvě, …), aby se při prvním kontaktu s dítětem příliš nesoustředili na dítě. Nejlépe je ponechat dítě v náručí rodiče tak, aby na nás dobře vidělo (pozice „vyvýšeného" nebo „bočního klubíčka", popř. „klokánka"), a nejdříve navázat laskavý verbální i zrakový kontakt po dobu cca pět až deset minut pouze s rodičem. V průběhu tohoto kontaktu se na dítě několikrát krátce a postupně na stále delší čas povzbudivě podíváme, usmějeme, popř. je něžně a krátce pohladíme. Dítě tak získává čas a prostor sledovat naše chování i vzhled a zvykne si na nás. Poté mu již nedělá větší problémy s námi komunikovat, byť zpočátku stále opatrně, bez větších radostných reakcí, jak tomu bývá ve chvíli, když se nad ně skloní matka nebo jiná, pro ně známá osoba.

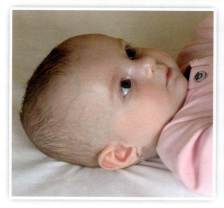

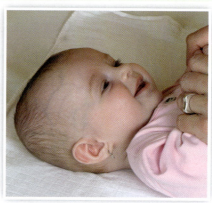

Dítě ve čtvrtém měsíci věku při pohledu na neznámou tvář sice nepláče, ale zpočátku si ji velmi pozorně prohlíží.

Při pohledu na známou tvář se ihned uvolní a usměje.

Při pohledu na různé hračky a činnosti nám dítě dává již výrazněji najevo svá přání různými gesty i celým tělem.

I nadále je lákáme do náruče nataženýma rukama. Pokud se této motivaci věnujeme již delší dobu, tak v tomto měsíci již začne radostně pohybovat všemi končetinami a dávat najevo radost z toho, co je čeká. Zdvihat ruce k matce začne až později, kolem 5. měsíce věku.

Doporučujeme dítě sledovat, jak mění výraz obličeje a co asi prožívá při hře s rodičem na schovávanou. Nejlépe je dítě držet v poloze „košíčku", ve které se cítí bezpečně. Rodič i dítě na sebe dobře vidí a přitom oba mají volné ruce. Rodič vyzývá dítě k pozornosti a ptá se: *„Zuzanko, kde je máma?"* a současně si překryje obličej lehkým šátkem či plenou. Po 2–3 vteřinách pomalu šátek stáhne, a když na sebe uvidí, zvolá: *„Kuk, tady je!"*

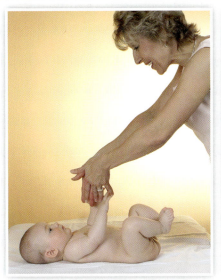

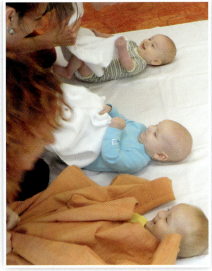

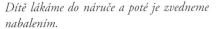
Dítě lákáme do náruče a poté je zvedneme nabalením.

Hra na schovávanou.

Sociální vývoj v 5. měsíci

Komunikace s blízkými lidmi začíná být stále živější, dynamičtější a hravější než kdykoliv předtím. Dítě s velkou radostí osahává naše vlasy a obličej.

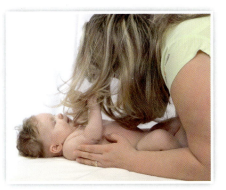

Rádo komunikuje a hraje si s hlasovou ozvěnou spolupracujícího rodiče. Dokáže vyslovovat hlásky „ááá", „óóó", „oúú", „ééé", „jééé",

Dítě si hraje rádo s vlasy maminky, které je navíc motivují k práci celého těla.

„eááá" atd. Když s dítětem laškujeme, dokáže se smát od srdce a hlasitě.

Přestože na dítě od narození mluvíme něžně, pomalu a srozumitelně, ještě nechápe smysl našich slov. Je však velmi citlivé a vnímavé na tón našeho hlasu. Z tónu hlasu pochopí, oč nám jde. Mluvíme-li na ně přísně, často se i rozpláče. Motivujeme-li je radostným projevem např. k výletu v kočárku, projevuje také radost. Tímto pozorováním souvislostí ve výrazu naší tváře a tónu hlasu se dítě postupně učí porozumět obsahu slov.

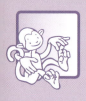

Sociální vývoj v 7. měsíci

V tomto věku dítě již dokáže rozlišovat blízké a cizí osoby. Sociální vývoj jde ruku v ruce s rozumovým vývojem a dítě přijímá stále více informací.

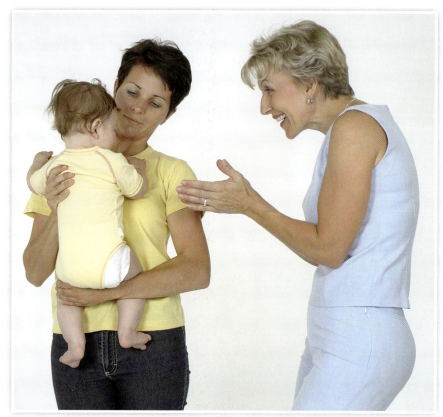

Dítě rozlišuje známé a cizí osoby.

Sociální vývoj v 8. měsíci

Po osmém měsíci věku očekáváme u dobře prospívajícího dítěte tzv. osmiměsíční úzkost. Jedná se o období, kdy je dítě na nějakou dobu doslova závislé na fyzické blízkosti matky. Bojí se cizích lidí i neznámých věcí. Toto období má souvislost s postupným osamostatňováním dítěte při pohybu v prostoru, které v něm naopak vyvolává strach z opuštění a pocit nejistoty. Sama příroda to tak zařídila proto, aby se dítě od matky bálo vzdálit příliš daleko a nevystavilo se žádnému nebezpečí. Dítě se projevuje větší přítulností k matce. Více je osmiměsíční úzkost popsána v rozumovém vývoji.

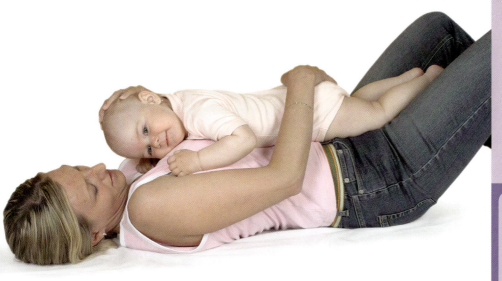

Dítě v 8. měsíci věku se projevuje větší přítulností k matce.

Sociální vývoj v 10. měsíci

Dítě již dokáže imitovat gesta. Celá řada gest se může stát pro dítě i rodiče velmi užitečnou znakovou řečí, kterou mohou později využít k dorozumívání do doby, než dítě dokáže vyjádřit svá přání dostatečně kvalitním slovním vyjádřením. V tomto období dítě doslova baví učit se nové znaky. Nejdříve je používá jako nápodobivou hru. Kolem jednoho roku začíná naučené znaky stále více využívat k vyjádření svých přání i k dorozumívání. Více informací v rozumovém vývoji.

Dítě v 10. měsíci věku imituje gesta,
rádo napodobuje různé hříčky.

145

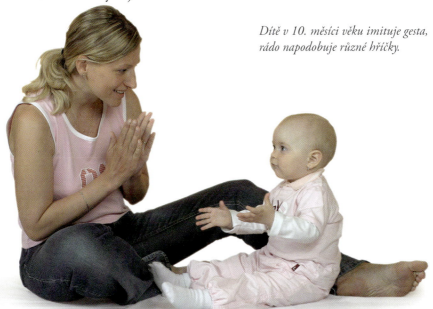

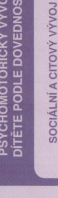

Z hlediska postupného sociálního vývoje očekáváme u zdravého a dobře prospívajícího dítěte dosažení důležitých dovedností v této kvalitě a posloupnosti (termíny dosažení jednotlivých dovedností jsou pouze orientační):

Novorozenec • projevuje libost a nelibost • naváže zrakový kontakt • používá mimiku • nevědomě se usmívá • začleňuje se do rituálů a denního režimu • je závislé na rodičích • má potřebu být v blízkosti matky	
2. měsíc • docílí fixovaný zrakový kontakt • opětuje první vědomý úsměv • spolupracuje při denním režimu a rituálech • komunikuje pomocí vydávání zvuků • začíná houkat a broukat	
3. měsíc • pozná rodinné příslušníky • úsměvem nás motivuje k zájmu o sebe • pozitivně reaguje na škádlivky	
4. měsíc • rozdílně reaguje na známé a neznámé tváře • projevuje radost, když je chceme vzít do náruče • reaguje při hře na schovávanou	
5. měsíc • dynamicky a hravě komunikuje • reaguje na tón hlasu • dokáže se hlasitě a od srdce smát	
7. měsíc • rozlišuje blízké a cizí osoby	
8. měsíc • prožívá osmiměsíční úzkost – odmítá cizí náruč a mnohdy i pohled na cizího člověka	
10. měsíc • imituje gesta • dorozumívá se znakovou řečí	

146

Rozvoj zraku

Přestože se plod vyvíjí v poměrně temném prostředí, tak i břišní a děložní stěnou prochází alespoň část světla. Oči jsou zavřené až do sedmého měsíce prenatálního období. Později však lze předpokládat, že plod vnímá světlo vnikající do nitra dělohy jako slabou hnědočervenou barvu.

První vyšetření zraku dítěte se dá provést asi v polovině nitroděložního života, a to zvláštním přístrojem s vestavěným zdrojem světla, zvaným fetoskop. Přesto ani na základě tohoto vyšetření není vyjasněno, zda plod v děloze vidí. Dá se však zjistit, zda je citlivý na světlo. Plod toto světlo registruje a snaží se zaclonit si oči rukama.

Oko je velice citlivý orgán, stejně tak jeho funkce je velmi složitá. Veškeré zrakové vjemy jsou zpracovávány a vyhodnoceny zrakovým centrem mozku, které se nachází úplně na zadní straně lebeční spodiny. Z každého oka vedou dlouhé nervové dráhy, které se před vstupem do korových center kříží. Zde jsou vjemy rozloženy na světlo a tmu, různé barvy a tvary, z nichž se pak skládají celé obrazy.

Vyšetřit spolehlivě zrak však nelze ani ihned po narození dítěte. Prosvícením se dá prozkoumat oční čočka, aby bylo možno vyloučit zakalení na vrozeném podkladě. Přesto si na další dílčí vyhodnocení kvality zraku musíme počkat nejméně do druhého až třetího měsíce věku.

Sami můžeme sledovat, jestli dítěti často neslzí oči. Také v případě, že si všimneme, že na každém oku je rozdílná barva nebo velikost zorniček, které by měly být stejné, je vhodné si domluvit vyšetření u očního lékaře co nejdříve.

V průběhu vývoje pak doporučujeme průběžně sledovat, jakým způsobem a z jaké dálky se dítě dívá na hračky či předměty, na jakou vzdálenost rozeznává přicházející osobu nebo později na obrázku zvířátko a zda při pohledu do strany stáčí obě oči stejně.

Šilhání a bloudivé pohyby očí u novorozence nejsou nic neobvyklého, neboť jsou projevem ještě nezralé koordinace okohybných svalů. Pokud přetrvává u dítěte kolem pátého měsíce věku, pak

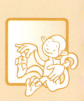

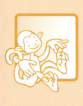

pouze ve výjimečných případech bývá projevem vážné zrakové poruchy. Většinou je tato odchylka způsobená nesymetrickou prací okohybných svalů. Dítě se pak může naučit používat jen jedno oko. Druhé, oslabené, se projeví stáčením bulvy.

Jako ve všech vývojových disciplínách, tak i v tomto případě platí, že čím dříve se začne s léčbou, tím může být její výsledek rychlejší a úspěšnější. Již od jednoho roku lze zahájit léčbu jak speciálním cvičením, tak nošením brýlí či okluzoru. Ve vážnějších případech lze problém řešit operativně mezi třetím až šestým rokem věku dítěte.

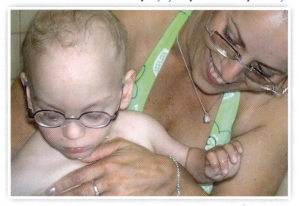

Děti se zrakovým postižením mají tu nejlepší šanci rozvíjet se ve vnímavé náruči aktivních rodičů, kteří dopřávají dítěti celou řadu zajímavých vjemů a zkušeností.

Dobrý sluch a zrak je pro každé dítě základním předpokladem pro zdárný a plynulý všestranný vývoj. Dobré rozvinutí těchto funkcí pomáhá dítěti lépe se zorientovat v prostoru. Slyšení důvěrně známého matčina hlasu, sledování věcí a komunikace s okolím je motivuje jak ke zdokonalování hrubé a následně jemné motoriky, tak ke kvalitnějšímu rozumovému a sociálnímu vývoji, ale také ke kvalitnímu rozvoji řeči. Z těchto skutečností vyplývá, že u dětí sluchově nebo zrakově postižených bude docházet k rozvoji všech dovedností pomaleji. Tyto děti svou vadu kompenzují kvalitnějším používáním ostatních smyslových orgánů jako hmatu, čichu či chuti.

Rozvoj zraku u zdravého dítěte podpoříme tím, že s ním budeme navazovat již od narození zrakový kontakt při veškeré komunikaci.

Nevystavujeme je ostrému světlu. Pamatujeme na to, že ležící dítě na zádech se dívá přímo do světla na stropě!!!

Ke stimulaci využíváme pouze 2–3 hračky, pouze vzácně více. Všimneme-li si, že dítě něco sleduje, děj či předmět okomentujeme.

Dítěti vše ukazujeme, popisujeme, komentujeme a upozorňujeme je na to, co může vidět a co nás obklopuje. Ukazujeme si nejdříve jednoduché monografické obrázky, později složitější a nakonec společně čteme knížku s texty i obrázky.

Doporučujeme všímat si, jestli má dítě dobrý zrak. K tomu nám pomůže jednoduchý přehled zrakových dovedností, které můžeme u dítěte očekávat v jednotlivých měsících.

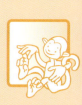
Zrak u novorozence

Novorozené dítě zpočátku není schopno zaostřit zrak. Je zřejmé, že vidí pouze hrubé obrysy. Proto u něj také můžeme často spatřit fenomén očí loutky. Přesto již dokáže navázat kratičký optický kontakt s pečující osobou, která je nad ním skloněna ve vzdálenosti

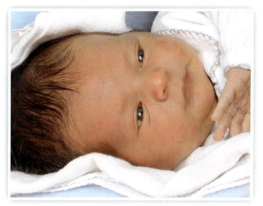

Je zřejmé, že novorozenec vidí pouze obrysy objektu ve vzdálenosti cca 30 cm.

od jeho obličeje cca 30 cm. Budeme-li se nad dítětem ve stejné vzdálenosti pomalu pohybovat vpravo a vlevo, všimneme si, že některé je schopno nás očima následovat, ale vždy s holokinetickým souhybem celého těla. Začne sledovat nejdříve obličej a teprve poté pestré a barevné předměty ve svém zorném poli.

149

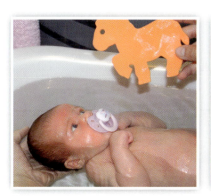
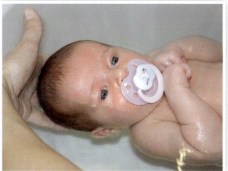

Postupně sleduje se stále větším zájmem především pestrou hračku nebo obličej matky, která si s ním konejšivě povídá.

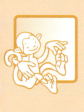

Doporučujeme nahýbat se pravidelně nad obličej dítěte, držet je v pozici „koťátka" a dát mu čas na zrakové zachycení našeho obličeje. Poté se pomalu vychylujeme lehounce vlevo a vpravo, přitom sledujeme schopnost dítěte udržet kontakt.

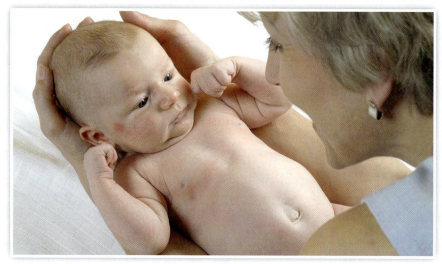

V pozici „koťátka" se rodičům daří navázat kontakt s novorozencem nejlépe.

Při pravidelné každodenní péči doporučujeme nejdříve s dítětem navázat zrakový i slovní kontakt a teprve poté je začít např. svlékat nebo přebalovat.

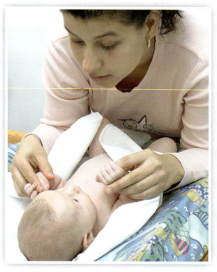

Při péči o dítě udržujeme stálý zrakový i slovní kontakt.

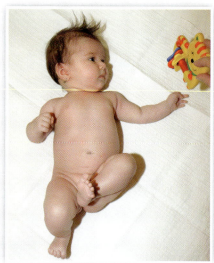

Dítě stimulujeme několikrát během dne k obratu hlavičky pomocí zrakového kontaktu s pomalu se pohybující hračkou nebo s tváří rodiče nad jeho obličejem.

Později, ke konci tohoto období, doporučujeme ukazovat dítěti hračku a pohybovat jí lehce vlevo a vpravo. V době bdění dítě vyndáváme z kolébky, kočárku či koše s bočnicemi, které mu omezují výhled a tím možnost se aktivně zapojit do sledování okolí.

Dítě zrakem směřuje především za světlem, později za červenou a sytě oranžovou barvou. Je nutné počítat s tím, že pokud se takto výrazný podnět nachází na stálém místě v okolí postýlky dítěte, do které je pravidelně ukládáno, začne se za ním otáčet. Dítě pak může být ohroženo přetrvávajícím jednostranným ukládáním hlavičky a jejím záklonem, který může vnést do dalšího vzpřimování vychýlení celé páteře z osy.

Z tohoto důvodu doporučujeme dítě pokládat na čtyřiadvacet hodin do postýlky hlavičkou směrem k čelu postýlky a na čtyřiadvacet hodin opačně, k jejím nohám.

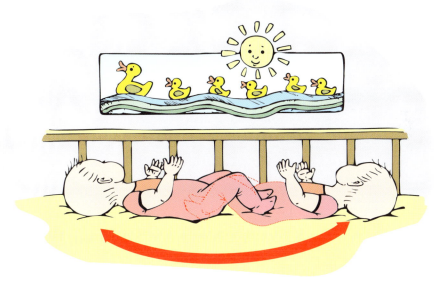

Dítě pokládáme do postýlky na dvacet čtyři hodin hlavičkou k nohám a poté na stejně dlouhou dobu k čelu postýlky.

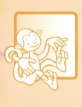

Zrak ve 2. měsíci

Dítě je vyzrálejší a dokáže již navázat nádherný fixní optický kontakt, při němž zaznamenáme i první sociální úsměv, který má ve vývoji nezastupitelné místo. Velmi pozorně dokáže sledovat střídavě oči a pohybující se ústa. Od této chvíle je patrné, že oči sehrávají ve vývoji obrovskou roli.

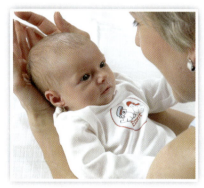
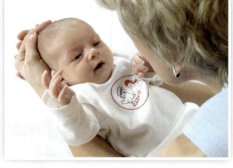

Dítě sleduje ústa. *Dítě sleduje ústa a snaží se je napodobit.*

V době bdění dítě pokládáme již na větší plochu. Na stole či na zemi má možnost lepšího rozhledu. Pozor však na průvan a bezpečnost dítěte. Zrakové podněty z okolí dítě motivují k větší pohybové aktivitě.

Schopnosti zrakové fixace dítěte na tvář rodiče či na hračku využíváme k motivaci dítěte k obracení hlavičky, a tím postupnému posílení šíjových svalů. Doporučujeme motivovat dítě k obratu hlavičky také pohybem ruky nad obličejem dítěte, jako je např. hra „pá pá", „tak, tak, všelijak", „ty, ty, ty" (zvednutým ukazováčkem) atd.

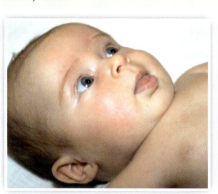
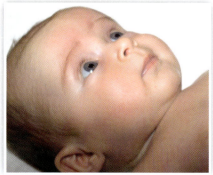

Na dvouměsíčním dítěti je již velmi dobře vidět, jak dokáže být pozorné a soustředěné.

Ve chvílích samostatné hry dítěte doporučujeme postavit nad oblast jeho hrudníčku hrazdičku s hračkami. Hračky zavěsíme vždy tak, aby mělo šanci do nich občas udeřit vlastním pohybem horních končetin a tím je rozhoupat a rozezvučet. Rozhýbání hraček je zpočátku skutečně pouze náhodné. Později, jak si postupně stále jasněji uvědomuje příčinu a následek, se začne do hraček strefovat stále cíleněji a úderněji.

Kolotoč s pohybujícími se hračkami a tichou hudbou nad postýlkou dítěte poslouží spíše k uklidnění dítěte dívajícího se stále na stejné místo.

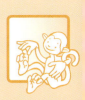
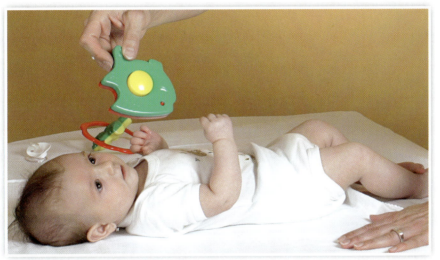

Dvouměsíční dítě již dokáže se zájmem sledovat obličej nebo pestrou hračku i s naznačeným obratem hlavičky do stran.

153

Zrak ve 3. měsíci

Ve 3. měsíci věku dítěte si při kontaktu s ním všimneme, že se nám stále častěji dívá na pohybující se ústa. Jeho zájem a schopnost odezírat z úst se stávají velmi důležitým základem pro kvalitní rozvoj řeči. Proto je velmi důležité si s dítětem povídat laskavým, ale ne pískalvým či šišlavým tónem v přímém kontaktu tváří v tvář. Na dítě mluvíme v jednoduchých větách a srozumitelně. Není nic směšného, když zrovna v tomto období budeme pečlivěji artikulovat.

Dítě v tomto věku je již pod hrazdičkou velmi aktivní, obzvlášť v případě, že hrazdičku zná již z předchozího období. Aktivně také projevuje zájem o kolotoč nad hrudníkem.

V průběhu třetího měsíce se oko-hybné funkce zdokonalí natolik, že dítě dokáže sledovat hračky ve vzdálenosti 50–60 cm nad obličejem vertikálně, horizontálně i po kruhu s izolovaným otočením hlavy, bez souhybu těla.

Je proto velmi důležité mu nabízet pravidelné komunikační chvilky s možností trénování okohybných a šíjových svalů doprovázejících obrat hlavičky při sledování obličeje či zajímavé hračky.

Přítomnost dobře rozvinutého zraku je rovněž patrná při sledování dějů a lidí kolem sebe. Dítě dokáže opětovat úsměv matce, jejíž tvář doslova vyhledává a zaregistruje i na vzdálenost přibližně 80–100 cm.

Od třetího měsíce věku dítěte lékař provádí zrakovou zkoušku, která zároveň potvrdí přiměřenou inteligenci dítěte. Jedná se o vyvolání tzv. optikofaciálního reflexu. K očím dítěte ležícího na zádech přiblíží prudce ruku shora, ne více než na 30 cm. Vidí-li dítě a je-li zdravé, uvidíme u něj odpověď symetrickým mrknutím. Před provedením této zrakové zkoušky musí mít dítě otevřené oči a navázaný kontakt s vyšetřujícím. Je nutno dávat pozor, zda dítě nemrklo na závan vzduchu, který vznikne přiblížením ruky.

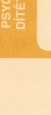

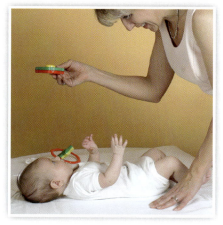

Tříměsíční dítě již dokáže soustředěně sledovat hračku očima se stále rozsáhlejším doprovodem hlavičky všemi směry.

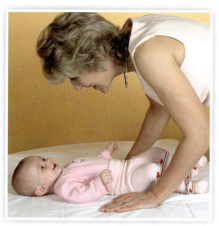

Dítě, které dobře vidí, opětuje úsměv i při sledování usmívající se matky přicházející ze strany.

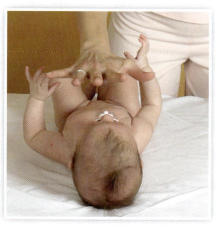

Zkoušku optikofaciálního reflexu provádí lékař.

154

Zrak ve 4. měsíci

Dítě sleduje své ruce a hraje si s nimi. Poprvé si všimneme, že dokáže otočit oči ve směru podnětu bez souhybu hlavičky (v úhlu cca 45° od střední roviny).

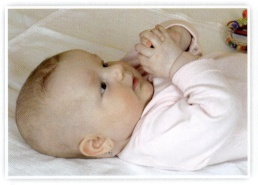 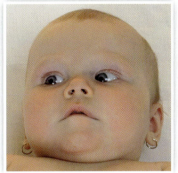

Čtyřměsíční dítě již sleduje hru s vlastníma rukama a dokáže vytáčet oči za zrakovým podnětem bez souhybu hlavy.

Zrak je jedním z nejdůležitějších smyslů, který podporuje vlastní motivaci dítěte k jeho pohybovému projevu, a to hned od narození. Zraková stimulace se běžně využívá také k rehabilitačnímu cvičení dospělých. Kam jdou oči, tam jde také hlava a celé tělo. Této zrakové stimulace budeme i nadále využívat k rozvoji dalších pohybových dovedností dítěte, a to na zádech, na bříšku i do vertikály.

Vzhledem k tomu, že již po třetím měsíci věku má dítě díky zvládnutí prvního vzpřímení více méně posílené šíjové svaly, je schopno postupně otáčet hlavičku všemi směry v plném rozsahu, a to jak v poloze na zádech, tak v poloze na bříšku.

Této dovednosti využíváme ke hře s hračkou, kterou pohybujeme před obličejem dítěte všemi směry. Budeme-li držet hračku ve výšce cca 40 cm, pak si všimneme, že dítě bude otáčet pouze hlavu a ruce budou víceméně bez většího pohybu. Pokud však snížíme hračku na dosah dítěte a budeme s ní pohybovat pomaleji, pak se ruce zapojí podstatně aktivněji.

Touto hrou dochází při obratech hlavy k posílení krčních svalů. Při střídavém zvedání a pokládání rukou nad podložku dochází k posilování hrudního a mezilopatkového svalstva.

Sledujeme, jak dalece a dlouho je dítě schopno zaměřit svou soustředěnou pozornost na sledování hračky.

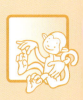

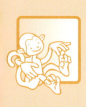

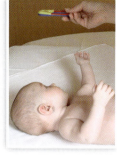 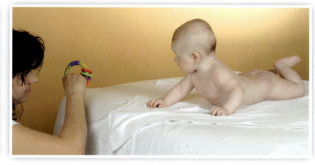

Dítě ve čtvrtém měsíci věku již velmi pozorně sleduje hračku i s doprovodným otočením hlavičky v plném rozsahu v poloze na zádech i na bříšku.

Tato dovednost nám umožňuje provést další dílčí zrakovou zkoušku.

Na dítě se díváme a usmíváme shora. Můžeme na ně také klidně hovořit. V jedné ruce, natažené do strany, téměř na kraji zorného úhlu dítěte, držíme pestrou barevnou hračku, kterou pohybujeme nejlépe do malého kroužku. Nesmíme hračkou vytvářet žádný zvuk ani závan. Pokud dítě vidí dobře, po chvíli zahlédne hračku periferním viděním a za pohybujícím se předmětem otočí hlavičku. Zkoušku provádíme na obě strany.

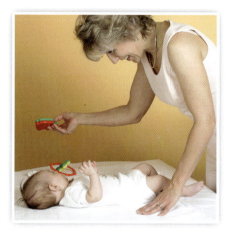

Zrakovou zkoušku provedeme nejlépe, když stojíme nad dítětem a povídáme si s ním. Současně jednou nataženou rukou pohybujeme hračkou stranou tak, aby byla ještě v zorném úhlu dítěte. Dobře vidící dítě po chvíli pohybující se hračku zaregistruje periferním viděním a otočí směrem k ní hlavičku.

156

Vidí-li dítě dobře, pak se ve všech polohách stále více rozhlíží a pozorně sleduje vše, co se kolem něj děje. Pozoruje-li ve vzdálenosti 3–4 m pracující maminku, která se po chvíli na ně otočí, podívá a usměje, pokud dítě dobře vidí, odpoví rovněž úsměvem.

S ohledem na další možnosti a zásady symetrického pohybového vývoje dítěte, který očekáváme vlivem zrakové stimulace až do samostatného obratu dítěte na bok (cca 5. měsíc) a následně na bříško (cca 6. měsíc), je velmi důležité nabídnout dítěti stejně často možnost sledovat pracující maminku nebo jiný zajímavý děj zleva i zprava.

Také je velmi důležité nabídnout dítěti v době bdění velký prostor s možností zrakových vjemů i pohybových možností bez omezujících mantinelů.

Z toho vyplývá, že dítě od cca 4. měsíce věku by nemělo být v době bdění pokládáno a uzavíráno na zbytečně dlouhou dobu do kočárku, autosedačky, loktuše, baby vaku, klokánky, náruče atd. Ke zdárnému rozvoji dítě potřebuje prostor a aktivní pohyb. Je nezbytné je co nejčastěji pokládat na měkkou podložku s pevným základem, nejlépe na zem, popřípadě do prostorné ohrádky s průhlednými postranicemi z tyček.

Při pohybu na zemi však dáváme pozor na průvan a bezpečnost. Ideální je, když má dítě možnost pohybovat se nahé, pouze v lehce zapnutých plenkových kalhotkách. Pokud nemůže být z nějakého důvodu nahé, tak dbáme na to, aby je oblečení neomezovalo v aktivním pohybu. Doporučujeme všímat si rozdílu v možnostech pohybu různě oblečeného dítěte (nahé, s plenou, v dupačkách, v tuhých riflích nebo kalhotách, …).

Zrak v 5. měsíci

Dítě je schopno při sledování hračky do stran pokračovat v úchopu rukou přes osu svého tělíčka, což je společně se zvednutými končetinami nad podložkou velmi důležitá dovednost pro zvládnutí samostatného obratu na bok.

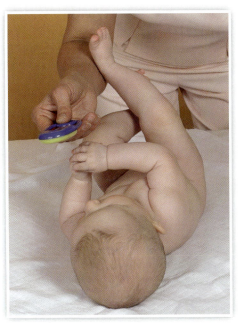

Po 5. měsíci věku dítě dokáže jít rukou za hračkou přes osu těla.

Velkou oblibou pětiměsíčních dětí je sledování se v zrcadle, pomocí kterého je motivujeme ke zvednutí rukou, nohou a nakonec obratu hlavičky i celého těla na bok, později až na bříško. Zrcadlo dítě motivuje ke vzpřimování i komunikaci se sebou samým.

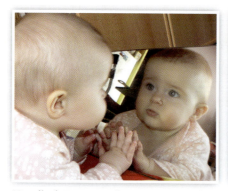
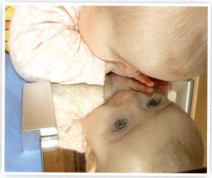

Zrcadlo dítě motivuje ke vzpřimování i komunikaci se sebou samým.

!!! V průběhu vývoje pak doporučujeme stále sledovat, jakým způsobem a z jaké dálky se dítě dívá na hračky či předměty, na jakou vzdálenost rozeznává přicházející osobu nebo později na obrázku zvířátko a zda při pohledu do strany stáčí obě oči stejně!!!

Zrak v 6. měsíci

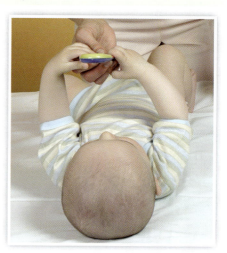

Dítě je již zrakově a orientačně tak vyzrálé, že sahá po hračce naprosto cíleně. V poloze na zádech uchopí volnou část zpola zakryté hračky v naší ruce. Naprosto cíleně si vybere ke hře hračku z hrazdičky. Zájem o viděnou hračku je motivuje k obratu do polohy na bříšku, k pivotaci i k prvním pokusům o tulenění a plazení. Také udrží podstatně déle ve zrakovém kontaktu sledovaný objekt.

V 6. měsíci věku dítě vidí a odhadne vzdálenost hračky tak dokonale, že ji dokáže již cíleně uchopit ...

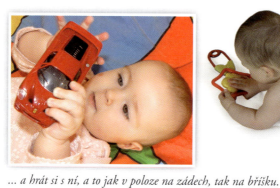
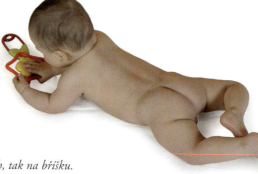

... a hrát si s ní, a to jak v poloze na zádech, tak na bříšku.

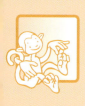
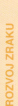

Zrak v 7. měsíci

Dobrý zrak v tomto měsíci ovlivní úchop a jeho koordinaci ke schopnosti uchopit dvě hračky, do každé ruky jednu. Ovlivní také orientační schopnosti a koordinaci pohybů v prostoru na zemi, kde dítě tráví rádo většinu času obraty ze zad na bříško a zpět nebo v poloze na bříšku při pivotaci, plazení či naklekávání. S nabytím těchto dovedností je již tak orientované, že dokáže sledovat i točící se a padající hračky.

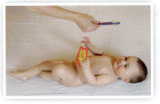 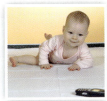 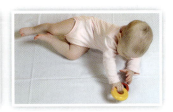

V 7. měsíci věku je dítě s dobrým zrakem již tak orientované, že uchopí do každé ruky jednu hračku, válí sudy, plazí se a pivotuje.

Zrak v 8. měsíci

Dítě již dokáže uchopit jakoukoliv nabízenou hračku tak sebejistě, že se již může začít věnovat sledování vlastností a detailů na hračkách, pozorovaných předmětech i obrázcích, o které se začíná zajímat. Tato skutečnost je pro nás, rodiče, doslova výzvou, abychom dítěti dávali do ruky různé materiály, hračky a obrázky, popřípadě si je s ním cíleně prohlíželi a komentovali jejich vzhled, barvu a vlastnosti.

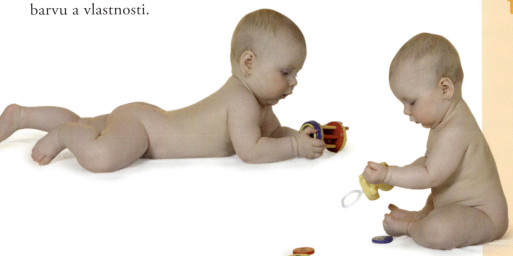

Dítě v 8. měsíci věku již tak dobře vidí, že se začíná zajímat o detaily na hračkách.

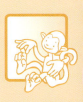

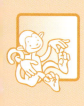
Zrak v 9. měsíci

Dítě s dobrým zrakem se již velmi dobře orientuje v prostoru. Rychle leze po celé místnosti a dokáže se vzpřímit v kleku. Zajímá se o vše, co vidí. Dokáže postavit palec do opozice proti prstům a uchopit drobnější hračky. Zvyšuje se jeho zájem a pozornost na sbírání drobných předmětů.

!!! Pozor na bezpečnost dítěte. Dítě je potřeba neustále sledovat, aby uchopený drobnější předmět nedalo do pusy a neudusilo se!!!

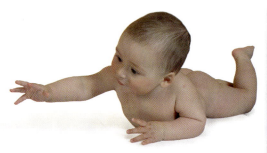
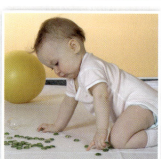

Dobrý zrak dítěte v 9. měsíci věku umožní dítěti orientovat se v prostoru, rychle lézt a umožní uchopit drobnější předměty mezi palec a prsty.

Zrak v 10. měsíci

V desátém měsíci věku se zdravé dítě díky kvalitnímu zraku a s ním souvisejícími orientačními dovednostmi dokáže u opory postavit přes rytíře a obcházet nábytek úkroky. Opět zdokonalí svůj úchop a své schopnosti, jak ho využít. Dokáže již uchopit do špetky, ve které drží drobné předměty mezi palcem, ukazováčkem a prostředníčkem. Vidí kuličky, různé drobné předměty a hračky s dírkou. Dokáže je sbírat, házet do krabice s menším otvorem, navlékat na tyč, protáhnout dírkou atd. Rozlišuje zvířátka nebo známé věci na obrázcích. Umí imitovat gesta a hrát si nápodobivé hříčky, jako je: „Paci, paci, pacičky…" nebo „Tak, tak, všelijak…"

Na základě této skutečnosti je vhodné ukazovat dítěti obrázky, pojmenovávat věci na nich a učit dítě reagovat na výzvu: „Kde je…?"

Dále doporučujeme mu umožnit rozvíjet zrak, orientační dovednosti i práci ruky vhodnými hrami, jako je házení drobných hraček, kostiček, kuliček, víček od plastových lahví nebo kolíčků na praní např. do plastové láhve od čerstvého mléka, která má širší otvor, nebo do krabice s otvory. Oblíbenou hrou je také např. navlékání kroužků na tyč. **!!! Stále pozor na bezpečnost!!!**

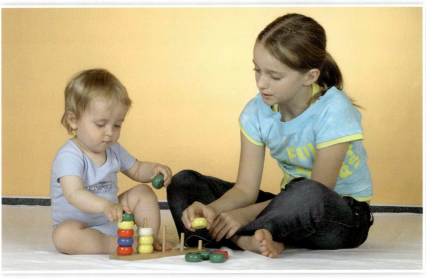

Dobrý zrak umožní dítěti v 10. měsíci věku uchopit špetkou drobné předměty nebo kroužky a navlékat je na tyč.

Zrak v 11. měsíci

Zdravé dítě s dobrým zrakem se již dokáže opticky velmi dobře orientovat v místnosti, kterou již má „prolezlou" a prozkoumanou ve všech koutech. Staví se, obchází nábytek a pokouší se o samostatný stoj v prostoru či první samostatné

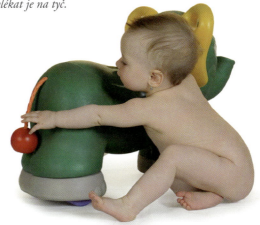

Jedenáctiměsíční dítě se dokáže dobře orientovat ve známé místnosti a zajímá se o detaily na hračkách.

krůčky. Při prohlížení obrázků dokáže rozlišit jednotlivá zvířátka a známé věci, na které již ukáže po výzvě: *„Kde je…?"*

Je zcela pochopitelné, že dítě dokáže pouze to, k čemu je vedeme, a podle toho, jak si s ním hrajeme a komunikujeme. Každé dítě je jiné. Jeho dovednosti jsou výsledkem tréninku, ke kterému jsme mu dali příležitost. Vždyť jedině trénink dělá mistra.

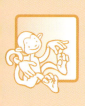
Zrak ve 12. měsíci

Ve dvanáctém měsíci svého života by mělo dítě díky dobrému zraku sbírat i ty nejdrobnější předměty. Tuto dovednost zvládá klešťovým úchopem (ohnutý palec proti ohnutému ukazováčku) nebo pinzetovým úchopem do stejných prstíčků, ale ještě natažených. Při pohledu z okna již pozná známé osoby. Položíme-li před ně obrázky s pěti známými zvířátky, nejenže dokáže ukázat na výzvu to správné, ale také, kde má oko, ucho, čenich nebo tlapku. Vidí na obrázku detaily.

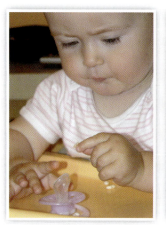
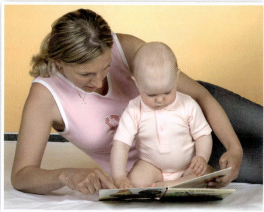

Dítě ve 12. měsíci věku již vidí nejjemnější drobky i detaily obrázku.

Z hlediska postupného vývoje zraku očekáváme u zdravého a dobře prospívajícího dítěte dosažení důležitých dovedností v této kvalitě a posloupnosti (termíny dosažení jednotlivých dovedností jsou pouze orientační):

Novorozenec • dokáže navázat krátký zrakový kontakt s pečující osobou • oči stáčí společně s tělem, ale pouze za objektem ve stejné výšce	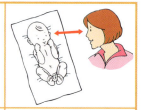
4.–6. týden • dítě dokáže krátce zafixovat zrakem obličej, hračku či hrazdičku, což mu umožní rozvíjet orientaci • ovládá okohybné svaly	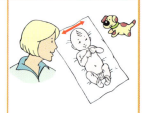

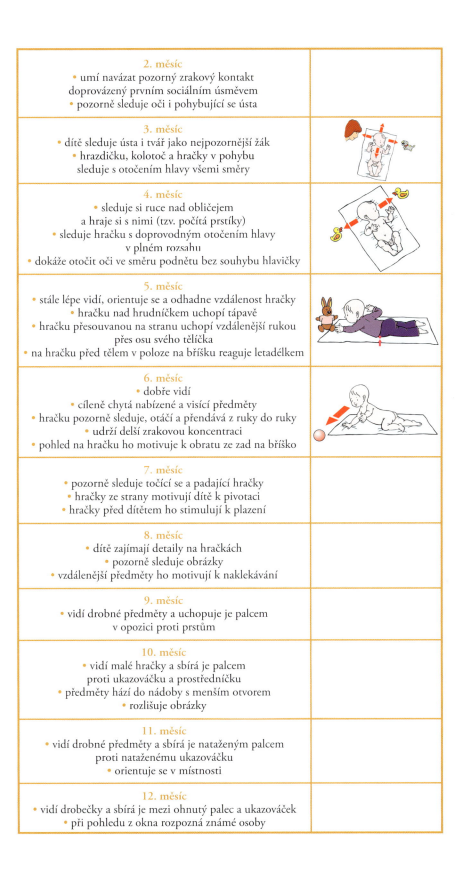

2. měsíc
- umí navázat pozorný zrakový kontakt
doprovázený prvním sociálním úsměvem
- pozorně sleduje oči i pohybující se ústa

3. měsíc
- dítě sleduje ústa i tvář jako nejpozornější žák
- hrazdičku, kolotoč a hračky v pohybu
sleduje s otočením hlavy všemi směry

4. měsíc
- sleduje si ruce nad obličejem
a hraje si s nimi (tzv. počítá prstíky)
- sleduje hračku s doprovodným otočením hlavy
v plném rozsahu
- dokáže otočit oči ve směru podnětu bez souhybu hlavičky

5. měsíc
- stále lépe vidí, orientuje se a odhadne vzdálenost hračky
- hračku nad hrudníčkem uchopí tápavě
- hračku přesouvanou na stranu uchopí vzdálenější rukou
přes osu svého tělíčka
- na hračku před tělem v poloze na bříšku reaguje letadélkem

6. měsíc
- dobře vidí
- cíleně chytá nabízené a visící předměty
- hračku pozorně sleduje, otáčí a přendává z ruky do ruky
- udrží delší zrakovou koncentraci
- pohled na hračku ho motivuje k obratu ze zad na bříško

7. měsíc
- pozorně sleduje točící se a padající hračky
- hračky ze strany motivují dítě k pivotaci
- hračky před dítětem ho stimulují k plazení

8. měsíc
- dítě zajímají detaily na hračkách
- pozorně sleduje obrázky
- vzdálenější předměty ho motivují k naklekávání

9. měsíc
- vidí drobné předměty a uchopuje je palcem
v opozici proti prstům

10. měsíc
- vidí malé hračky a sbírá je palcem
proti ukazováčku a prostředníčku
- předměty hází do nádoby s menším otvorem
- rozlišuje obrázky

11. měsíc
- vidí drobné předměty a sbírá je nataženým palcem
proti nataženému ukazováčku
- orientuje se v místnosti

12. měsíc
- vidí drobečky a sbírá je mezi ohnutý palec a ukazováček
- při pohledu z okna rozpozná známé osoby

163

Rozvoj hrubé motoriky (pohybový vývoj, vzpřimování)

Pohybový vývoj (neboli rozvoj hrubé motoriky) se týká souher pohybů hlavy, končetin i trupu, a to jak v poloze na zádech a na bříšku, tak i z hlediska spolupráce končetin a vertikalizace. Cílem je, aby novorozeně, pro které je přirozená poloha na zádech a nemá rozvinuté orientační dovednosti, rovnováhu, koordinaci pohybů ani sílu posturálních svalů, všechny tyto dovednosti a svaly natolik procvičilo, aby do dovršení jednoho roku dokázalo postupně samostatně a kvalitně vzpřímit hlavičku a tělíčko nad podložku v poloze na bříšku, přetočit se ze zad na bříško, zdvihnout se na všechny čtyři a lézt, postavit se a stát bez opory v prostoru.

Vzpřimování postupuje od hlavy k patám.

Kvalitní pohybový vývoj zdravého dítěte ovlivňují především **tři podmínky** k jeho vývoji, které mu nabídneme my, rodiče, při každodenní dvacetičtyřhodinové péči, a to především v prvních minutách, hodinách, dnech, týdnech a měsících jeho věku. Jedná se o období, ve kterém skutečně budujeme základ pro jeho celý další vývoj, podobně jako když stavíme věž.

V první řadě je to **správná a symetrická manipulace s dítětem**, která by měla být vždy klidná, citlivá, v souladu s jeho potřebami a psychomotorickou vyspělostí. S dítětem totiž manipulujeme neustále v průběhu celého dne. Manipulaci s dítětem proto můžeme považovat doslova za procvičování. Na kvalitě manipulace pak záleží dopad této stimulace.

Kvalitu vývoje dítěte dále ovlivňují **podmínky k odpočinku a ke spánku**. Ty by měly dítěti nabídnout rovnováhu (vodováhou vyrovnaná postýlka) a pocit jistoty, bezpečí i tepla, kterou dítě získá v péřové peřince. Nejmenší dítě prospí většinu dne. Podmínky ke spánku ovlivní, jestli bude mít možnost rozložit své těžiště naprosto rovnoměrně, nebo je bude muset stále aktivně vyvažovat a zda se bude cítit natolik bezpečně a pohodlně, že si skutečně dosyta odpočine a načerpá novou sílu a chuť k dalšímu aktivnímu rozvoji.

A do třetice jsou to pravidelné možnosti a kvalitní **podmínky k aktivnímu pohybu v poloze na zádech i v poloze na bříšku**, a to na tenké měkké podložce s pevným podkladem, v co nejvol-

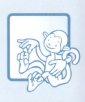

nějším oblečení, nejlépe v nahotě. Pokud bude dítě v době bdění často lenošit v autosedačce, baby vaku nebo loktuši, pak nebude mít příležitost pravidelně posilovat svaly, potřebné ke kvalitnímu vzpřímení do vertikály. Tyto možnosti má pouze při pravidelném pohybu v poloze na zádech, kdy může sledovat okolí, otáčet hlavičku, zvedat ruce a nohy nad podložku, střídavě s polohou na bříšku, ve které může hledat opěrné body ke zvednutí hlavičky a později tělíčka i pánve nad podložku.

A. Poloha na zádech

Poloha na zádech je pro dítě do pátého až šestého měsíce věku zcela přirozenou polohou, kterou neumí vlastní aktivitou změnit. Pro novorozeně je to poloha, ve které se dokáže uvolnit, odpočívat a spát, aniž by přetěžovalo organismus, nejlépe v pohodlném, bezpečném a teplém prostředí peřinky.

Již samotný projev dítěte v poloze na zádech v jednotlivých obdobích do šestého měsíce věku nám bude napovídat, jak bude vypadat budoucí vzpřímení hlavičky, ramen, pánve i celého tělíčka při vzpřímení v poloze na bříšku a později ve stoji a při chůzi. Poloha na zádech je první samostatná poloha, ve které je zdravé dítě do 3. měsíce věku schopno se zcela uvolnit, sledovat okolí a hračky, navazovat sociální kontakt a rozumově se rozvíjet. Je to poloha, která je velmi důležitá pro posílení krčních, břišních, mezilopatkových, hrudních i prsních svalových skupin, které spolu s dobře posílenými zádovými a hýžďovými svaly budou později sehrávat nezastupitelnou úlohu ve správném vertikálním vzpřímení člověka po celý život.

165

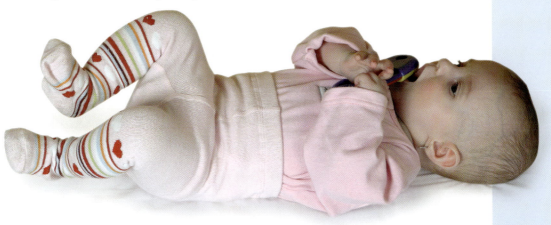

Pro dítě do 5. měsíce věku je přirozená poloha na zádech.

Poloha na zádech u novorozence

Podíváme-li se na nahého zdravého novorozence ležícího v poloze na zádech na pevném základu s měkkou podložkou v optimálně teplé místnosti, pak si všimneme, že neleží rovnoměrně rozložený na celých zádech, ale je nestabilní. Leží asymetricky, s pokrčenými končetinami, s hlavičkou otočenou k jedné nebo ke druhé straně. Tělíčko je schoulené a těžiště je k té straně, na kterou má otočenou hlavičku obličejovou částí. Horní i dolní končetina na obličejové straně dítěte jsou zpravidla lehce protaženější než končetiny na straně záhlavní. Pohyby jsou nekoordinované, holokinetické (celým tělíčkem i končetinami současně).

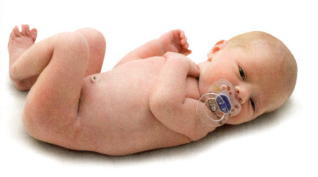

Poloha novorozence v poloze na zádech je nestabilní. Tělíčko novorozence a dítěte v prvních týdnech života je nestabilní, schoulené a s těžištěm k té straně, na kterou má otočenou hlavičku.

Řekli jsme si, že novorozenec leží s hlavičkou stočenou k jedné nebo ke druhé straně. Hovoříme **o predilekčním držení hlavičky**, které je zcela normální pouze v případě, že dokáže volně otočit hlavičku i na druhou stranu nebo alespoň do střední roviny. Strany by měl být schopen volně střídat, tzn. že by neměl upřednostňovat žádnou ze stran.

Tuto schopnost můžeme u dítěte nejen testovat, ale také trénovat tím, že mu naší dlaní zabráníme ve výhledu. Zdravé dítě má potřebu otočit se za světlem. Pokud nemá ani snahu, pak můžeme mít podezření, že by mohlo být slepé nebo mentálně postižené. Novorozeně otočí s hlavičkou současně celé tělo. Teprve kolem druhého měsíce věku dokáže otočit hlavičku izolovaně.

Pokud má novorozeně snahu otočit hlavičku, ale nedokáže to, pak hovoříme o **„fixované predilekci"**. Z hlediska mentálního vývoje můžeme být klidní, ale z hlediska pohybového vývoje bude potřeba vyhledat odborníky.

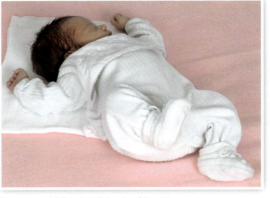

Dítě s predilekčním držením hlavičky.

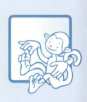

K odpočinku a ke spánku doporučujeme ukládat novorozence zásadně do měkké polovysypané péřové peřinky, která mu nabídne dostatek pocitu jistoty, bezpečí a tepla. Pohodlné podmínky při spánku mu umožní uvolnit se a lépe rozložit těžiště těla i hlavičky do středové polohy. Jedině tak si může dosyta odpočinout, dle potřeby se v klidu vyspat a načerpat sílu na zvládnutí prozatím náročných podmínek v době bdění.

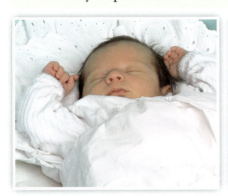
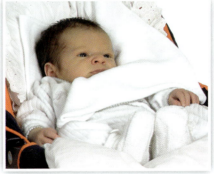

Novorozeně a dítě do 3. měsíce věku si nejlépe odpočine v péřové peřince, která mu nabízí dostatek pocitu jistoty, bezpečí a tepla.

V době bdění doporučujeme dítě z peřinky na chvíli vyjmout a pečovat o ně (přebalovat, převlékat, hrát si s ním) na tenké měkké podložce, ale s pevným základem. Ideální je velký stůl nebo zem, na kterou položíme molitanovou podložkou obalenou igelitem. Tím je po chvilíčkách vystavováno postupnému otužování při změnách teplot a posilování vlivem působení zemské přitažlivosti na jednotlivé části těla různými směry při změnách poloh dítěte.

!!! Pozor na průvan. Dítě nepokládáme k aktivitám na měkkou postel, prosezený gauč či křeslo s nerovným povrchem. Nikdy nenecháváme dítě ani chvíli bez dozoru, i kdyby se nám stokrát zdálo, že nemůže spadnout!!!

S ohledem na podmínky, které mělo dítě v nitroděložním životě před narozením (pobyt ve stále stejně teplé a měkké děloze, která mu nabízela pocit jistoty, bezpečí a tepla, stálá poloha v klubíčku s omezeným pohybem, …), a na jeho psychomotorickou vyspělost (nerozvinuté orientační dovednosti, neposílené posturální = šíjové, mezilopatkové, zádové, břišní a hýžďové svaly) je nezbytné nabídnout dítěti během celého dne citlivou a šetrnou péči.

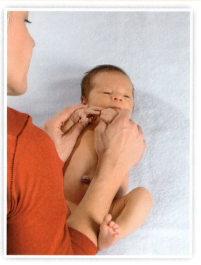

V době bdění si s dítětem hrajeme a rozvíjíme je na měkké tenké podložce s pevným podkladem. Dítě se tak postupně otužuje a aklimatizuje na běžné životní podmínky.

S dítětem zacházíme a komunikujeme pomalu a klidně. Při manipulaci s dítětem střídáme strany i ruce. Zvedáme je, chováme v náručí, předáváme z náruče do náruče, pokládáme, otáčíme je ze zad na bříško a zpět takovými technikami, které nepřetěžují páteř ani nedráždí nervový systém dítěte.

168

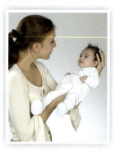 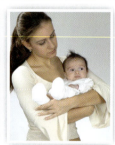 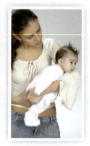 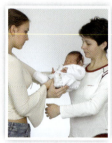

Dítě zvedáme přes „zajíčka" jednou dlaní pod celou hlavičkou a druhou pod zadečkem, nosíme je v symetrickém „vyvýšeném klubíčku" s opřením o paži a rameno nebo v „tygříkovi" a předáváme si je podáním přes „zajíčka" do „vyvýšeného klubíčka".

Vyvarujeme se prudkých pohybů, záklonů hlavičky, tlaků napříč páteře i svislých poloh.

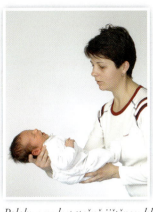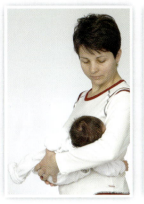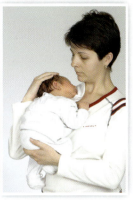

Polohy s nedostatečně jištěnou hlavičkou, se záklonem hlavy i trupu, s rukou za tělem matky a svislé polohy ohrožují kvalitu dalšího vývoje dítěte.

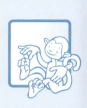
V průběhu prvního měsíce věku je dítě schopno stále lépe udržet zrakový kontakt s obličejem matky, která o ně pravidelně pečuje. Kontakt je postupně schopno udržet i v případě pomalých a mírných výkyvů obličeje do stran. Těžiště tělíčka je i dále na obličejové straně dle otočení hlavičky, ale prohnutí trupu je postupně stále menší. Ramínko i pánev na záhlavní straně nedoléhá na podložku. Horní končetina na obličejové straně je protaženější než končetina na straně záhlavní – držení šermíře.

Doporučujeme s dítětem pravidelně po chviličkách navazovat zrakový i slovní kontakt a pohybovat se nad dítětem do stran. Můžeme je již také motivovat hračkou. Vše provádíme klidně, jemně a pomaloučku, aby se dítě stihlo zapojit. Budeme-li trpěliví, dočkáme se již ke konci novorozeneckého období krásné spolupráce otočením hlavičky i tělíčka současně. Sledujeme, zda má stejné možnosti pohybu na obě strany stejným způsobem.

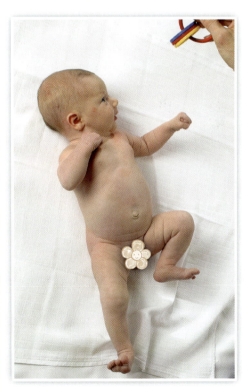

Podle způsobů reakce dítěte, postavení i otočení hlavy a končetin dokážou odborníci rozpoznat každou odchylku.

169

Poloha na zádech ve 2. měsíci

Mezi 4. a 6. týdnem si u zdravého dítěte všimneme polohy šermíře. S otočením hlavičky se změní také postavení horních a dolních končetin, a to tak, že na straně obličeje jsou natažené a na straně záhlaví pokrčené.

Má-li dítě dostatek kontaktu s pečující osobou, zrakové motivace a příležitostí pohybovat se nahé nebo lehce oblečené v době bdění na pevné podložce, pak má dostatek příležitostí k aktivnímu pohybu. Může tak vše sledovat, otáčet hlavičku, a tím posilovat svaly na krčku.

Dítě je schopno otočit hlavičku střídavě na obě strany za obličejem rodiče i za hračkou se současným doprovodem pohybu horních končetin po vzoru šermíře, tzn. že po vytočení hlavičky na stranu jsou končetiny před obličejem dítěte protažené a záhlavní jsou lehce pokrčené. Při této reakci dokážou odborníci rozpoznat včas každou odchylku.

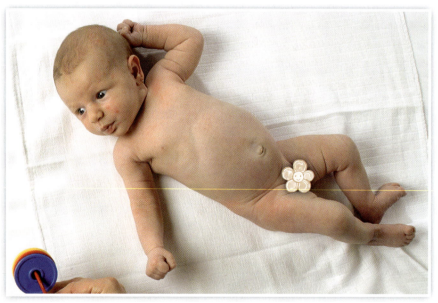

Dítě v pozici šermíře.

Má-li možnost sledovat hrazdičku s hračkami nad hrudníčkem, pak se mu občas při aktivním pohybu podaří náhodně na ně dosáhnout a rozhoupat je. Tímto nejen zjišťuje příčinu a následek, ale také má motivaci střídavě zvedat a pokládat horní končetiny a tím posilovat prsní a mezilopatkové svaly.

Drží-li dítě hlavičku v ose, pěstičky jsou již povolené, paleček je venku z pěsti a horní končetiny se spojují na hrudníčku po vzoru kontaktu hřbetů prstů. Tato souhra je patrná především ve chvíli, kdy odpočívá v bezpečné a pohodlné náruči v pozici „klubíčka", na měkké podložce nebo v autosedačce.

Ke konci tohoto období jsou pánev i tělíčko již uvolněnější, nejsou schoulené a dítě leží patami, pánví a lopatkami rovnoměrně rozložené na podložce. Pohyb dolních končetin již nesleduje otočení hlavičky.

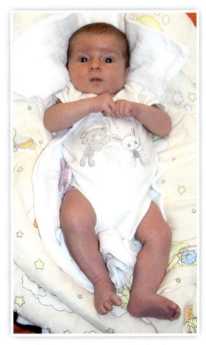

Aby se mohlo dítě pohybovat v plném rozsahu svých možností, mělo by být co nejčastěji svlečené pouze do pleny nebo velmi pohodlně ob-

V pohodlné poloze na zádech dítě spojí horní končetiny nad hrudníčkem po vzoru kontaktu hřbetů prstů.

lečené. Již samotnou plenu je nutno upevnit tak, aby dítě nestahovala a neomezovala v pohybu, především při zvedání nohou nad podložku. Po připevnění pleny by mělo být možno vložit do pleny shora všechny čtyři prsty kolmo k bříšku. Při výběru oblečení dbáme na to, abychom dítě neoblékali do malého a krátkého body ani dupaček, které by je stimulovaly do extenze (propínání) dolních končetin.

171

Při přebalování doporučujeme dítě zcela svléknout alespoň na 5–10 minut a dopřát mu pohyb v nahotě na tenké měkké teplé podložce s pevným základem, a to přibližně polovinu tohoto času na zádech a druhou polovinu na bříšku.

Nahé dítě je nejen evidentně aktivnější, čipernější a šikovnější než oblečené, ale také se významným způsobem otužuje.

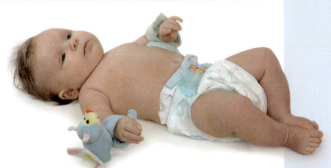

Dvouměsíční dítě již dokáže ležet na podložce rozložené s těžištěm pod lopatkami, pánví a patami.

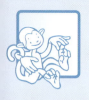
Pozor však na míru. Zpočátku raději v teplejší místnosti a na kratší dobu. Postupně se může v nahotě pohybovat ve stále chladnější místnosti a také můžeme prodlužovat dobu pohybu v nahotě. Je-li dítě zdravé, pak mu krátkodobý chlad při aktivním pohybu neublíží.

Pozor také na průvan a mokré tělo či oblečení, které rychle odvádí teplo a může tak dojít k rychlejšímu podchlazení. Proto bychom neměli od nahého dítěte nikdy odcházet. Naopak, to je doba vhodná pro řízenou stimulaci. Budeme-li s ním sedět nebo ležet na zemi či podložce, ucítíme tak sami na vlastní kůži, zda je, či není vystaveno průvanu, popřípadě si včas všimneme, zda se pomočilo a je ho potřeba osušit nebo převléknout. V případě prů-

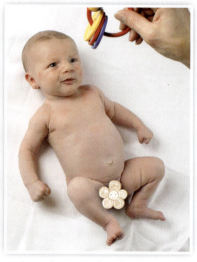

Nahota dítě stimuluje k větší aktivitě i otužilosti.

vanu mnohdy stačí ucpat spáry pod dveřmi, oknem nebo balkónem dekou nebo starším ručníkem. Po aktivitě v nahotě je vhodné dítě obléknout do volného oblečení a ponechat je takto uspokojené v klidu k samostatnému zaměstnání.

172

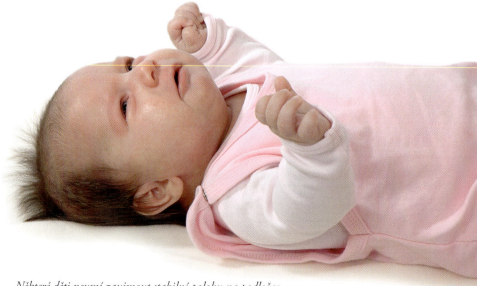

Některé děti neumí zaujmout stabilní polohu na podložce, jsou neklidné, nesoustředěné a často se zaklání.

U některých dětí si všimneme, že po položení na podložku nemohou najít stabilitu, neumí se položit rovnoměrně na celá záda s těžištěm mezi lopatkami, různě se vytáčí, rozhazují rukama a zaklání se. Při otáčení hlavičky za hračkou jsou celé rozhozené a nesoustředěné.

V tomto případě doporučujeme v první řadě pečlivě **dbát na klidnou a správnou manipulaci s dítětem** již při běžné a pravidelné péči o ně. Vyvarovat se svislých poloh a upřednostňovat „boční" nebo „vyvýšené klubíčko", popř. „tygříka".

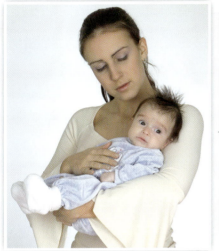 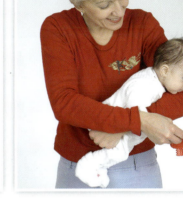

Poloha dítěte ve „vyvýšeném klubíčku".   *Poloha dítěte v „tygříkovi".*

Vždy při pokládání takto nestabilního dítěte na podložku **vytahujeme ruku zpoza záhlaví až nakonec a současně volnou rukou vyvíjíme lehký tlak na hrudníček**, čímž dítě lépe zakotvíme do podložky. Takto stabilizované dítě, ležící na zádech, s protaženou šíjí a s těžištěm mezi lopatkami, se pak nezaklání, daleko kvalitněji a soustředěněji spolupracuje při motivaci k otáčení hlavičky za hračkou do stran a také aktivněji zvedá ruce i nohy nad podložku, čímž vydatně posiluje bříško.

Po chviličce pomaloučku zvedneme ruku z hrudníku a vyměníme ruce. Rukou, která držela hračku, nyní stabilizujeme hrudníček a uvolněnou rukou opět ukazujeme hračku. Uvolníme-li ruku z hrudníčku náhle nebo příliš rychle, tak se dítě většinou lekne a ztratí jistotu. Později můžeme uvolňovat ruku z hrudníčku již v průběhu motivace dítěte k obratu hlavičky. Tím zjistíme, zda se již dítěti podařilo najít a zachovat stabilitu mezi lopatkami.

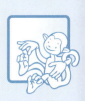

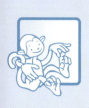

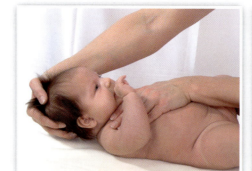
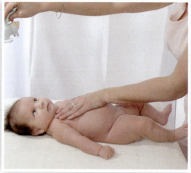

Účinnou pomocí dítěti, které je nestabilní, neklidné a nesoustředěné na podložce, je, když jednu ruku položíme na jeho hrudníček a druhou rukou podložíme hlavičku. Poté položíme hlavičku vytažením ruky zpoza záhlaví, čímž protáhneme jeho šíji. Ruka na hrudníčku nabízí mírný tlak. Dítě si tak lépe uvědomuje těžiště mezi lopatkami, cítí se stabilní, uklidní se a je schopno lépe zvedat nohy i ruce nad podložku a otáčet hlavičku do stran za hračkou.

Další pomocí tomuto dítěti je hříčka **„houpačka zadečku"**. Palci podhmátneme kolena a dlaněmi stehna dítěte, která lehce zvedneme směrem k bříšku. Malíkovou hranou lehce zatlačíme do třísel a současně palci pod kolínka, a tím zvedneme lehce pánev nad podložku a zároveň protáhneme páteř dítěte na podložce až ke krční oblasti. Uvolnění a lehký tlak opakujeme a tím dítěti houpeme pánví. Taková maličkost stačí na to, aby se změnilo těžiště dítěte a dítě se na tu chvíli srovnalo a stabilizovalo. Vše provádíme pomalu, klidně a plynule. Hru ukončíme pomalým a klidným položením nohou nad podložku. Při rychlém upuštění se dítě vyleká a reaguje úlekem.

Po několika dnech takovéto dopomoci je schopno postupně zaujmout stabilní polohu na zádech samostatně. V případě neúspěchu do třetího měsíce věku je nutné se poradit s fyzioterapeutem.

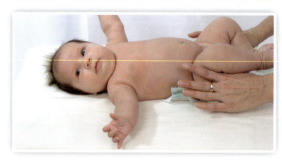

„Houpačka zadečku" pomáhá dítěti najít těžiště. Po ukončení pozor na rychlé upuštění končetin, které dítě vyleká a opět se rozhodí.

Ve chvíli samostatného zaměstnání dítěte doporučujeme dávat nad hrudník dítěte hrazdičku se zavěšenými hračkami nad horními končetinami, aby do nich mohlo při aktivním pohybu rukou náhodně udeřit. Pozor, aby nebyly hračky na jedné straně na dosah a na druhé příliš vysoko. V případě pravidelného pokládání dítěte pod takovouto hrazdičku bychom velice brzy u dítěte zjistili asymetrii. Nejenže by byla aktivnější ruka na straně hraček, které jsou níž, ale také hlava by se stále stáčela pouze tímto směrem. Druhá ruka by byla pasivní a přitažená k tělu.

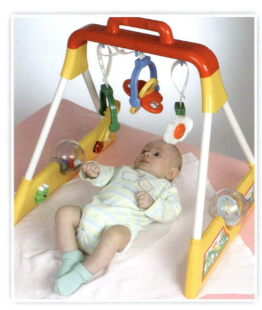

Dvouměsíční dítě sleduje hrazdičku s velkým zájmem. Pozor na symetrické zavěšení hraček, aby nedošlo k asymetrii v rozvoji dítěte.

Poloha na zádech ve 3. měsíci

Dítě do třetího měsíce věku postupně utlumí většinu vrozených reflexů a tím je připraveno na aktivní vědomý vývoj ve všech dovednostech, který postupně směřuje k vertikalizaci.

Pokud budeme s dítětem do 3. měsíce věku správně a symetricky manipulovat, budeme je pokládat ke spánku do pohodlného prostředí peřinky a v době bdění na cvičnou pevnou podložku a budeme-li ho podněcovat k pohybu střídavě z obou stran, pak má možnost rozvíjet se rovnoměrně.

Ve 3. měsíci věku již dokáže zaujmout symetrickou a rovnoměrně rozloženou polohu v ose nosíku, brady, sterna (hrudní kosti) a stydké spony. Dítě je stabilní, nevychyluje těžiště, není nakloněno ani k jedné straně. Horní končetiny se pohybují rovnoměrně nad podložkou nebo dojde ke spojení dlaní nad hrudníčkem, prozatím bez zrakového kontaktu.

Dolní končetiny jsou ve 3. měsíci ještě často chodidly na podložce a kolena jsou zvednuta. Stehno vůči lýtku i stehna vůči sobě svírají pravý úhel. Postupně jsou dolní končetiny nad podložkou stále častěji. Všechny klouby mezi sebou svírají pravý úhel. Ve 4. měsíci jsou horní končetiny nad podložkou již stále.

175

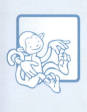
Svalovina dobře prospívajícího dítěte na přední straně krku a břišní stěně je již natolik aktivní a natolik v souhře se svaly zadní strany krku a zad, že umožní rozvinutí a napřímení celé páteře dítěte jak v poloze na zádech, tak i v poloze na bříšku. Páteř je připravena se rotovat a otáčet.

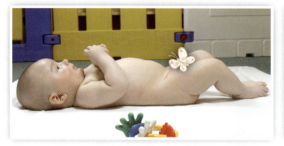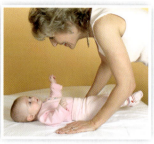

Dítě ve třetím měsíci věku již umí ležet v poloze na zádech s rozloženým těžištěm, symetricky a v ose.

Zajímá se o různé věci v okolí, které sleduje otáčením hlavy na všechny strany. Hlavičku umí otáčet izolovaně (pohyb hlavy nedoprovází pohybem těla) za hračkou všemi směry, aniž by změnilo polohu rukou nebo nohou. Tělo i končetiny jsou stále uvolněné a v ose.

Kontrolu kvality polohy dítěte na zádech je nejlépe provést tak, že je nahé položíme na měkkou podložku s pevným základem.

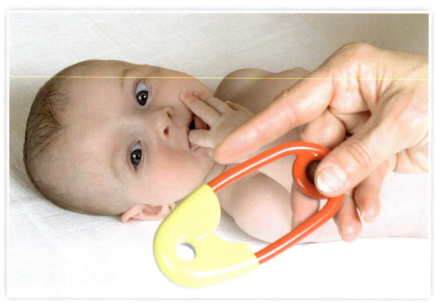

Tříměsíční dítě sleduje hračku bez souhybu těla.

Při pokládání dítěte je položíme na podložku nejlépe přes „zajíčka", tj. z úchopu, při kterém dítě držíme jednou dlaní pod hlavičkou a předloktím pod zády a druhou rukou pod zadečkem. Nejdříve uvolníme zadeček a teprve poté hlavičku, zpod které vytahujeme ruku zpoza záhlaví, tzn. tak, abychom při pokládání lehce protáhli zadní stranu šíje a hlavně hlavičku položili do osy s tělem. Postavíme se nad ně a navážeme s ním slovní i zrakový kontakt. Dítě zaujmeme svou tváří i mimikou a přitom pozorně sledujeme jeho chování i polohu.

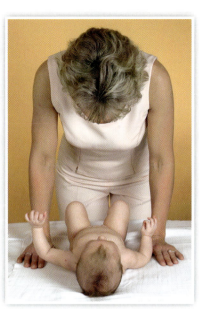

Zda dítě dokáže zaujmout správnou polohu na zádech, můžeme sledovat sami.

U dítěte, se kterým je zacházeno citlivě, ale nepřiměřeně s ohledem na jeho psychomotorické možnosti, se mohou již nyní projevit odchylky od normy adekvátního projevu psychomotorické vyspělosti dítěte. Odchylky v projevech dítěte od normy však mohou mít hned několik příčin, od banálních až po velmi závažné.

Občas může být příčinou tzv. **svalová hypertonie** (zvýšené svalové napětí) nebo **svalová hypotonie** (snížené svalové napětí). Svalové napětí je odpor, který klade sval při jeho protažení, a je řízeno mozkem.

177

Většinou však bývá příčina v nevhodné manipulaci s dítětem, při které jsou děti nošeny asymetricky, ve svislé poloze nebo s jednou končetinou za tělem rodiče a druhou v prostoru. Někdy to může být špatně vyvážená kolébka, ve které dítě leží stále vykloněné na jednu stranu. Jindy to může být rychlé a neobratně prudké zacházení s dítětem, které může způsobit bolest svalů krku. Dítě pak hledá úlevovou polohu. Projevuje se záklonem a současně úklonem hlavičky na jednu stranu, přetrvávajícím vzorem šermíře, asymetrickou pohyblivostí končetin atd.

Nevhodná manipulace s dítětem, která mu nenabízí dostatek jistoty, bezpečí a rovnováhu, může dítěti znemožnit zapojení potřebných svalových skupin.

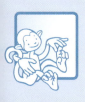
Například nošení dítěte ve svislé poloze s tlakem přes páteř a nezajištěnou horní částí těla způsobí, že takto nošené dítě se zaklání v trupu i v oblasti šíje, kterou zároveň vytáčí do strany za zrakovými vjemy. Ruce roztahuje do stran a ramena tlačí dozadu lopatkami k sobě. V této pozici nemá šanci zapojit potřebné břišní, zádové ani šíjové svaly.

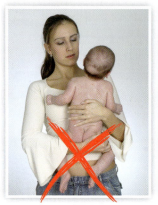
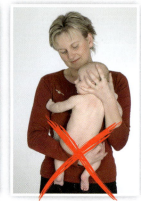
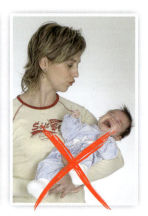

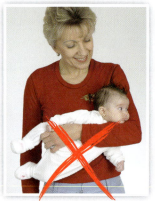
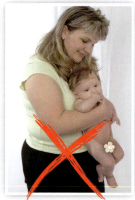

Dítě nošené ve svislé poloze s nedostatečně zajištěnou hlavičkou, vychýlené z osy nebo s rukou za tělem matky se zaklání v trupu i v oblasti šíje, kterou zároveň vytáčí za zrakovými vjemy do strany. Roztahuje ruce a ramena tlačí dozadu lopatkami k sobě. V těchto pozicích nemá šanci zapojit potřebné břišní, zádové ani šíjové svaly.

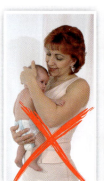
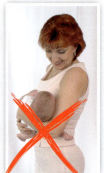
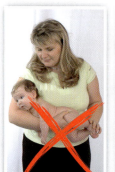
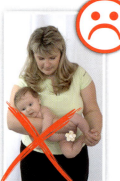

Nevhodnou, byť citlivou manipulací můžeme negativně ovlivnit celkový vývoj dítěte.

Položíme-li takto nošené dítě na podložku, má tendenci v této poloze přetrvávat. Prohýbá se v páteři, zaklání a vytáčí hlavičku a roztažené ruce fixuje do podložky. Na zádech i na bříšku se projevuje nejistě a nestabilně. Na podložce se necítí dobře, odmítá déle ležet, pláče a vynucuje si nošení, které, je-li takto nekvalitní, situaci dále zhoršuje. A je z toho bludný kruh.

Podíváme-li se u těchto dětí na tvar hlavičky shora, často vidíme, že je na jedné straně sležená, někdy i s menší hustotou vlásků. Také v poloze na bříšku bude patrná asymetrie a nestabilita. Tyto projevy by pro nás měly být jasnými varujícími signály a výzvou k vyhledání odborné pomoci v rehabilitačním pracovišti, kam můžeme získat doporučení od svého dětského lékaře.

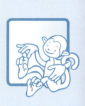

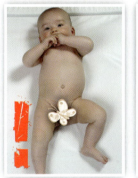
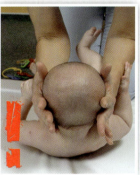
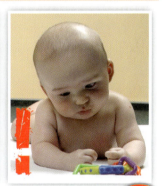

Tříměsíční dítě, které má sleženou hlavičku a projevuje se na zádech i na bříšku nestabilně se záklonem nebo úklonem hlavičky z osy, potřebuje odbornou pomoc.

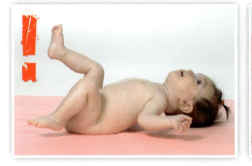
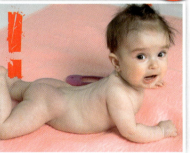

Tyto projevy nepatří k obdivuhodným akrobatickým dovednostem, ale měly by se pro nás stát výzvou ke změně v přístupu k dítěti i k vyhledání odborné pomoci.

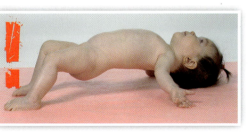

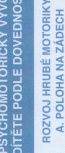

Pokud tříměsíční dítě nedokáže zaujmout stabilizovanou polohu, neumí se uvolnit, vytáčí se a různě vyklání, pak je vhodné je začít rehabilitovat a při běžné každodenní péči mu nabídnout stejnou pomoc, jakou jsme doporučovali podobně se projevujícím dvouměsíčním dětem v předchozím měsíci.

V první řadě je to **šetrná manipulace v souladu s jeho psychomotorickou vyspělostí**. Dítě zvedáme, chováme, nosíme a celkově s ním manipulujeme tak, abychom nepřetěžovali jeho páteř, neprovokovali záklony, a mělo by mít vždy horní i dolní končetiny před tělem. Při chování v náručí mu nabízíme pocit jistoty, bezpečí a tepla. S dítětem stále zacházíme pomalu a citlivě. Pravidelně střídáme ruce i strany našeho působení na dítě, a to jak při manipulaci s dítětem, tak při jeho stimulaci.

Z manipulačních technik i nadále doporučujeme **zvedání i pokládání dítěte na podložku nabalením** a nošení dítěte k uklidnění a k relaxaci ve **„vyvýšeném" nebo „bočním klubíčku"** a k aktivnímu zaměstnání nejlépe v **„klokánkovi"** nebo v **„tygříkovi"**.

Při **zvedání dítěte nabalením** je velmi důležité nejdříve motivovat dítě k samostatnému otočení hlavičky ve směru obratu a teprve poté je dotočit a zvednout. Úchopem dítěte nesmíme omezovat pohyblivost horních končetin. Po zvednutí dítěte do „klokánka" se obětavě skloníme, přiložíme dítě hlavičkou do ramenní jamky (pod klíček) opačné ruky, která se ihned připraví k podložení tělíčka dítěte ze strany, a narovnáme se.

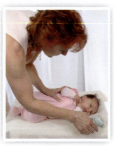 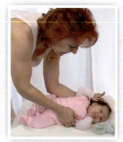 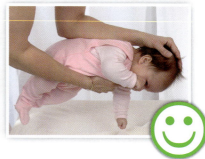

Ukázka zvednutí dítěte nabalením.

Dítě spočívá ve **„vyvýšeném klubíčku"**. Ruka, která objímá, podkládá loýtek a zajišťuje pohodlí dítěte. Nosná ruka pod zadečkem zajišťuje polohu dítěte v ose. Všechny čtyři končetiny musí mít dítě před tělíčkem. Zadeček dítěte musí být na dlani před tělem rodiče. Nohy dítěte netlačíme k tělu.

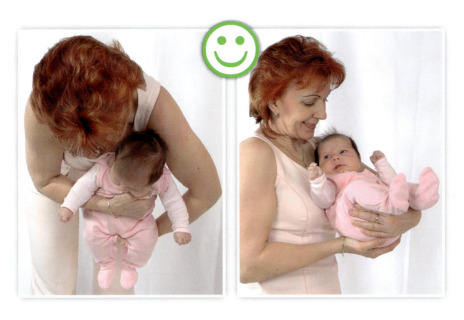

Při nošení dítěte v „klokánkovi" dbáme na to, aby dítě bylo opřeno zadečkem o nadbřišek rodiče a spočívalo místem v oblasti žaludku (lidově „solar") na jeho roztažené dlani. Tělíčko dítěte je v předklonu cca 45° vůči tělu napřímeného rodiče a rodiče podkládají stehna dítěte tak, aby s bříškem svírala cca 90°.

V pozici „bočního klubíčka" spočívá hlavička v loketní jamce nosné ruky rodiče, která svým předloktím podkládá vnější končetiny a obímá tělíčko dítěte. Druhá ruka tělíčko podkládá, a tím nabízí dítěti větší pocit pohodlí, jistoty a bezpečí.

Při držení dítěte v pozici „tygříka" je velmi důležitý sklon dítěte cca 45°, podložená stehna do pravého úhlu vůči bříšku a neomezený pohyb horních končetin před zraky dítěte.

„Klokánek".

181

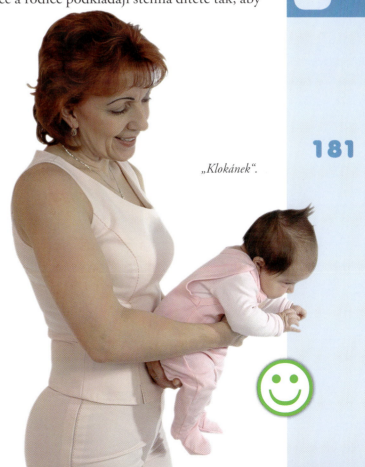

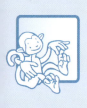

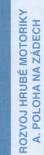
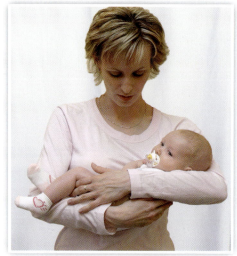

„Boční klubíčko".

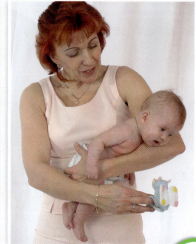

„Tygřík".

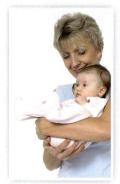

„Vyvýšené klubíčko".

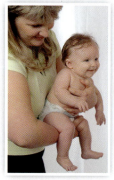

„Klokánek".

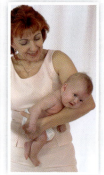

„Tygřík".

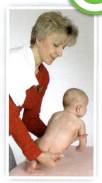

Pokládání nabalením.

Při pokládání nestabilního dítěte na podložku doporučujeme protáhnout jednou rukou šíji a druhou mu pomůžeme najít těžiště pomocí lehkého tlaku na oblast sterna (hrudní kosti). Ruku na hrudníčku

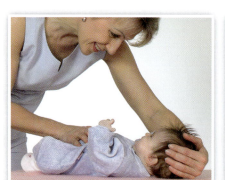

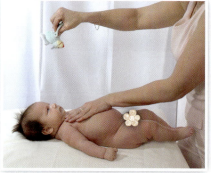

Při pokládání dítěte na podložku vytahujeme ruku zpoza záhlaví a lehce mu zatížíme hrudníček. V případě potřeby je takto stabilizujeme i při stimulaci k obratu hlavičky do stran.

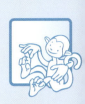
ponecháme i při stimulaci k obratu hlavičky za hračkou. Tlak uvolňujeme velmi plynule a pomalu, aby se dítě znovu nerozhodilo.

Při jakékoliv hře s dítětem v poloze na zádech je doporučujeme i nadále nejdříve položit popsaným způsobem do osy a teprve poté na něj působit hračkou k obratu hlavičky.

Pokud se nám jeví dítě při obratu hlavičky stále nestabilní, pak mu pomůže, když mu podložíme pod zadeček jednu plenu složenou na obdélník. Pomocí takto podložené pánve se přenese těžiště lépe mezi lopatky. Poté položíme jednu ruku na hrudníček, čímž potvrdíme těžiště mezi lopatkami, a tím dítě stabilizujeme.

Nestabilnímu dítěti nabízíme i nadále hru „houpačka zadečku". Nejdříve opět srovnáme dítě do osy tak, že podložíme hlavičku dítěte a položíme ji vytažením ruky zpoza záhlaví, abychom protáhli šíji. Hned poté s dítětem navážeme kontakt přímo nad jeho obličejem.

Podhmátneme palci kolínka dítěte, obejmeme dlaněmi stehna a schoulíme kolínka nad bříško. Lehkými, nenásilnými a rytmickými pohyby za doprovodu písničky *„Houpy, houpy, kočka snědla kroupy, …"* střídáme schoulení s lehce zvednutou pánví a s kolínky k bříšku a poté uvolnění. Díky této hříčce – „houpačka zadečku" – dochází k lepšímu uvolňování střevních plynů a také k návyku zvedání nožiček a pánve nad podložku, což bude dítě potřebovat jako samostatnou dovednost v následujícím období.

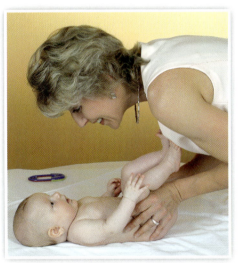

Při každé hříčce i při hře „houpačka zadečku" udržujeme zrakový kontakt s dítětem.

183

Některé dítě se nám může jevit bez zájmu nebo ochablé a až příliš hodné. I to by mělo být pro nás výzvou ke konzultaci s odborníkem a k hledání stimulačních technik k jeho zvýšené aktivitě. Příčinou může být nejen svalová hypotonie, ale také nedostatečná stimulace dítěte. Nejčastější chybou je časté pokládání

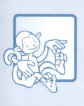

dítěte do autosedačky, která nabízí psychické uspokojení dítěte rozhlížejícího se po okolí díky poloze v polosedu, a jeho naprosto omezené možnosti k nějaké větší aktivitě a posilování potřebných posturálních svalů.

Autosedačka slouží k přepravě dítěte autem na nezbytně dlouhou dobu. V žádném případě by se neměla stát pomůckou k odložení dítěte do polosedu s možností vertikálního rozhledu po okolí. Velké nebezpečí je především v získání návyku pohodlnosti. Dítěti stačí zaplakat a pozorný rodič je ihned zahrne hračkami. Dítě je postupně stále lenivější a o nic se nesnaží.

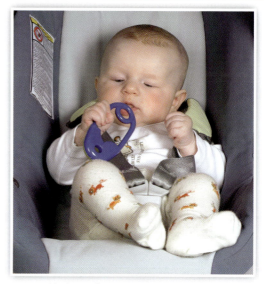

Dítě pokládáme do autosedačky pouze na nezbytně dlouhou dobu.

Velkou chybou je dítěti vše zjednodušovat a dělat za ně, a tím je omezit ve vlastním vývoji. Za omezování vlastního vývoje považujeme, když jeho touhu vidět ze sedu či ze stoje uspokojíme tím, že je budeme posazovat do polosedu v autosedačce, v klíně či s opřením o polštáře, nebo je dokonce vezmeme do náruče do svislé polohy. Dítě je tak chytré, že mu stačí párkrát tento sed nebo svislou polohu nabídnout a později ukázat, že po naznačení své potřeby vzpřímení bude posazeno či nošeno ve svislé poloze, a ono rychle pochopí, že není potřeba se snažit. Pochopí, že stačí pouze zaplakat a v případě neúspěchu v pláči vytrvat. Ví, že milující nepoučený rodič brzy přijde a jeho potřebu nakonec uspokojí, třeba i na úkor vlastního zdraví a problémů s páteří. Přitom stačí tak málo. Sed a vzpřímenou polohu dítěti vůbec (ani výjimečně k odříhnutí) nenabízet a raději je neustále motivovat k aktivnímu vývoji na zádech, na bříšku, k otáčení hlavičky i tělíčka za hračkou atd.

Přestože známe možnosti stimulace dítěte v různých situacích naznačujících problém v jeho psychomotorickém vývoji, přesto doporučujeme konzultovat jakékoliv pochybnosti s dětským lékařem nebo s odborným instruktorem na psychomotorický vývoj. Vždy je lépe o pochybnostech diskutovat, a tím získat šanci je v případě potřeby včas řešit, než abychom je zbytečně zanedbali.

V následujícím období bude úkolem dítěte v poloze na zádech dostatečně posílit všechny břišní svalové skupiny, které budou společně se zádovými svaly zodpovědné za dokonalé vzpřímení páteře, pánve, ramen i hlavy ve vertikále.

Břišní svalstvo dítě posiluje především díky aktivnímu zvedání a pokládání dolních končetin nad podložku. Proto mu umožníme pohybovat se nahé nebo ve volném oblečení a motivujeme ke zvedání všech končetin vhodným míčem (overball – viz **www.kennyshop.cz**).

Díky střídavému pokládání a zvedání horních končetin k hračce či k míči dítě posiluje mezilopatkové svaly, svaly paží a pletence ramenních kloubů i mezižeberní svaly, které jsou ve vzájemné spolupráci zodpovědné za kvalitu budoucího vzpřímení dítěte.

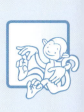
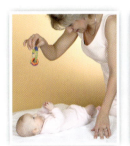 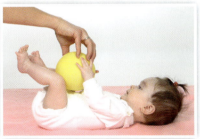 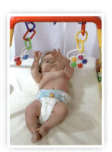

Aby se mělo dítě šanci dostatečně posílit, je potřeba mu poskytnout hodně příležitostí k aktivnímu pohybu na pevné podložce v nahotě nebo v netísnícím oblečení.

O správně zapojených břišních svalech nás dítě může přesvědčit přetrváváním zvednutých dolních končetin nad podložkou. Ve čtvrtém měsíci věku by mělo umět udržet nohy nad podložkou tak, že stehna jsou v pravém úhlu k ose těla i k podložce. Bérce směřují rovnoběžně s podložkou a i chodidla jsou do pravého úhlu vůči bérci. Chodidla jsou stočená tak, že se paličky u nohou vzájemně dotýkají. Později (ve 4,5 měsících) se již dotýkají vnitřní hrany chodidel.

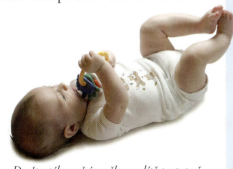

Do čtvrtého měsíce věku se dítě postupně naučí zvednout nohy nad podložku.

Poloha na zádech ve 4. měsíci

Bude-li mít dítě pravidelně příležitost pohybovat se volně oblečené, nejlépe však zcela nahé, a bude-li mít motivaci ke zvedání nohou k míči či hrazdičce se zavěšenými hračkami v úrovni kolen a později stehen, pak má ty nejlepší podmínky k tomu, aby mohlo posilovat břišní svaly, které budou sehrávat nezastupitelnou roli při pohybu ve vzpřímení.

Dolní končetiny čtyřměsíčního dítěte jsou již stále nad podložkou. Stehna jsou vůči trupu i k podložce do pravého úhlu a lýtka rovnoběžně nad podložkou. Dítě si osahává tělíčko v úrovni třísel.

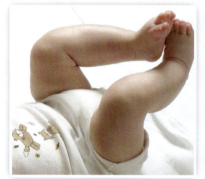
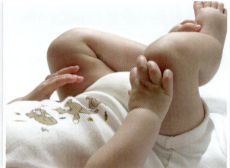

Dolní končetiny dobře prospívajícího dítěte v aktivitě jsou stále nad podložkou a svírají mezi sebou i ve všech kloubech 90°.

Pokud dítě nohy nad podložku nezvedá, pak můžeme mít podezření na slabé bříško, které lze procvičovat různými způsoby. Základem je „houpačka zadečku" s přibližováním kolen k bříšku a stimulace všech končetin ke zvednutí k míči. Další cvičení probíhá v klíně rodiče nebo na okraji stolu. Posilovat břišní svaly lze také v náručí v úchopu „klokánka" nebo „koníčka".

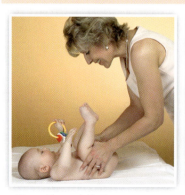

„Houpačka zadečku".

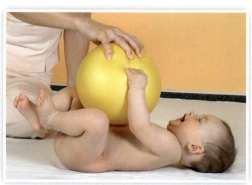

Stimulace končetin ke zvedání nad podložku pomocí overballu.

„Houpačku zadečku" s přibližováním kolen k bříšku jsme si již popsali v minulých měsících.

Ke **stimulaci všech končetin ke zvednutí k míči** používáme i nadále měkký míč, overball.

Posilování bříška v klíně rodiče nebo na okraji stolu je založeno na stejném principu. V klíně je to však pro dítě i rodiče příjemnější, praktičtější a pohotovější. Kdykoliv rodič drží cca čtyřměsíční a starší dítě v klíně, může mu po chvilkách toto cvičení nabídnout. Posilování je nutno pravidelně střídat s odpočinkem.

Dítě položíme šikmo nebo kolmo na svá stehna tak, aby tělo dítěte i pánev byly položeny na stehnech, ale dolní končetiny byly již bez opory. Jednou rukou držíme hlavičku v dlani a druhou hračku mezi palcem, ukazovákem a prostředníkem. Malíkovou hranou ruky lehce zatížíme a stabilizujeme tělíčko. Dítě necháme držet nožky bez podložení pouze tak dlouho, dokud je udrží břišními svaly alespoň v lehkém pokrčení v kolenou. Zpočátku pouze po vteřinách, později déle. Rozhodně nedovolíme, aby povolilo nohy do visu nebo se prohnulo v páteři. Strany je nutno pravidelně střídat.

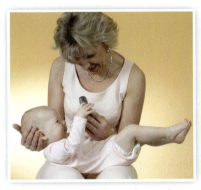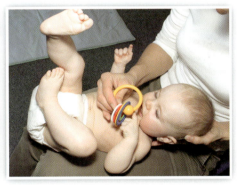

Posilování bříška dítěte v klíně rodiče.

Dalším **posilovacím cvičením břišních a zároveň zádových svalů v klíně rodiče** je hra, kdy dítě máme položené v poloze na bříšku kolmo přes naše stehno. Stehna dítěte zaklesneme našimi stehny tak, aby stehno před tělem dítěte zasahovalo k hrudníčku a druhé stehno pod jeho zadeček. Ukazujeme mu hračku tak, abychom je motivovali ke zvednutí hlavičky a natažení rukou k hračce. Nesmí se opírat rukama o naše stehna. Pozor také na záklon hlavičky. Záklonu hlavy bráníme druhou rukou, která je stále připravena záklon neumožnit.

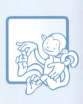

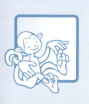

Čtyřměsíční dítě zareaguje zapojením břišních i zádových svalů a následným zvednutím tělíčka nad naše stehno.

Zpočátku se zapojí pouze lehce a na chvíli. Budeme-li si takto s dítětem hrát každý den několikrát po vteřinkách a později po delších chviličkách střídavě na obě strany, pak sami uvidíme, jak je dítě zdatné a připravené na postupné vzpřimování nad podložku v souladu s očekávaným psychomotorickým vývojem.

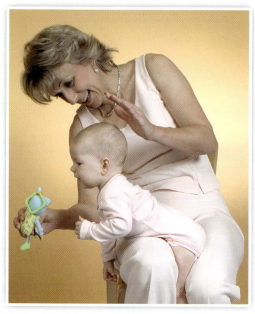

Posilování zádového a břišního svalstva dítěte mezi stehny rodiče. Jedno stehno podpírá hrudník, druhé tlačí pod zadeček. Dítě motivujeme k zachycení hračky a bráníme mu zvednout se přes záklon.

Dítě může **posilovat** také **v náručí rodiče**, a to několikrát během dne. Úchop „klokánka" nebo „koníčka" již známe z publikace „Něžná náruč rodičů". U obou úchopů je důležité jednou rukou podhmátnout stehna tak, aby s bříškem svírala pravý úhel, a druhou podložit oblast solaru (v místě žaludku), a to tak, že z naší dlaně vytvoříme

188

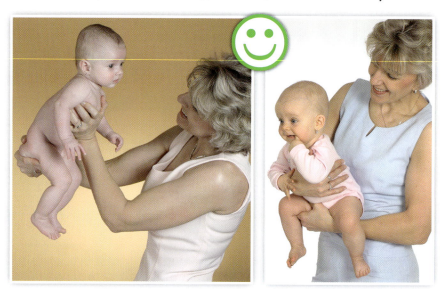

„Koníček".

„Klokánek".

misku, ve které bříško spočívá. Jedná se o úchopy vhodné nejen k posilování, ale také k odříhnutí dítěte po jídle nebo k lepšímu rozhledu a podpoření rozumového vývoje. V těchto polohách je dítě navíc spokojené, neboť se může lépe rozhlížet po okolí.

Poloha na zádech v 5. měsíci

Dítě zvedá kolena již tak vysoko nad bříško, že zvedne nad podložku lehce i pánev. Mezi čtvrtým a pátým měsícem si osahává třísla, kolem pátého měsíce kolínka a později s pokrčením kolen do stran i bérce.

Další důležitou dovedností dítěte v poloze na zádech mezi čtvrtým a pátým měsícem věku je zkřížený pohyb horních končetin, při kterém se dítě snaží uchopit hračku jednou rukou přes osu těla v kvadrantu druhé horní končetiny. Tato dovednost je společně se zvednutýma nohama a pánví nad podložku velmi důležitou dovedností pro samostatné otočení dítěte na bok správným způsobem.

Obě tyto dovednosti doporučujeme nacvičovat.

Nejdříve dítě namotivujeme hračkou nebo míčem ke zvednutí nohou nad podložku. Dítě se zvednutýma nohama následně motivujeme hračkou nad středem trupu ke zvednutí horních končetin.

Poté přesouváme hračku nad jeho levou část hrudníku. Dítě se učí nataženou paží a rozevřenou pravou rukou (ve směru otevřené

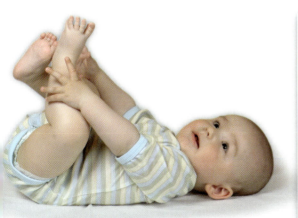
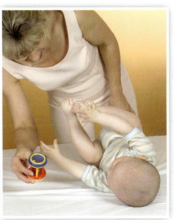

Zvedání nohou nad podložku, osahávání kolen a později bérce, dosažení hračky rukou přes středovou osu těla a obrat na bok s bočním vzpřímením patří mezi hlavní a důležité dovednosti dítěte v 5. měsíci věku.

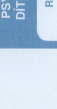

dlaně) sledovat směr pohybu, a tím přenese těžiště na levou polovinu svého těla. Děti, které již dokážou zvednout nad podložku nohy i s pánví, se v tuto chvíli přetočí na bok samostatně. Některým dětem budeme muset zpočátku pomoci.

Naši levou ruku připravíme vedle těla dítěte. Ve fázi otočení hlavičky za hračkou a pohybu jeho pravé ruky do kvadrantu levé ruky mu lehce pomůžeme přetočit se na bok, kde je v pohybu zastavíme.

V případě, že by se dítě při přetáčení na bok zaklánělo hlavičkou i trupem, pak mu bude potřeba do obratu pomoci předloktím za zády a rukou v záhlaví. Způsobem naší dopomoci by mělo pochopit, že se nejlépe otočí přes schoulení.

Po přetočení na bok nejdříve počkáme, zda již dokáže zvednout hlavičku od podložky do bočního vzpřímení. Pokud ano, tak je v této poloze na chvíli ponecháme a teprve po chvíli je lehce postrčíme, aby se dotočilo do polohy na bříško.

V případě, že v poloze na boku nedokáže nebo neprojeví zájem zvednout hlavičku do bočního vzpřímení, pak mu pomůžeme. Jednou rukou zatlačíme lehce na pánev směrem do podložky. Tato dopomoc mnohdy stačí k tomu, aby se dítě opřelo o ramínko a zvedlo hlavičku nad podložku do bočního vzpřímení.

Pokud dítě při tlaku na pánev zakloní hlavičku, pak je nutno volnou rukou navést hlavičku do lehkého předklonu a dítě se bočně vzpřímí. Po chvilce je dotočíme na bříško.

Pokud by tato dopomoc nestačila, pak doporučujeme vytrvat v tlaku na pánev a po uvedení hlavičky do mírného předklonu zatlačit lehce na ramínko směrem k pánvi. Po této dopomoci dítě hlavičku většinou zvedne. Po chviličce je dotočíme na bříško.

Na bříšku je pak ponecháme, aby si s uložením končetin nejdříve poradilo samo. Bude-li potřebovat pomoc, pak vždy pomůžeme až po chvilce jeho vlastního snažení.

K bočnímu vzpřímení stimulujeme pouze dítě, které již splňuje předpoklady k jeho samostatnému zvládnutí, tzn. že aktivně zvedá nohy nad podložku, volně otáčí hlavu za hračkou v ose všemi směry a zvládá úchop i přes střed svého těla (úchop do kříže nebo také „křížový úchop"). Pokud tyto dovednosti ještě neumí, tak se nejdříve věnujeme nácviku jejich zvládnutí.

Strany pravidelně střídáme.

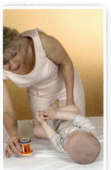 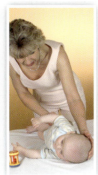 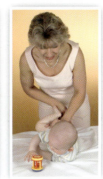 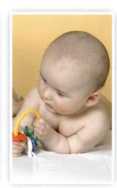

Pravidelná aktivní hra s obraty na bok a bříško s motivací dítěte na hračku je připravuje na kvalitní zvládnutí pozdější samostatné dovednosti, kterými jsou poloha na boku s bočním vzpřímením a aktivní obrat na bříško.

Za předpokladu, že má dítě zvednuté nohy nad podložkou ve všech kloubech do pravého úhlu, tak mu toto přenesené těžiště pod záda postupně umožní obrat na bok, který dotáhne v plném rozsahu až v 5.

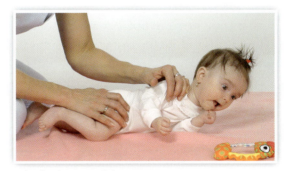

Ukázka dopomoci k bočnímu vzpřímení.

191

měsíci věku, včetně bočního vzpřímení hlavičky. Tento obrat na bok později dokončí až na bříško tak, že protáhne spodní dolní končetinu a nakročí svrchní dolní končetinu. Tím dokončí nácvik křížového mechanismu (prozatím v horizontální poloze), tolik potřebného pro kvalitní chůzi. K tomuto obratu je důležité dítě stále stimulovat, a to očním kontaktem, slovem i hračkou ve směru pohybu.

Tyto obraty máme možnost trénovat i při běžné péči, kdy dítě potřebujeme nebo chceme přetočit na bříško nebo je zvednout „nabalením". Je škoda dítě přetáčet jen účelově a bez jeho aktivní účasti. Naopak dítě stále zaměstnáváme a do všeho zapojujeme aktivně.

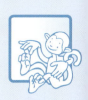

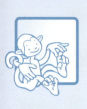

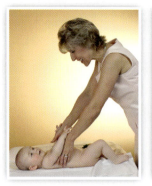

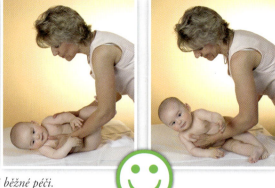

Dítě zapojujeme k aktivitě i při běžné péči.

K samostatným obratům na bok mu můžeme pomoci zařazením vhodných her s míčem, overballem. Dítě v poloze na zádech nejdříve motivujeme míčem ke zvednutí horních i dolních končetin a pánve nad podložku. Tím se dostane do pozice „kolébky". Míč přesouváme na stranu. Dítě míč sleduje, otočí hlavu a snaží se na něj dosáhnout přes osu těla. Tím se otočí na bok a bočně se vzpřímí. Z pozice na boku se později dokáže přetočit až na bříško. Pomocí těchto dovedností posiluje posturální svaly a rozvíjí koordinaci pohybů, rovnováhu i orientační schopnosti, na kterých bude stavět vývoj dalších dovedností směřujících ke vzpřímení.

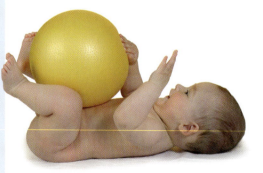

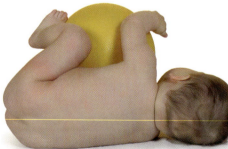

Hra dítěte s overballem je motivuje ke zvedání všech končetin i pánve nad podložku i k obratu na bok a později na bříško.

Je-li dítě v sedačce nebo v náručí v odpočinkové poloze „hnízdečka", tak se budeme setkávat se zvýšenou snahou dítěte dostat se do sedu tím, že bude zvedat hlavičku. Při zvedání hlavičky dítě posiluje přímé břišní svaly. Proto dítě neposazujeme a raději ho necháme zvedat hlavičku a posilovat. Rozhodně mu nevycházíme vstříc a neposazujeme je. Sedět může na chvíli až po 7. měsíci věku, kdy se dokáže posadit z nákleku přes šikmý sed.

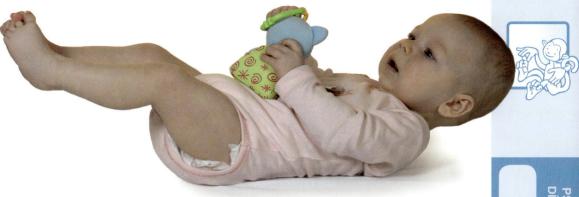

Zvedání hlavičky nad podložku není důvodem k posazování dítěte, ale důvodem k nácviku zvedání nohou nad podložku, rotací, obratu na bok a dále na bříško a zpět. Jedině tak se mu podaří zapojit nejenom přímé, ale také šikmé břišní svaly.

Poloha na zádech v 6. měsíci

Dítě se dokáže přetočit z polohy na boku s bočním vzpřímením až na bříško. V pozici na boku natáhne spodní dolní končetinu a nakročí svrchní dolní končetinu. Opře se o spodní ramínko, hlavičku zvedne nad podložku a rukou svrchní horní končetiny se natáhne za hračkou na podložce. Po zvládnutí této dovednosti se stane poloha na bříšku pro dítě vyhledávanou polohou po většinu času bdění. Polohu na zádech na čas odmítá.

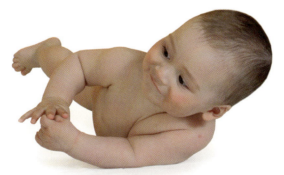

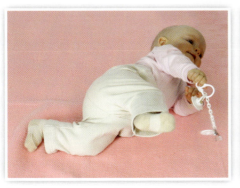
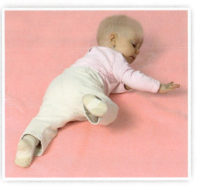

Obrat dítěte ze zad na bříško je jednou ze základních dovedností šestiměsíčního dítěte.

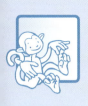

K tomuto obratu dítě neustále lákáme hračkou či míčem. Dobře prospívajícímu dítěti můžeme zpočátku napovědět tím, že mu v pozici na zádech se zvednutými dolními končetinami nebo v pozici na boku pomůžeme natáhnout spodní dolní končetinu a nakročit svrchní dolní končetinu. Pozor na záklon hlavy.

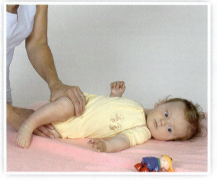
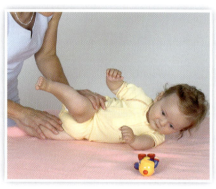

Je-li dítě namotivované na hračku, plné zájmu o její dosažení, můžeme mu z polohy na zádech s aktivně zvednutými dolními končetinami zpočátku napovědět naší dopomocí do obratu tímto způsobem.

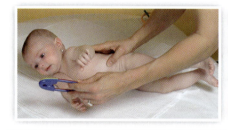
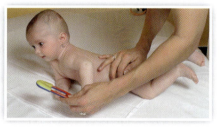

U dětí slabých, nezralých nebo s vyšším svalovým napětím můžeme vidět obrat švihem s nataženýma nohama, záklonem trupu, s rotací spodní ruky, s přitažením za nějaký předmět nebo s použitím záklonu hlavy. Všechny tyto způsoby obratu svědčí

194

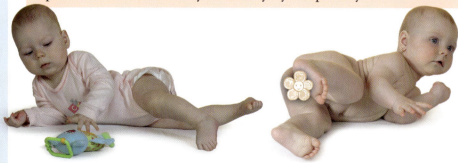

Nácvik rotací a obratů ze zad na bříško i z bříška na záda je velmi důležitý pro posílení všech svalových skupin nejen u zcela dobře prospívajících dětí, ale o to více u dětí s nižším svalovým napětím a slabými břišními svaly. Tyto děti však potřebují na nějakou dobu navíc ještě i odbornou pomoc.

o nedostatečně zapojených břišních a posturálních svalech i nevyzrálé koordinaci, orientaci a stabilitě. Všimneme-li si u dítěte tohoto způsobu obratu, pak doporučujeme obrátit se na pediatra s žádostí o doporučení na rehabilitaci, kde mu odborně, a tím i rychleji pomohou srovnat se s touto nedostatečností.

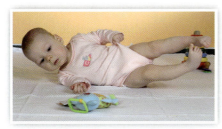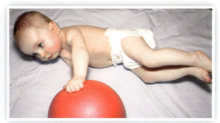

Ukázka obratu dítěte se slabým bříškem.

Po zvládnutí samostatného přetáčení ze zad na bříško kolem 6. měsíce věku začne dítě ke hře i k pohybu stále více upřednostňovat polohu na bříšku, ze které se bude postupně vzpřimovat do vertikály.

Polohu na zádech dále používá ke hře s hračkami, s nohama, na které již dosáhne, k relaxaci, odpočinku a ke spánku.

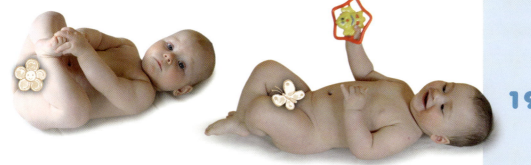

Polohu na zádech dítě dále používá ke hře s hračkami, s nohama, na které již dosáhne, k relaxaci, odpočinku a ke spánku.

Poloha na zádech v 7. měsíci

Teprve v sedmém měsíci věku se dítě dokáže přetočit zpět z bříška na záda. Pokud to dokázalo dříve, např. již ve 2. či 3. měsíci věku, tak se nejednalo o obrat, ale o přepad vlivem záklonu hlavičky a ztráty rovnováhy. Spočívá-li dítě v sedmém měsíci v poloze na zádech, pak si osahává zvednuté nohy a přitahuje si je k ústům nebo si hraje s dvěma hračkami současně.

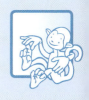

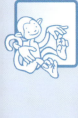

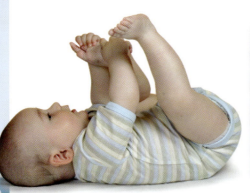

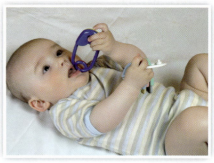

Z výše uvedených skutečností jednoznačně vyplývá, že chceme-li, aby se nám dítě vyvíjelo v poloze na zádech kvalitně a následně všestranně, pak je nutné, aby do šestého měsíce věku mělo dostatek motivace, kterou mu zajistí dobrý výhled do prostoru a na zajímavou hračku a dostatek příležitostí samostatně se pohybovat bez tísnícího oblečení a rozvíjet z polohy na zádech na vodorovné pevné podložce s lehce změkčeným povrchem.

Z hlediska postupného vývoje polohy na zádech očekáváme u zdravého a dobře prospívajícího dítěte dosažení důležitých dovedností v této kvalitě a posloupnosti (termíny dosažení jednotlivých dovedností jsou pouze orientační):

Novorozeně • nekoordinovaný pohyb • horní i dolní končetiny jsou pokrčené • hlavičku neudrží v ose, klesá k jedné nebo ke druhé straně	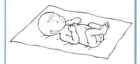
2. měsíc • dokáže udržet hlavičku v ose • při držení hlavy v ose kontakt hřbetů prstů na hrudníčku • při otočení hlavičky na jednu stranu dítě zaujímá polohu šermíře • krátkodobě zdvihá horní i dolní končetiny nad podložku	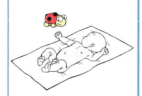
3. měsíc • dítě je uvolněné, v ose nosíku, brady, sterna a stydké spony, s rozloženým těžištěm pod zády • leží symetricky • zvedá horní i dolní končetiny nad podložku • při odpočinku kontakt rukou na hrudníčku	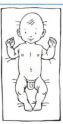

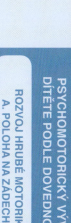

4. měsíc
- drží nohy nad podložkou, a to asymetricky a ohnuté ve všech kloubech do pravého úhlu
- zvedá ruce nad podložku a cíleně bouchá do hrazdičky
- prohlíží si ruce (počítá prstíky)
- osahává bříško, přirození a úroveň třísla

5. měsíc
- zvedá nohy a pánev nad podložku
- osahává si kolínka
- otočí se na bok a zvládá boční vzpřímení hlavičky

6. měsíc
- umí se přetočit ze zad na bříško
- začíná upřednostňovat polohu na bříšku
- v poloze na zádech si hraje s hračkou
- hračku přendává z ruky do ruky
- osahává si bérce

7. měsíc
- umí se přetočit z bříška na záda
- upřednostňuje polohu na bříšku
- v poloze na zádech si hraje se dvěma hračkami
- sahá si na nožky a přitahuje je k ústům

197

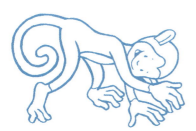

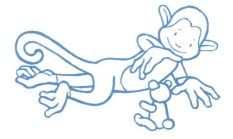

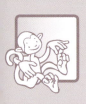

B. Poloha na bříšku

Poloha na bříšku je pro zdravý vývoj dítěte velmi důležitá.

Při **pravidelném a dostatečném nácviku** této polohy **v kvalitních podmínkách** hned od narození má šanci **posilovat nejen krční, šíjové, břišní, zádové i hýžďové svaly, ale také rovnováhu, stabilitu, orientační dovednosti a koordinaci pohybů**.

Do polohy na bříško se dítě dokáže přetočit samostatně až kolem šestého měsíce věku. Než se naučí přetočit do polohy na bříško samo, musíme je do této polohy pravidelně pokládat my.

Při přetáčení využíváme co největší vlastní aktivitu dítěte, a to nejlépe hned od narození. Obraty s dítětem nacvičujeme nejen při hrách, ale také při běžné péči. K obratu je lákáme zajímavou hračkou, a to střídavě na obě strany. Jeho schopnost spolupracovat se postupně zdokonaluje.

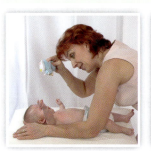 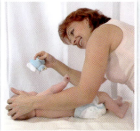 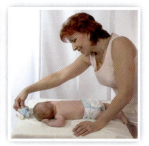

Dítě obracíme na bříško již od narození co nejaktivnějším způsobem.

Polohovat dítě na bříšku má největší význam především v době bdění, nejlépe po uspokojení jeho biologických a současně psychických potřeb.

U novorozence začínáme několikrát denně po minutkách. Dobu pobytu dítěte v poloze na bříšku postupně prodlužujeme v souladu s jeho prodlužující se dobou bdění.

Podobně, jak tomu bylo v poloze na zádech, i v poloze na bříšku jsou pro nácvik nezbytné kvalitní podmínky.

Dítě pokládáme do polohy na bříško zásadně **na pevný základ**. Nejmenší děti je vhodné pokládat na **rovný velký stůl**, na který položíme **jeden centimetr silný molitan obalený igelitem**. Igelit udržujeme v čistotě. Na igelit nepokládáme žádnou jinou další podložku. Zbytečně by dítěti podkluzovala a ztěžovala jakoukoliv snahu o vzpřímení. Igelit se jeví na první pohled studený, ale vzhledem k tomu, že je tenký, dítě si ho pod tělíčkem rychle zahřeje. Na první dojem chladná podložka dítě navíc otužuje a stimuluje k větší aktivitě.

Dítěti umožňujeme co nejčastěji **pohyb v nahotě**, neboť vrstva plen zvedá pánev a ovlivňuje úroveň těžiště dítěte při vzpřimování. Bez plen je dítě navíc aktivnější a pohyblivější.

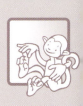

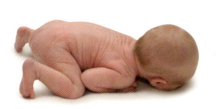
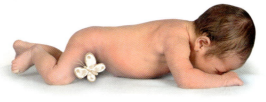

Poloha na bříšku u novorozence.

Zdravé dítě, které má ke svému rozvoji v poloze na bříšku dobré podmínky, zvládá ve 3. měsíci tzv. první vzpřímení a v 6. měsíci věku tzv. druhé vzpřímení, která si více popíšeme dále v jednotlivých měsících. Správně zvládnuté dovednosti dítěte do 6. měsíce věku jsou základem k vertikalizaci, to znamená k jeho dalšímu vzpřimování.

První vzpřímení dítěte ve věku 3 měsíců.

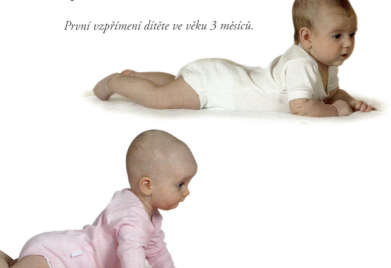

Druhé vzpřímení dítěte ve věku 6 měsíců.

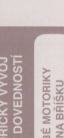
Dítě nikdy nenecháváme na stole ani chvíli bez dohledu dospělého!!! Nikdy je neukládáme do polohy na bříško ke spánku!!!

Poloha na bříšku ve spánku je jedním z rizikových faktorů tzv. syndromu náhlého úmrtí kojence.

Dítě je ohroženo vdechnutím ublinknutých zvratků a zadušením. Je to proto, že v případě ublinknutí a namočení nosíku do zvratků dítě ještě nedokáže vyplivnout zbytky zvratků z dutiny ústní ani si je v ústech posunout a polknout, aby se mohlo nadechnout alespoň ústy. Dítě dýchá přirozeně pouze nosem. Ústa použije k nádechu pouze v případě nouze. Posouvat potravu v ústech nebo ji vyplivnout je schopno se naučit až po šestém měsíci věku. Do té doby ji umí polykat pouze z kořene jazyka.

Dalším důvodem je, že ve spánku se dítě přirozeně dostává do nižšího svalového napětí. Při spánku v poloze na břiše je tedy nevhodně stimulováno polohou dolních končetin do žabího postavení se špičkami chodidel vně a podporuje nežádoucí postavení nohou. Kvůli plenám také dochází ke zvednutí pánve, a tím k přetěžování páteře v krční oblasti.

Pokládáme-li dítě v době bdění na bříško pravidelně, v nahotě a na rovnou pevnou podložku s 1 cm silným molitanem hned od narození, pak má tu nejlepší příležitost posílit nejen rovnováhu, stabilitu, orientační dovednosti a koordinaci pohybů, ale také má možnost zapojit do přirozeného stereotypu pohybů všechny důležité svalové skupiny, které budou po celý život zodpovídat za správné vzpřímení.

Svaly podél páteře se učí dítě zapojovat postupně od svalů v úrovni krční oblasti až po křížovou. K zapojení ho nutí psychická potřeba dívat se a sledovat děj v okolí a vlastní motivace dosáhnout na hračku či jiný vytoužený předmět.

Poloha na bříšku u novorozence

Novorozenec leží v poloze na bříšku víceméně schouleně s hlavičkou uloženou níž než pánev. Toto schoulení je způsobené napětím svalů na zádech, bříšku i vnitřních svalů na stehnech. Pro toto období je fyziologická převaha flexorů (svalů, které způsobují přitažení končetin a schoulení těla). Horní končetiny jsou pokrčené a lokty směřují nad podložku. Dolní končetiny jsou rovněž pokrčené a stehna jsou vůči sobě i ose trupu postavena téměř do pravého úhlu. Dítě se o končetiny ani tělo neopírá, pouze leží. Hlavičku jen obtížně dokáže otočit ze strany na stranu. Po otočení hlavičky leží asymetricky v lehkém schoulení k obličejové straně a s těžištěm na straně záhlavní.

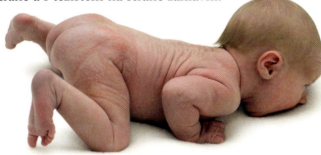

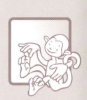

Položíme-li novorozené dítě a dítě v prvních týdnech života na bříško, leží schoulené s nohama pokrčenýma téměř do úhlu 90° a s lokty nad podložkou. Má-li otočenou hlavičku k jedné straně, pak je schoulené k obličejové části a těžiště je v části záhlavní.

Přestože se nám jeví, že dítě v poloze na bříšku není spokojené, tak je velmi doporučujeme na bříško pokládat pravidelně během dne alespoň po chviličkách, a to v době bdění, nejlépe nahé na pevný základ s tenkou měkkou podložkou. Jedině při pravidelném nácviku této polohy na pevném základě a v nahotě se mu postupně, do 3. měsíce věku, podaří najít správné opěrné body i těžiště, které mu umožní zvedat hlavičku i tělíčko od podložky proti zemské přitažlivosti těmi správnými svaly (šíjové, mezilopatkové, břišní, zádové i hýžďové), jež potřebuje postupně do 9. měsíce posílit a připravit na vzpřímení do vertikály.

201

Ponecháme-li dítě k nácviku polohy na bříšku v plenkách, které kvůli své tloušťce zvedají pánev, je riziko, že nenajde správné opěrné body ani těžiště, a tím je budeme stimulovat spíše k prohnutí v bederní krajině a k záklonu hlavičky.

Postupně je stále aktivnější břišní stěna, která způsobí, že povolí flekční držení a pánev i lokty klesají k podložce. Dolní končetiny se postupně natahují a horní končetiny jdou více před tělo. Dítě se postupně opírá o celé předloktí dlaněmi dolů. Ručičky jsou sevřené do širokých pěstiček s vyčnívajícím kloubem palce. Dítě točí hlavičku ze strany na stranu, a má-li dostatek příležitostí k tréninku, dokáže na okamžik zvednout hlavičku nad podložku. Řada dětí starých jeden měsíc je schopna v poloze na bříšku navázat zrakový kontakt s rodičem pohybujícím se na úrovni okraje stolu před zrakem dítěte.

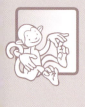
Stále se o tělo ani končetiny neopírá, pouze leží a v případě otočení hlavičky na bok má těžiště na straně záhlavní.

Při nácviku polohy na bříšku doporučujeme motivovat dítě k obratu hlavičky za hračkou nebo šeptajícím hlasem a obličejem rodiče ležícího hlavou na podložce vedle dítěte nebo na úrovni stolu tak, abychom svým postojem neprovokovali dítě k záklonu hlavičky. Neustále máme na paměti, že kam jdou oči, tam jde hlava.

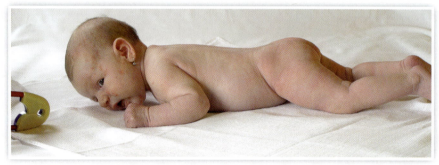

Dítě motivujeme ke zvedání a obratu hlavičky z úrovně stolu.

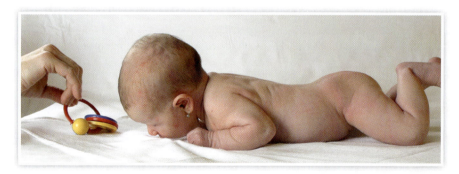

Poloha na bříšku ve 2. měsíci

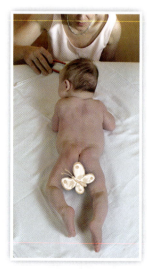

Těžiště nahého dvouměsíčního dítěte ležícího v poloze na bříšku se v průběhu druhého měsíce postupně přesune do oblasti pupku a střední části předloktí. Pánev klesá stále více k podložce a předloktí se již vysouvá pod ramena (není už v tak ostrém úhlu vůči trupu). Prsty rukou jsou stále

Těžiště nahého dvouměsíčního dítěte ležícího v poloze na bříšku se v průběhu druhého měsíce postupně přesune do oblasti pupku a střední části předloktí. Na hračku dítě motivujeme a k obratu je stimulujeme z úrovně stolu.

v pěstičkách. Začíná aktivně krátce zvedat hlavičku a postupně komunikuje očima a ke konci tohoto období i úsměvem. Po navázání kontaktu s dítětem z úrovně na podložce a ze střední roviny si zdravé a dobře prospívající dvouměsíční dítě nadzvedne hlavičku ve středním postavení bez úklonu nebo záklonu, o kterém by svědčila nežádoucí příčná kožní řasa v oblasti šíje hned za krčkem dítěte. Při otáčení hlavičky dítě ještě uklání trup na tu stranu, na kterou otáčí hlavičku.

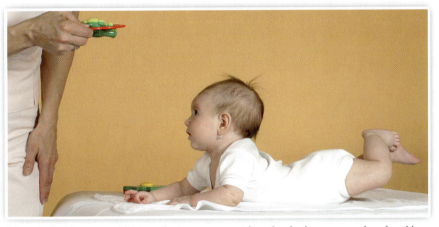

Motivaci hračkou i na obličej matky je nutno provádět tak, abychom neprovokovali záklon.

Do konce 2. měsíce věku se těžiště přesune na pupek a střední část předloktí.

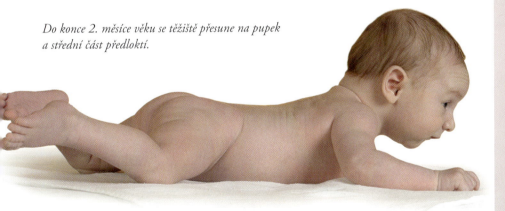

Položíme-li na bříško dítě v plenách, dochází kvůli tloušťce plen ke zvedání stydké spony a celé pánve dítěte. Zvednutá pánev může způsobit přenesení těžiště dítěte na hrudníček, což ve svém důsledku vede k nežádoucím a nezdravým záklonům trupu i hlavy, při kterém dítě nezapojuje správné posturální svaly mezi lopatkami, šíje, ramen, zad a bříška.

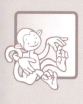

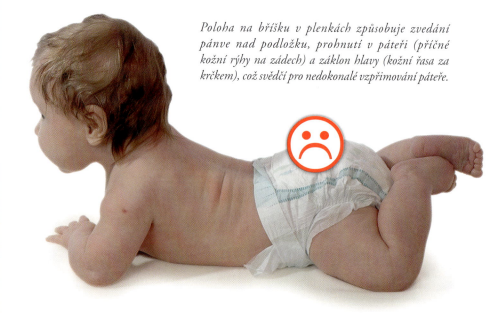

Poloha na bříšku v plenkách způsobuje zvedání pánve nad podložku, prohnutí v páteři (příčné kožní rýhy na zádech) a záklon hlavy (kožní řasa za krčkem), což svědčí pro nedokonalé vzpřimování páteře.

Je pozoruhodné, že bolesti hlavy, hrudní kyfóza (kulatá záda) i veškeré problémy s krční páteří, potíže s nepozorností a roztěkaností, které nás trápí v pozdějším věku, mohou mít svou příčinu často již zde, kolem třetího měsíce, když nedojde ke správnému posílení šíjového, mezilopatkového, ramenního, břišního a zádového svalstva.

Nácvik správného zapojení bříška a šíjových svalů můžeme také podpořit nošením dítěte v pozici „klokánka" a „tygříka" nebo s ním odpočívat v pozici „na srdíčko".

Dítě v **„klokánkovi"** držíme jednou rukou pod „solarem" a druhou mu podkládáme stehna do pravého úhlu pod bříško, čímž způsobíme podsazení pánve. Dítě drží hlavičku v prodloužení pomocí zapojení bříška, šíje i zádových svalů.

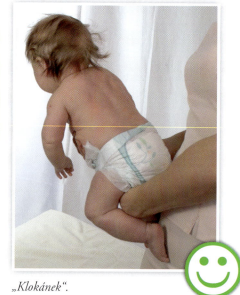

„Klokánek".

Budeme-li pracovat s nahým dítětem, pak si všimneme postupně stále zřetelnějšího zapojení šíjových svalů podél páteře do písmene „V".

Při úchopu **„tygříka"** dbáme na to, aby dítě bylo drženo pod úhlem cca 45° a abychom neomezovali pohyb horních končetin. Stehna držíme pod úhlem 90° k tělíčku dítěte. Pravidelně střídáme strany.

„Na srdíčko" držíme dítě v polosedu. Zachytíme jednou rukou pánev a druhou temeno hlavičky, aby nedocházelo k prohnutí páteře ani k záklonům hlavičky.

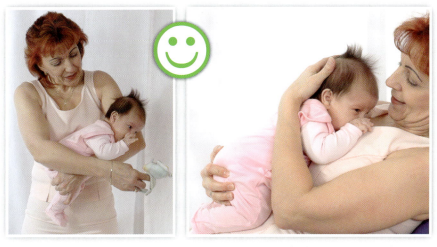

Ve správně držené pozici „tygříka" za předpokladu, že rodiče budou při nošení střídat strany, a ve správně držené pozici „na srdíčko" stimulujeme kvalitní vzpřímení se správným zapojením zádových, šíjových, břišních, ramenních i mezilopatkových svalů.

Poloha na bříšku ve 3. měsíci

Mělo-li zdravé dítě ke svému vývoji dobré podmínky (správná manipulace, kvalitní podmínky ke spánku, pravidelný nácvik polohy na bříšku v době bdění na podložce s pevným základem), pak do třetího měsíce věku postupně zvládne tzv. **první vzpřímení**.

Základní dovedností tříměsíčního dítěte je tzv. první vzpřímení, při kterém se opírá o vnitřní stranu loktů a stydkou sponu.

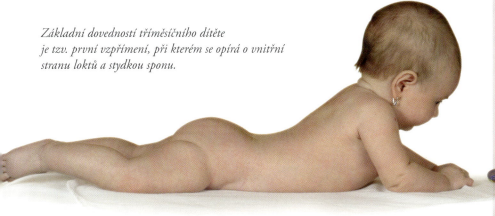

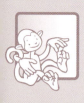

Je to první osvojení opěrné báze, kdy se dítě opírá o stydkou sponu a o vnitřní část obou lokýtků. Lokty jsou lehce předsunuty směrem k hlavičce a paže vůči sobě v úhlu 90°, tzn. že jsou šíř než ramena. Paže s osou trupu rovněž svírají cca 90°. Hlavička je vzpřímená cca 60° od podložky a dítě ji otáčí za hračkou v rozsahu přibližně 30° rovnoměrně na obě strany, a to bez souhybu trupu.

Hračka dává směr pohledu dítěte a zároveň postavení hlavičky.

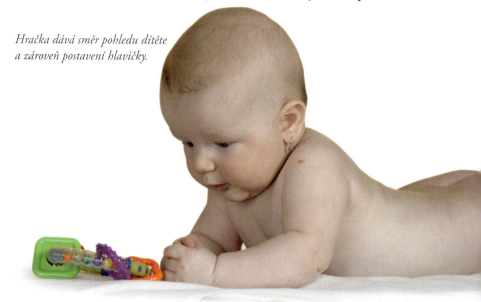

Tato dovednost svědčí nejen o dobře zapojených svalech v oblasti paží, šíje, mezi lopatkami, bříška a hýždí, ale také o dobře rozvinuté rovnováze. Budeme-li sledovat vzpřimující se nahé dítě shora, uvidíme zapojení svalových snopců v oblasti šíje do písmene „V".

206

Kvalitní vzpřímení dítěte ve třetím měsíci věku je důležitým předpokladem pro další zdravý rozvoj.

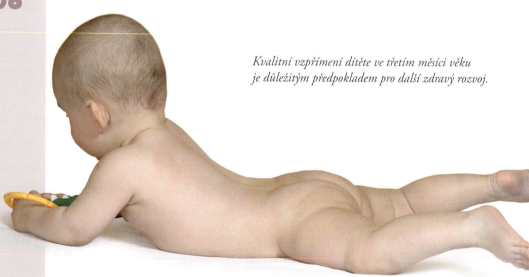

Poloha je tedy symetrická, vyvážená a stabilní i při pohybu hlavičky do stran. Dítě nepadá na bok ani na záda. Přetočení dítěte z bříška na záda není v tomto věku dovednost, ale přepad vlivem nežádoucího záklonu hlavičky i tělíčka a ztráty rovnováhy dítěte.

Ruce jsou uvolněné, začíná otvírat pěstičky a dolní končetiny spočívají volně na podložce.

Stále myslíme na pravidlo, že hračka a zraková stimulace řídí směr pohledu a tím postavení hlavy a způsob vzpřímení dítěte. Kam jdou oči, tam jde hlava a tam také směřují ruce. Postavení hlavy pak ovlivňuje postavení celého tělíčka. Proto pozor na ukazování hraček z výšky nebo zpoza záhlaví, abychom neprovokovali záklon hlavy a následně celého těla.

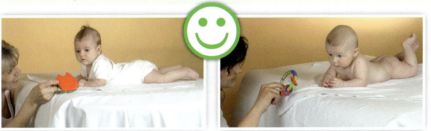

Při obratu hlavičky za hračkou je dítě stabilní.
Snížíme-li se na úroveň stolu, můžeme dítě vhodně motivovat
k přiměřenému zvedání a obratu hlavičky za hračkou
nebo naším obličejem.

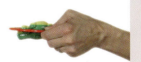

Pozor na motivaci dítěte z velké výšky,
která stimuluje záklon hlavičky.

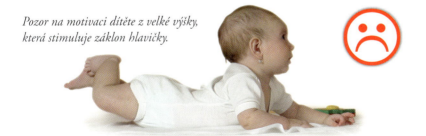

Je řada dětí, které neměly dostatek příležitostí trénovat polohu na bříšku v nahotě nebo v oblečení s podloženým „solarem" nebo v kvalitních podmínkách na měkké podložce s pevným základem, jak jsme si popsali u dvouměsíčního dítěte. Navíc se velice často stává, že vlivem nevhodné manipulace s dítětem během dne mu nebyla dána ani možnost zapojit ty správné posturální svaly. Při nevhodné manipulaci s dítětem ve svislé poloze nebo v poloze na zádech na předloktí

s paží dítěte za tělem rodiče má dítě potřebu polohu vyvažovat širokým roztažením paží. V tomto držení dítěte navíc dochází k retrakci ramínek (zapažení za osu těla dítěte). Na přetrvávající postavení ramínek za úrovní ramen nás také upozorní hluboké rýhy mezi horní částí lopatek a rameny dítěte. Toto postavení paží malému kojenci znemožňuje pracovat s rukama před svýma očima a tím omezí dostatečné rozvíjení zraku, jemné motoriky, řeči i rozumového vývoje, což jsou dovednosti, které spolu úzce souvisí.

Tento návyk se pak promítne jak v poloze na zádech, tak i v poloze na bříšku. V poloze na bříšku dítě rozhazuje rukama, neumí se opřít o horní končetiny a polohu stabilizovat. Tím, že se neopírá o horní končetiny, těžiště celého tělíčka se přesouvá až na oblast bříška, nebo dokonce až na hrudníček, což ve finále vede k záklonu hlavičky i celého těla. Na přetrvávající záklon hlavy i tělíčka nás opět upozorní hluboké příčné rýhy v oblasti pasu (v odborných kruzích se takováto zvrásněná záda nazývají „rybími zády") a za krkem. Na těchto dětech je evidentně poznat, jak si s polohou na bříšku nevědí rady a jak se v ní necítí dobře. Polohu na bříšku odmítají, protože ji neumí a je pro ně vyčerpávající.

Poloha na bříšku v tomto provedení je pro další vývoj dítěte nezdravá. Pokračování v nácviku polohy na bříšku tímto způsobem, stejně jako vynechání nácviku polohy na bříšku vůbec je zcela nežádoucí. Proto je důležité vyhledat co nejdříve odbornou pomoc.

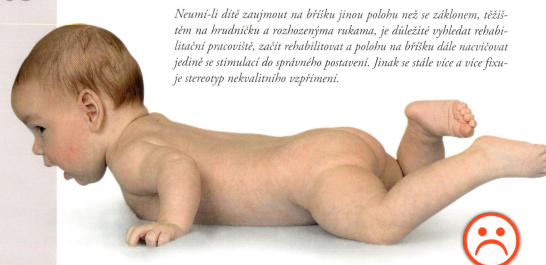

Neumí-li dítě zaujmout na bříšku jinou polohu než se záklonem, těžištěm na hrudníčku a rozhozenýma rukama, je důležité vyhledat rehabilitační pracoviště, začít rehabilitovat a polohu na bříšku dále nacvičovat jedině se stimulací do správného postavení. Jinak se stále více a více fixuje stereotyp nekvalitního vzpřímení.

Tendence k asymetrickému držení může být stupňována i ostatní nevhodnou manipulací s dítětem, zejména nadhazováním dítěte ve visu, prudkými pohyby nejištěné hlavičky při potřepávání dítěte drženého za trup, manévry při tzv. „létání" apod. Nešetrné zacházení může vést k drobným poraněním, nepatrnému krvácení do tkáně svalů i mozku i k jiným traumatům a tím ovlivnit negativně současný i budoucí vývoj dítěte (mluvíme o syndromu třeseného dítěte). Následkem špatné manipulace se stupňuje asymetrické držení dítěte ve všech polohách, vychylování či přepadávání na bok, neschopnost správného rozložení těžiště a stabilizace v poloze na zádech i na bříšku.

Neumí-li dítě zaujmout stabilní a symetrickou polohu na bříšku, pak mu je potřeba odborně pomoci. Doporučujeme vyhledat rehabilitační pracoviště a během dne s dítětem správně manipulovat.

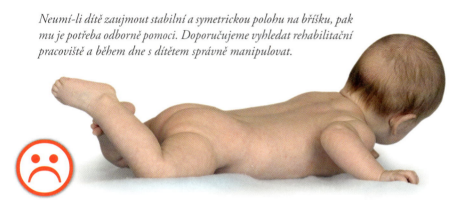

Dětem, které mají těžiště stále na pupku, zaklání hlavu nebo se neumí opřít o horní končetiny, doporučujeme nabídnout správnou manipulaci a při nácviku polohy na bříšku pomáhat tak, abychom jim napověděli správné provedení a poté jim dali příležitost pozici provést samostatně.

Jedna z možností je, že podsuneme naše dlaně pod hrudník dítěte a předloktím lehce zatížíme spodní část hýždí (zadečku). Při trošce zkušeností a šikovnosti můžeme podporu „solaru" i tlak na zadeček zvládnout jednou rukou a druhou použijeme ke stimulaci zraku dítěte hračkou. Ruce a strany je nutno střídat.

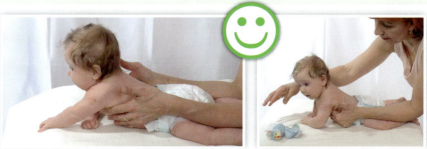

Způsoby dopomoci dítěti v poloze na bříšku.

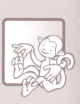

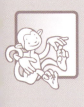
Občas je potřeba napovědět současně horním končetinám správné postavení a tlakem na zadeček opěrný bod na stydké sponě. Někdy stačí zatížit pouze zadeček.

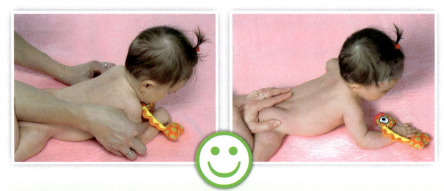

Vhodnou nápovědou správného zapojení bříška a zádových svalů do vzpřímení je zvedání dítěte ležícího v poloze na bříšku z podložky. Dítě zvedáme jednou rukou pod „solarem" a druhou tlačíme na zadeček. Stejným způsobem je vhodné dítě na podložku také pokládat. Položení směřujeme k připravené hračce, aby zrakový kontakt s hračkou zajistil správné postavení hlavičky. Po položení dítěte na podložku se chvíli v tlaku na zadeček pozdržíme. Po chviličce pomalu vytahujeme ruku zpod tělíčka a uvolňujeme tlak ze zadečku.

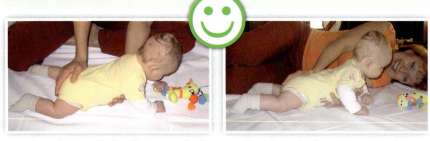

Způsob zvedání a pokládání dítěte na podložku přímo do polohy na bříško za připravenou hračkou.

Budeme-li dítě motivovat k pohledu na hračku položenou na podložku, tak samotný pohled dolů zajistí také sklopení hlavičky. Předkloněná hlava způsobí protažení a zapojení šíjových svalů, které je nutno posilovat, aby dítě nemělo do budoucna problémy s páteří v krční oblasti.

Při podložení nadbřišku a zatížení hýždí již samotná zemská přitažlivost zajistí, že také ruce dítěte klesnou k podložce a dítě postupně hledá opěrné body na stydké sponě a předloktí. Tato poloha navíc pomůže dítěti zapojit do vzpřímení správné posturální svaly.

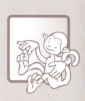

Po chvíli dítě pomalu uvolníme do samostatné polohy na bříšku bez naší dopomoci. Všimneme si, že dítě je po této stimulaci schopné na nějakou chvíli samo setrvat ve správném postavení. Jakmile mu dojdou síly, je to pro nás signál, abychom je přetočili alespoň na chvíli do polohy na záda a nechali odpočinout. Po chvilce odpočinku je můžeme přetočit zpět na bříško, zvednout je a položit nebo mu znovu pomoci ke vzpřímení nacvičeným způsobem.

Důležitá je však pohoda. Nic nepřeháníme. U všeho si hrajeme, ukazujeme hračky, s dítětem si povídáme, povzbuzujeme je a chválíme. Začínáme od několika málo vteřin a dobu postupně prodlužujeme.

V případě, že se možnosti dítěte v poloze na bříšku nemění, doporučujeme obrátit se na pediatra s žádostí o doporučení na rehabilitační pracoviště a pomoci dítěti vhodným rehabilitačním programem naordinovaným rehabilitačním odborníkem (Vojtovou metodou, podle Bobata atd.).

Jakékoliv snažení však můžeme téměř znehodnotit špatnou, nevhodnou a neadekvátní manipulací s dítětem. A naopak. Správná manipulace je doslova základem pro dobré prospívání dítěte. Je to proto, že v průběhu dne dochází při zajištění běžné péče nejméně k 350 manipulačním úkonům.

Z letitých zkušeností je zcela patrné, jak brzdí rehabilitaci Vojtovou metodou nevhodná manipulace s dítětem a jak podstatně rychleji se zlepšuje stav dítěte v kombinaci se zcela správnou a adekvátní manipulací s ním v průběhu celého dne. Nakonec vždyť i manipulace s dítětem je jistý druh tělesného cvičení.

Mezi nejdůležitější manipulační techniky patří i nadále úchopy, na které jsme upozorňovali u předešlé dovednosti – u polohy na zádech. Jedná se především o zvedání dítěte „nabalením", chování dítěte ve správně provedeném „vyvýšeném" nebo „bočním klubíčku" a nošení dítěte ve správné pozici „tygříka" nebo „klokánka". Všechny manipulační techniky je nutno podpořit i motivací zraku či rukou dítěte za hračkou v takovém úhlu a směru, který nastimuluje správné postavení hlavičky do vzpřimování.

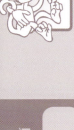

Také je velmi důležité dítě motivovat a vést k budoucí správné technice aktivního obratu ze zad na bříško a z bříška na záda, které dítě zvládne kolem sedmého měsíce. Vždy je nejdříve namotivujeme k aktivnímu obratu hlavičky žádoucím směrem. Teprve poté dopomáháme dítěti k obratu na bříško tak, že je jednou rukou fixujeme v oblasti žaludku, tj. v bodě, kolem kterého se bude otáčet, a druhou rukou mu dopomáháme k obratu s vyloučením záklonu hlavičky.

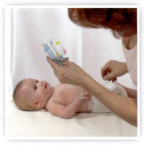
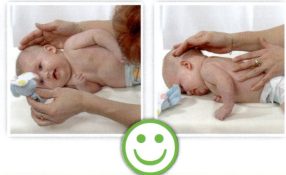

Obrat ze zad na bříško.

Z bříška zpět na záda dítě nejdříve namotivujeme k otočení hlavičky opačným směrem, než kterým je chceme otočit. Poté jednou rukou podsuneme paži i loket dítěte pod tělíčko, druhou rukou je lehce zvedáme pod hrudníčkem a současně je vedeme do obratu na záda.

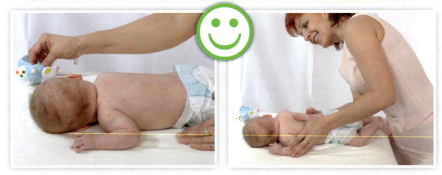

Obrat dítěte z bříška na záda proběhne z aktivního obratu hlavičky vlivem motivace na hračku, zasunutí loktíčku pod tělo a přetočení na bok a nakonec dotočení těla s doprovodným podhmatem hlavičky až do polohy na zádech s hlavičkou v ose.

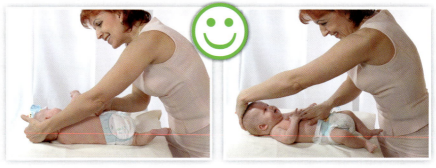

Velmi užitečné a oblíbené polohy, které se také dají použít ke cvičení rodičů s dětmi a ke hrám s dítětem od třetího měsíce věku, jsou pozvedání dítěte ležícího v poloze na bříšku na podložce a pokládání zpět, dále „klokánek" a „koníček", ve kterých dochází k aktivnímu posilování šíje, bříška i zádových svalů.

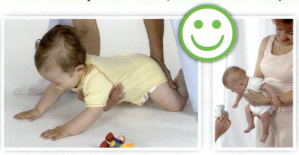
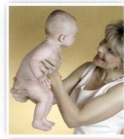

Zvedání dítěte z polohy na bříšku.   *„Klokánek".*   *„Koníček".*

Pozici **„klokánka"** doporučujeme k nošení dětí jako náhradu svislé polohy, která je zcela nevhodná nejméně do 7. měsíce věku.

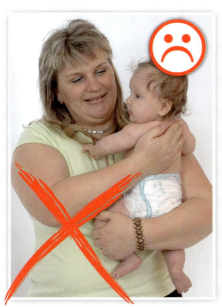
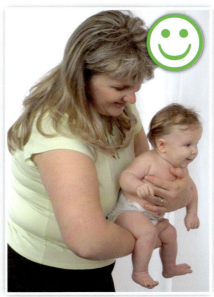

U nevhodné svislé polohy je na dítěti vidět, v důsledku zájmu o sledování okolí, záklon hlavy i trupu, předklopení pánve a rotace páteře. V „klokánkovi", který je pro dítě stimulující polohou ke správnému vývoji, je naopak vidět spokojenost dítěte s možností rozhledu.

Již s tříměsíčním děťátkem je možno nacvičovat správné vzpřímení hravou formou, a to **na gymballu**, nejlépe o průměru 60–70 cm. Nahé dítě položíme na čistý gymball bez jakékoliv další podložky tak, aby na něm leželo pod úhlem cca 45°. Podložka by způsobila

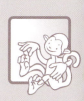

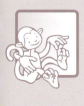

dítěti i matce pocit nejistoty. Ke gymballu si klekneme. Zásadně se ke gymballu nepředkláníme. Už tak je naše páteř samotnou péčí o dítě hodně namáhaná.

Tříměsíční dítě držíme pouze tlakem na spodní část pánve směrem do gymballu. Tím mu napovídáme místo těžiště. Nakloněná rovina mu pomůže, aby se do míče lépe opřelo a správně vzpřímilo.

Dítěti nedáváme do rukou žádnou hračku. Dáváme pozor na stimulaci zraku dítěte tak, aby ho neprovokovala k záklonu. Doporučujeme položit na zem, ve směru úhlu žádaného pohledu, nějakou výraznou hračku, která dítěti nebude na dosah. Je určena na zaujetí jeho zrakové pozornosti. Ideální hračkou je točící se káča nebo pejsek na baterky, který vydává zvuky a chodí pořád dokola, atd. Cílem je, aby se dítě soustředilo na těžiště a opěrné body, které mu při tomto cvičení nabízíme. Se stálým tlakem pánve do míče dítě nakláníme za rytmického doprovodu písniček. Pracujeme pomalu a plynule.

Při pohybu vpřed (pouze do vodorovné polohy) a zpět mu zpíváme třeba „*Halí, belí, koně v zelí a hříbátka v petrželi…*". Ke střídavému pohybu na strany a zpět je rytmem vhodná písnička „*Maličká su, husy pasu, tancovala bych já, až se třasu…*". U pohybu s dítětem na gymballu do kroužku si je možno zazpívat známou písničku „*Červený šátečku, kolem se toč, kolem se toč, kolem se toč…*".

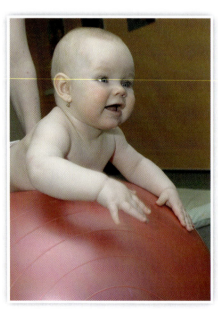
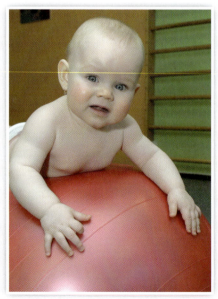

Posilovací hry s dítětem na gymballu jsou velmi oblíbené.

Dobře prospívající dítě po ukončeném 3. měsíci věku by mělo mít dobře zvládnuté a stabilní první vzpřímení. Těžiště v poloze na bříšku má tak rovnoměrně rozložené mezi stydkou sponu a lokty horních končetin, že při pohledu na hračku před obličejem ho nenaruší, pouze změní opěrnou plochu na bříško, ve snaze dotknout se hračky alespoň ústy. Při stimulaci dítěte hračkou k pohledu do stran umí otáčet pouze hlavičku a tělíčkem leží stabilně na podložce.

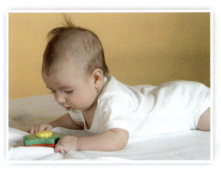 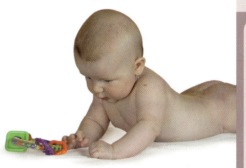

Pozornost tříměsíčního dítěte se snažíme upoutat hračkou před středem těla. Ve snaze se k ní dostat přesune opěrnou plochu ze stydké spony na bříško a pokouší se k ní přiblížit alespoň prsty (hrabe ručkou) a ústy.

Poloha na bříšku ve 4. měsíci

Ve 4. měsíci věku dítě zvedá hrudníček stále více nad podložku. Opírá se o patky dlaní s pokrčenými prsty a vzpírá se na pažích ohnutých v lokýtku.

Dítě pokládáme do polohy na bříško na velký stůl nebo na zem. Pokládáme-li dítě do polohy na bříško na zem, pak je nutné si lehnout k němu a stimulovat je z úhlu jeho pohledu, aniž by muselo zaklonit hlavičku. Nemáme-li čas, tak je raději položíme do ohrádky s výhledem.

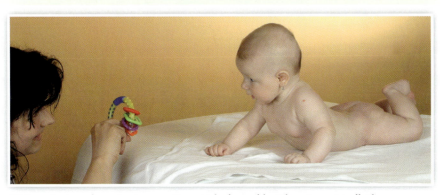

Dítě motivujeme ke správnému vzpřímení i k obratu hlavičky z úrovně podložky.

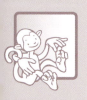

Na stole nenecháváme dítě nikdy o samotě!!! Na hračku je motivujeme z úrovně stolu, abychom je neprovokovali do záklonu hlavičky.

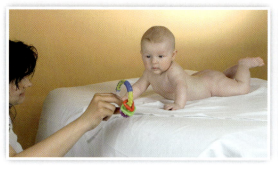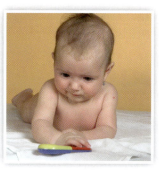

Zatímco na počátku čtvrtého měsíce věku je poloha na bříšku u dobře prospívajícího dítěte stabilní, tak ke konci čtvrtého měsíce věku dítě začíná experimentovat s přenosem těžiště na stranu opěrnou, aby mohlo fázickou rukou na odlehčené straně uchopit hračku.

Dobře prospívající dítě pak dokáže mezi čtvrtým a pátým měsícem věku přenášet těžiště k uvolnění jedné ruky, aby mohlo zachytit hračku ze strany. Jedná se o velmi důležitou dovednost pro jeho další vývoj, a tím je **zkřížený vzor**. Jedná se o pozici, kdy při motivaci na hračku z jedné strany umí dítě zaujmout polohu, ve které se opře o jeden loket a kyčelní kloub na jedné straně a předsunuté kolínko na straně natahující se ruky za hračkou.

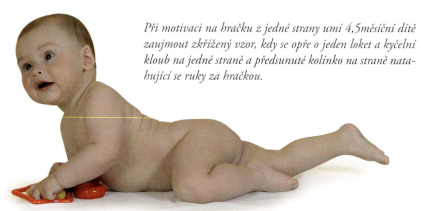

Při motivaci na hračku z jedné strany umí 4,5měsíční dítě zaujmout zkřížený vzor, kdy se opře o jeden loket a kyčelní kloub na jedné straně a předsunuté kolínko na straně natahující se ruky za hračkou.

216

Ve střední rovině dítě manipuluje s hračkou oběma rukama. Tuto dovednost však moc nepodporujeme, neboť dítě má neustále tendenci opřít se o lokty, povolit zádové i břišní svaly, zaklonit hlavičku a dávat hračku do pusinky.

Doporučujeme proto dítě raději motivovat hračkou ze strany nebo je přetočit do polohy na záda.

Chceme-li podpořit nácvik kvalitního vzpřímení dítěte, je potřeba s dítětem v první řadě správně manipulovat.

Dítěti nedoporučujeme nabízet sed ani svislou polohu.

Zapojení správných svalových skupin v oblasti šíje, zad i bříška, které nakonec zodpovídají za správné vzpřímení, posilujeme i nadále v náruči v pozici „klokánka" nebo „koníčka". Od „tygříka" již pomalu upouštíme. Dbáme na to, abychom dítě nosili ve všech

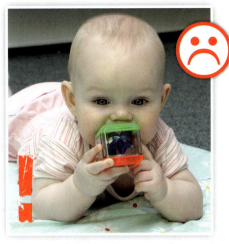

Při manipulaci s hračkou ve střední rovině má dítě tendenci opřít se o lokty, povolit zádové i břišní svaly, zaklonit hlavičku a dávat hračku do pusinky.

polohách symetricky a s končetinami před tělem. U všech tří poloh dbáme na podsazený zadeček, stehna do pravého úhlu k bříšku, aby tělíčko dítěte svíralo úhel 45° vůči ose dobře vzpřímeného rodiče a aby zrak i horní končetiny byly motivovány do prostoru před hrudníčkem dítěte.

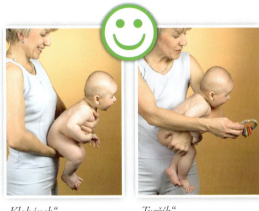
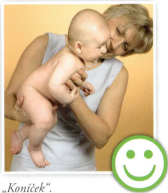

„Klokánek".   „Tygřík".   „Koníček".

Již při popisu polohy na zádech jsme si sdělili, jaký problém může do celého vývoje vnést špatná, nebo spíše neadekvátní manipulace s dítětem bez ohledu na jeho psychomotorickou vyspělost. Důsledkem je, že celá řada dětí se necítí v poloze na bříšku dobře, odmítá ji a pláče. Rodiče se pak domnívají, že když se dítěti na bříšku nelíbí, tak v ní nemusí být. Přitom opak je pravdou. Není-li dítě pokládáno na bříško zcela pravidelně několikrát denně (vždy za přítomnosti a pod dohledem rodičů), tak nemůže

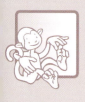

posilovat a rozvíjet správné svalové skupiny potřebné pro rozvoj vzpřimovacích mechanismů.

Faktem je, že dítě, které nemá rádo polohu na bříšku z jakéhokoliv důvodu, většinou potřebuje odbornou pomoc. V případě, že se dítěti na bříšku nelíbí, vyklání se, vytáčí hlavičku, rozhazuje rukama, houpe se na bříšku či na hrudníčku, opírá se nosíkem o podložku atd., doporučujeme co nejdříve vyhledat odborníka.

Poloha na bříšku v 5. měsíci

Pokud mělo dítě dostatek příležitostí k nácviku polohy na bříšku, pak již má tuto polohu rádo. Ke hře s hračkami vně opěrné báze používá od poloviny pátého měsíce věku již zcela běžně zkřížený vzor. V symetrickém vzpřímení si u pětiměsíčního dítěte všimneme, že těžiště se postupně přesouvá ze stydké spony na stehna. Dobře prospívající dítě v poloze na bříšku se ve věku 5 měsíců může vzpřimovat několika způsoby. Jedním ze způsobů je, má-li těžiště na stehnech a patkách dlaní s pokrčenými prsty nebo v pěstičkách. V tomto případě má horní končetiny natažené. Správně však vzpřimuje i ve chvíli, kdy má paže lehce pokrčené. V tomto případě se opírá o celé dlaně.

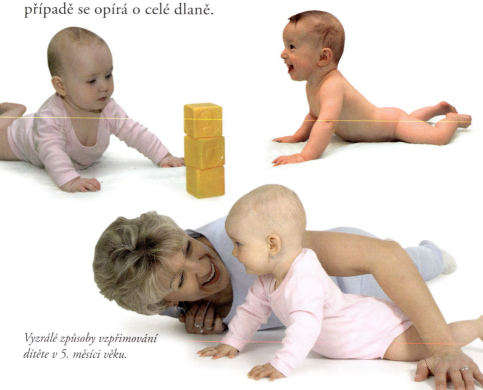

Vyzrálé způsoby vzpřimování dítěte v 5. měsíci věku.

Při pohledu na hračku ve střední rovině střídá jeden z uvedených modelů správného vzpřímení se vzorem plavání, kdy se houpe na pupku. Hlavu má v protažení a lehce pokrčené horní i dolní končetiny zvedá nad podložku.

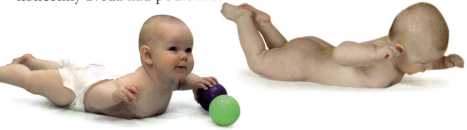

Vzor plavání, kdy se dítě houpe na pupku. Dítě vlevo je nevhodně motivováno k záklonu hlavičky (kam jdou oči, tam jde hlava).

Nerehabilitované děti se slabým bříškem, s nedokonalým svalovým napětím mají těžiště na pupku, jsou prohnuté v pase a na zádech se jim tvoří po obou stranách kožní rýhy (rybí záda).

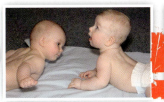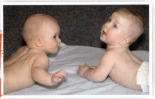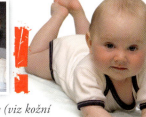

U dítěte vlevo můžeme sledovat retrakci ramínek, záklon hlavičky (viz kožní řasy a val za krkem) a těžiště na hrudníčku. U dítěte vpravo je vidět, jak je zraková stimulace z výšky a zpoza záhlaví vyprovokovala k záklonu hlavičky s povolenými šíjovými svaly (viz kožní řasy na zádech a příčná rýha za krčkem).

219

V pátém měsíci dokáže zdravé a dobře prospívající dítě uvolnit jednu ruku k uchopení hračky tak, že se opře o loket a předloktí a na stejné straně o kyčelní kloub. Na opačné straně nakročí dolní končetinou do úhlu 90° a opře se o vnitřní stranu kolínka. Takto stabilizované sahá uvolněnou rukou postupně stále jistěji po hračce, která je na straně této ruky. Tato dovednost je velmi důležitá z hlediska postupného propojení hemisfér v mozku a rozvoje křížového pohybu pro lezení.

Dítě staré 4,5 měsíce by mělo umět uchopit z polohy na bříšku hračku ze strany tak, že přenese váhu těla a opře se o loket a kyčelní kloub. Volná ruka sáhne po hračce a polohu stabilizuje nakročeným kolínkem.

Hračku ve střední rovině uchopí oběma rukama s lokty opřenými o podložku většinou děti lenivější, se svalovým napětím odlišným od normy nebo se slabým bříškem. U těchto dětí vidíme povolené břišní i zádové svaly, které jim umožní prohnutí trupu, zvednutí pánve a záklon hlavy. Záklon hlavy mnohdy nechtěně podporujeme chůzí a činností kolem dítěte ležícího v poloze na bříšku na zemi, když se snaží nás sledovat nebo zachytit náš pohled.

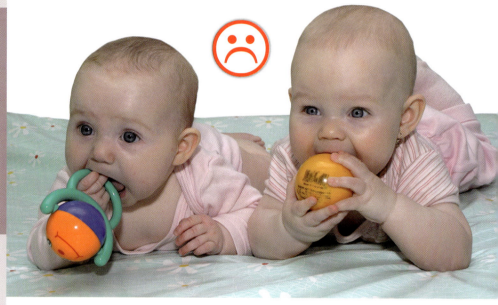

Děti s nižším svalovým napětím a slabým bříškem uvidíme ležet v poloze na bříšku s povolenými břišními i zádovými svaly, prohnutou páteří a záklonem hlavičky, stupňovaném snahou sledovat náš pohyb kolem sebe.

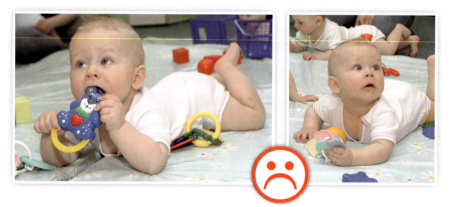

Zahlédneme-li dítě, že si takto hraje, motivujeme je raději k obratu na záda a hře s hračkou se zvednutýma nohama a rukama nad podložkou nebo mu nabídneme různé hry, při kterých je stimulujeme ke zpevnění a správnému vzpřímení.

Hravou formou můžeme dítěti nabídnout nácvik vzpřimování, kdy je předloktím tlačíme na stehna, dlaněmi podložíme hrudník a palci stimulujeme paže k podložení tělíčka.

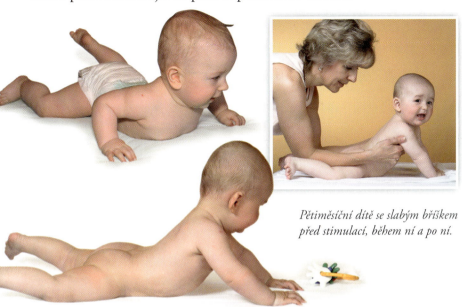

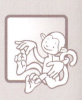

Pětiměsíční dítě se slabým bříškem před stimulací, během ní a po ní.

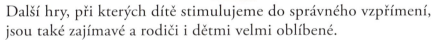

Další hry, při kterých dítě stimulujeme do správného vzpřímení, jsou také zajímavé a rodiči i dětmi velmi oblíbené.

Dítě můžeme položit na gymball tak, aby na něm leželo pod úhlem cca 45° (tuto polohu považujeme za základní). Ke gymballu si klekneme, rozhodně nepracujeme v předklonu a nepřetěžujeme zbytečně svá záda. Pětiměsíční dítě držíme pouze tlakem na horní část stehen (těsně pod zadečkem) směrem do gymballu. Tím mu napovídáme místo těžiště. Nakloněná rovina mu pomůže, aby se do míče lépe zapřelo a vzpřímilo. Do rukou mu nedáváme žádné hračky. Stejně jako doposud používáme výrazné hračky k zaujetí zrakové pozornosti dítěte na zemi v úhlu požadovaného pohledu dítěte. Dbáme, aby okolní dění neprovokovalo dítě k záklonům hlavičky. Se stálým tlakem do stehen dítě můžeme různě naklánět. Hrajeme si pomalu, plynule a s písničkou v rytmu pohybu.

221

Při pohybu vpřed (pouze do vodorovné polohy, ještě zdaleka ne až k hračce na zemi!!!) a zpět mu můžeme zpívat třeba *„Houpy, houpy, kočka snědla kroupy…"*

Ke střídavému pohybu na strany cca 20–30° a zpět je vhodná písnička *„Bim, bam, hodiny, jsou do každé rodiny. Bim, bam, hodiny,* *ubíhají vteřiny.“* Při pohybu na strany může být výchozí základní a později i vodorovná poloha.

K pohybu s dítětem na gymballu do kroužku vycházíme ze základního postavení a můžeme přitom zpívat známou písničku *„Koulelo se, koulelo, červené jablíčko…“*

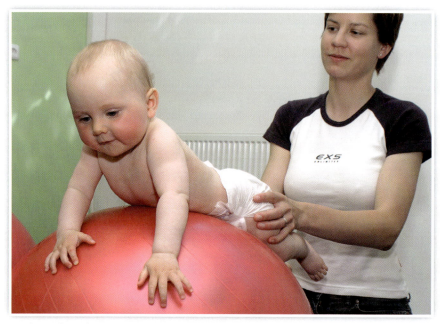

Posilovací hry s dítětem na gymballu jsou velmi oblíbené.

Nenáročnou pomocí při nácviku vzpřimování je pokládání dítěte pánví mimo podložku nebo přes stehno rodiče. Oblíbenou hrou je také vzpřimování dítěte na overballu. Jedná se o hry, při kterých se malému kojenci daří zapojit břišní i zádové svaly podstatně lépe než při volné hře na koberci.

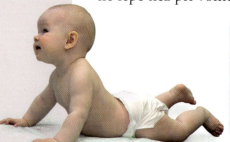

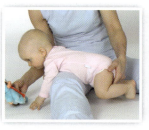

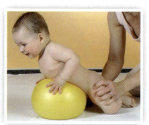

Také v naší náruči, při běžné péči či při hrách s dítětem najdeme celou řadu možností, jak dítě uspokojit a zároveň mu pomoci posílit posturální svaly.

Velmi oblíbený je stále „klokánek", „koníček" nebo zvedání a pokládání dítěte na podložku v poloze na bříšku.

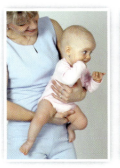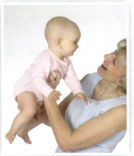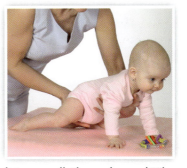

Ukázka „klokánka", „koníčka" a zvedání a pokládání dítěte na podložku v poloze na bříšku.

Hodně úspěšné a cílené je i nadále posilovací cvičení na kolenou nebo mezi koleny rodiče. Oblíbená je stále hra s overballem, který dítě motivuje ke zvedání všech končetin.

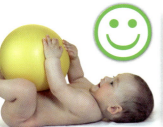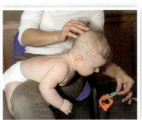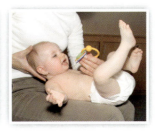

Poloha na bříšku v 6. měsíci

Pravidelné příležitosti dosavadního tréninku a posilování bříška v poloze na zádech a zádového svalstva v poloze na bříšku s sebou přináší natolik dobře rozvinutou rovnováhu, koordinaci, orientaci i sílu břišních a zádových svalů, že dítě zvládne druhý velice důležitý mezník ve svém vývoji, a tím je druhé vzpřímení. Kvalitně provedené druhé vzpřímení svědčí o dobře zapojených břišních a zádových svalech podél páteře v krční a hrudní oblasti. Budeme-li sledovat vzpřimující se nahé dítě shora, uvidíme krásně se zapojující svaly do písmene „V" již nejen v oblasti šíje, jak tomu bylo u prvního vzpřímení, ale také v hrudní oblasti.

Správně zvládnuté druhé vzpřímení vypadá tak, že se dítě opírá o stehna a rozvinuté dlaně natažených horních končetin. Zajímavostí je, že zatímco doposud u dítěte převládalo břišní dýchání,

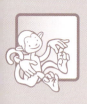

po zpevnění břišních svalů a dobře ovládnutém druhém vzpřímení začíná převládat dýchání hrudní, což sehraje významnou roli při rozvoji řeči.

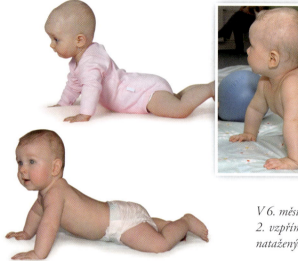

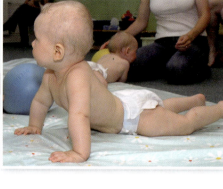

V 6. měsíci věku by dítě mělo zvládnout 2. vzpřímení s oporou o stehna a dlaně natažených paží.

Děti se svalovým napětím odlišným od normy nebo s nedostatečně posíleným bříškem se prohýbají v páteři, zvedají pánev i nohy nad podložku a zaklánějí hlavičku. Některé děti se opírají stále o stydkou sponu, prohnou se v páteři a opřou o natažené paže. Výsledkem je hlava v předklonu nebo vtažená mezi ramena. Tyto děti mají často otevřenou pusinku a hodně slintají. Velice špatně jedí lžičkou. Buď jídlo jazykem vytlačují, nebo je neumí pohyby jazyka posunout dál a polknout. Proto jim jídlo vytéká a vypadává stále z úst. Už z těchto důvodů, ale i z mnoha dalších, které ovlivní kvalitu budoucího života, doporučujeme obrátit se na pediatra s žádostí o doporučení na rehabilitaci.

Děti, které do šestého měsíce nezvládnou prvky kvalitního prvního ani druhého vzpřímení, si zaslouží odbornou pomoc.

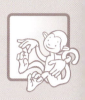

V tomto období by dítě mělo zvládnout samostatný obrat ze zad na bříško, jak jsme si již podrobně popsali u šestiměsíčního dítěte v poloze na zádech. Tato dovednost je ve vývoji dítěte velkým zlomem. Od této chvíle může zaujmout polohu na bříšku, kdykoliv si zamane. Poloha na zádech se pro ně stává polohou, kterou často odmítá nebo ji používá pouze při hře s hračkou, k odpočinku nebo ke spánku.

Poloha na bříšku je pro ně polohou, která dává řadu dalších možností k pohybu i vzpřímení. Dítě se učí pivotovat za hračkou. Jedná se o dovednost, při které se točí kolem osy pupku a překládá ruce, dobře ji zvládne v sedmém měsíci. Touto činností vydatně posiluje paže a učí se střídavý pohyb končetin ve vzporu ležmo. Tím se připravuje na stereotyp střídavého pohybu končetin, který bude potřebovat později – při lezení a chůzi. Má-li dobře posílené bříško i zádové svaly, pak se opírá o stehna a kolínko na straně pohybu za hračkou.

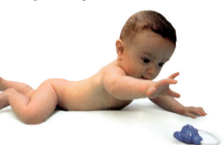 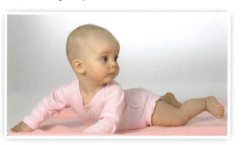

U dětí se slabým bříškem či svalovou hypotonií se můžeme setkat s rotací kolem osy hrudníku. Mnohdy se přidá asymetrický vzor, kdy se dítě otáčí stále na jednu stranu. Pochopitelně že každé dítě se může ve chvíli únavy projevit ne zcela ideálně. Neumí-li však použít i jiný, vyzrálejší způsob, pak je nejvyšší čas obrátit se na rehabilitační pracoviště o podporu formou kvalitní rehabilitace. V opačném případě může být dítě ohroženo trvale vadným držením páteře v konečném vzpřímení.

225

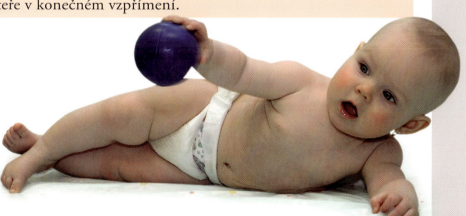

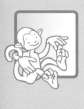

Následující vývoj vzpřimování se již netýká rozvoje polohy na bříšku, ale vertikalizace, která je popsána v další kapitole.

U řady dětí s odlišným svalovým napětím, chabými břišními svaly i z jiné příčiny, často jen v důsledku špatné manipulace, neproběhne vývoj vzpřimování popsaným ideálním způsobem. Nezvládnutý vývojově přirozený rozvoj vzpřimování, nahrazený pobytem v autosedačce, opřením o polštáře, posazováním, chodítkem a hopsadlem, předčasným pasivním stavěním a vodění za vzpažené ručky, nenaučí děti žádnou z uvedených důležitých průpravných dovedností pro vertikalizaci, jako jsou obraty ze zad na bříško a z bříška na záda, 1. a 2. vzpřímení, pivotace, lezení, stavění se přes rytíře a chůze stranou kolem nábytku. Mnohdy je zcela přeskočí, někdy se je naučí, ale náhradním, nesprávným stereotypem. Naučí se chodit bez naprogramovaného zapojení správných posturálních svalů. Všechny děti to nejenže „přežijí", ale dokonce vypadají šťastné. Dříve nebo později se pak většina z nich stává pacienty rehabilitačních, neurologických či psychologických pracovišť, pomocí kterých řeší různé potíže, jako roztěkanost, nesoustředěnou pozornost, labilitu, neurózu, bolesti hlavy, bříška, kolen, kyčlí či páteře.

Z uvedených informací vyplývá, že neposílené svaly podél páteře nejsou schopny udržet její správné postavení v případě vertikálního (svislého) nošení dítěte v náruči, posazování nebo stavění. Proto děti do devátého měsíce věku nenosíme ve svislé poloze, neposazujeme a nestavíme na nožičky. Stačí si uvědomit, jaký je poměr hlavy dítěte k jeho tělíčku na rozdíl od poměru hlava – tělo dospělého, aby bylo zřejmé, o kolik více je váhou hlavy zatížena páteř dítěte.

Dítěti nenabízíme sedavé polohy a rozhled z lehačky či autosedačky, či dokonce ze sedu s opřením o polštáře. Děti pak nejsou motivované k vlastnímu snažení a aktivitě, neboť v sedačce jsou spokojené. Uspokojivou polohu si vynucují pláčem a milující rodiče neznalí zákonitostí vývoje velmi brzy pochopí jejich žádost o posazení. A tak dochází ke zvýšené aktivitě rodičů a snížené aktivitě dětí.

Bude-li mít dítě pravidelně příležitost rozvíjet své dovednosti v poloze na bříšku v dostatečně velkém prostoru a s vhodnou motivací, pak má velkou šanci, že se jeho vývoj bude ubírat správně, v souladu s jeho přirozenými možnostmi psychomotorického vývoje.

Doporučujeme proto děti nerozmazlovat, ale stále motivovat k vlastní aktivitě.

Z hlediska postupného vývoje polohy na bříšku očekáváme u zdravého a dobře prospívajícího dítěte tyto důležité dovednosti v této kvalitě a posloupnosti (termíny dosažení jednotlivých dovedností jsou pouze orientační):

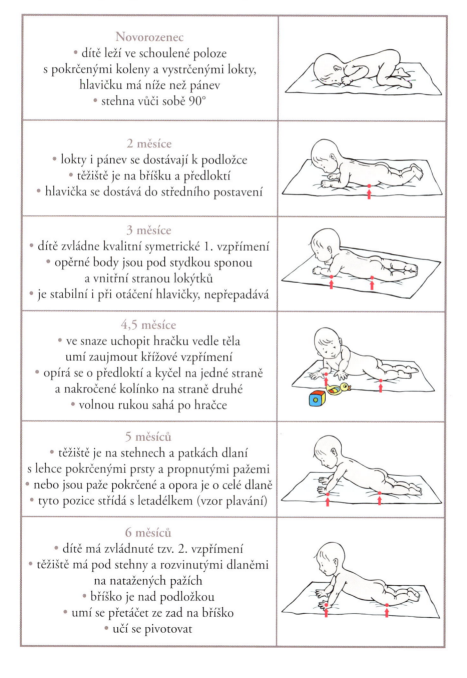

Novorozenec
• dítě leží ve schoulené poloze s pokrčenými koleny a vystrčenými lokty, hlavičku má níže než pánev
• stehna vůči sobě 90°

2 měsíce
• lokty i pánev se dostávají k podložce
• těžiště je na bříšku a předloktí
• hlavička se dostává do středního postavení

3 měsíce
• dítě zvládne kvalitní symetrické 1. vzpřímení
• opěrné body jsou pod stydkou sponou a vnitřní stranou lokýtků
• je stabilní i při otáčení hlavičky, nepřepadává

4,5 měsíce
• ve snaze uchopit hračku vedle těla umí zaujmout křížové vzpřímení
• opírá se o předloktí a kyčel na jedné straně a nakročené kolínko na straně druhé
• volnou rukou sahá po hračce

5 měsíců
• těžiště je na stehnech a patkách dlaní s lehce pokrčenými prsty a propnutými pažemi
• nebo jsou paže pokrčené a opora je o celé dlaně
• tyto pozice střídá s letadélkem (vzor plavání)

6 měsíců
• dítě má zvládnuté tzv. 2. vzpřímení
• těžiště má pod stehny a rozvinutými dlaněmi na natažených pažích
• bříško je nad podložkou
• umí se přetáčet ze zad na bříško
• učí se pivotovat

227

C. Vertikalizace (vzpřimování)

V tomto období dítě plynule naváže na dovednosti, kterých dosáhlo díky podmínkám, stimulaci a aktivnímu pohybu, jež jsme mu doposud nabídli. Je celá řada šestiměsíčních dětí, jejichž dovednosti jsou v předstihu.

Na druhé straně je zase celá řada dětí, které nemají zvládnuté ani dovednosti, které jsme si popsali v minulém měsíci. Vývoj dětí je skutečně velmi individuální. Co je potřeba mít stále na mysli, to je kvalita, provedení dané dovednosti.

Pokud u svého dítěte vidíme, že jde ve vývoji pomaleji, ale krok po kroku a v požadované kvalitě, tak se není potřeba ničeho obávat. Jestliže si však všimneme, že dítě v poloze na zádech nezvedá nohy, ale naopak je napíná a kříží, zaklání se a je asymetrické jak v poloze na zádech, tak v poloze na bříšku, pak neváháme a co nejdříve požádáme svého pediatra o doporučení na rehabilitaci.

Díky kvalitnímu vývoji dítěte v poloze na zádech i v poloze na bříšku do šestého měsíce se teprve v 7. měsíci věku zúročí jeho připravenost na vertikalizaci – vzpřímení do sedu, stoje a chůze.

Na kvalitní proces vzpřimování by mělo být zdravé a dobře prospívající dítě připraveno již v 6. měsíci věku. Pokud zvládlo kvalitně první a druhé vzpřímení i obrat ze zad na bříško s přiměřeně posílenými šíjovými, zádovými i břišními svaly, dobrou rovnováhou, koordinací pohybů i orientačními dovednostmi, pak mu již v dalším procesu vzpřimování nehrozí žádné větší nebezpečí.

Po zvládnutí dovednosti přetočení ze zad na bříško dítě přirozeně vyhledává a raději zaujímá tuto polohu, která mu umožňuje nejen lepší rozhled, ale také start k postupnému vývoji do vzpřímení. Přesto jsou chvíle, kdy si hraje s hračkami a odpočívá v poloze na zádech, do které se naučí přetočit samostatně zpět kolem sedmého měsíce věku.

Díky dovednostem, které postupně z polohy na bříšku zvládá, dále rozvíjí orientační schopnosti, koordinaci pohybů, rovnováhu i sílu svalů, kterou potřebuje zdokonalit ke zvládnutí dalšího vzpřímení – jako je sed, stoj a chůze.

Vertikalizace v 7. měsíci

Do tohoto období by mělo dítě vstoupit se zvládnutým kvalitním prvním i druhým vzpřímením, pivotací a obratem ze zad na bříško, který způsobí, že pozice na bříšku se stane upřednostňovanou polohou. Dítě je aktivní a pracovité.

Zůstane-li po vyčerpávajícím tréninku na chvíli v klidu, k částečnému odpočinku používá polohu na zádech. Ovšem ani na zádech zcela nezahálí. Posiluje bříško zvedáním rukou i nohou nad podložku a nejenže rukama osahává nohy, ale začíná si přitahovat paleček nohou do úst.

K rozvoji vertikalizace z polohy na bříšku je hračka stále velkou motivací. Dítě se za ní natahuje, přenáší váhu a střídavě překládá ručičky. Potřebuje-li se dostat k hračce, která leží vedle něj, pak při překládání ruček rotuje kolem osy pupku – pivotuje, a to na obě strany. Pivotace již začíná být na vyšší úrovni. Je jistou průpravou k postavení do nakleknutí. Díky této pivotaci dítě posílí rovnováhu, koordinaci a připraví horní končetiny na střídavou práci potřebnou k lezení a později chůzi.

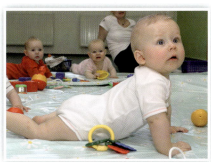
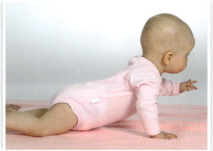

229

Pokud však chce dosáhnout na vzdálenější hračku vpředu, pak použije nejdříve techniku plížení (tulenění), kdy sníží pozici a plíží se vpřed pouze pomocí horních končetin.

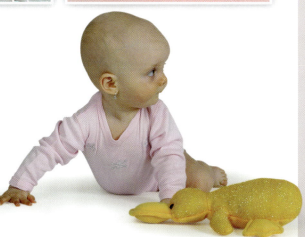

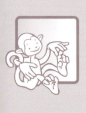
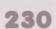
Teprve později zapojí také dolní končetiny a uplatní techniku plazení pomocí zkříženého pohybu všech čtyř končetin.

Horní končetiny se opírají o předloktí a dolní končetiny o zevně vytočená kolínka. Plazení je velmi důležitou koordinační průpravou dítěte na lezení a chůzi. Dochází při ní ke stejné koordinaci pohybů, prozatím na nízké pozici.

Často pomůže svléknout dítě do naha, položit je na nakloněnou rovinu a lákat je k posunu směrem nahoru. Jako každou novou dovednost, také plazení dítě může zvládat zpočátku lépe na jednu stranu. V kvalitních podmínkách a vhodnou motivací i stimulací by se zdravé dítě mělo brzy dopracovat k symetrickému zvládnutí i této dovednosti.

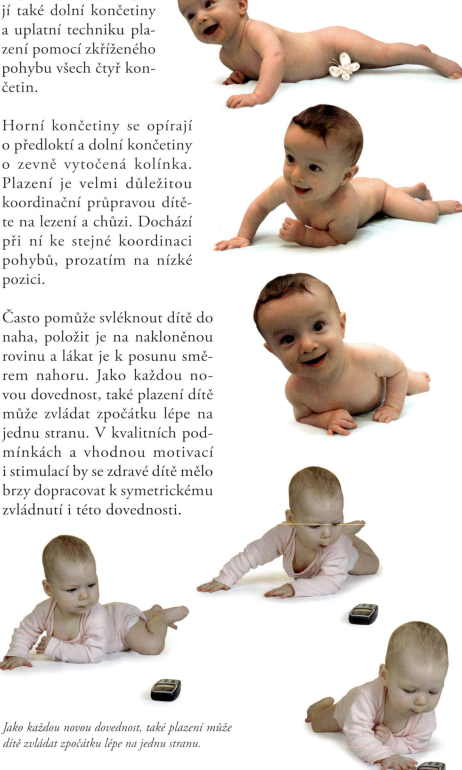

Jako každou novou dovednost, také plazení může dítě zvládat zpočátku lépe na jednu stranu.

Při tulenění ani plazení je však nenecháváme příliš dlouho. U tulenění a plazení setrvávají spíše bázlivější děti, děti s nízkým svalovým napětím, s málo posíleným bříškem nebo se slabými pažemi.

Ponecháme-li je plazit se příliš dlouho, naučí se rychle přesouvat z místa na místo tímto naučeným stereotypem a nebudou mít dlouho zájem naučit se novou, kvalitativně vyšší a hlavně důležitější dovednost, kterou je koordinované lezení. Tulenění a plazení může být ve vývoji pouze na velmi krátkou dobu (dny, týden). Některé děti tuto dovednost zcela přeskočí, některé začínají pohybem dozadu (odstrkují se).

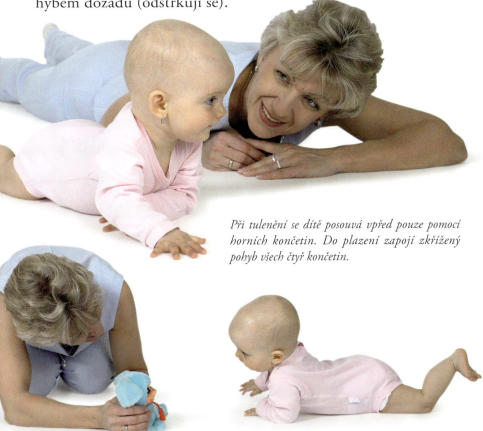

Při tulenění se dítě posouvá vpřed pouze pomocí horních končetin. Do plazení zapojí zkřížený pohyb všech čtyř končetin.

Díky pravidelnému tréninku dítěte a možnosti pohybovat se na zemi nejlépe po čistém, ale ne drsném koberci se tak zdokonalí jeho rovnováha a koordinace pohybů, že se naučí jemně a bezpečně otáčet zpět na záda. Před obratem dítě sníží pozici na pokrčené předloktí té ruky, přes kterou se bude chtít rotovat, podsune ji pod tělo, položí hlavičku a otočí se. Obrat se brzy naučí zvládat symetricky na obě strany.

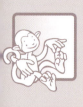
Nově zvládnutou dovednost často používá jako válení sudů k přemisťování z místa na místo. Dostatečně nacvičované válení ze zad na bříško a z bříška na záda přispívá k dokonalému rozvoji orientačních dovedností i koordinace pohybů, na jejichž základě bude stavět rozvoj stále náročnějších činností a dovedností pro další život.

Válení sudů je užitečná dovednost dítěte, ale neměla by sloužit dítěti k přemisťování dlouhodobě.

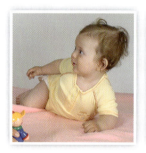
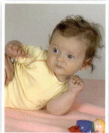
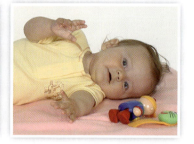

Válení sudů by dítě nemělo používat k přemisťování z místa na místo dlouhodobě. Nabyde-li při tomto způsobu přemisťování příliš velké dokonalosti a sebevědomí, nebude mít motivaci učit se další, kvalitativně vyšší dovednost. Proto je různými způsoby motivujeme k další, pohybově i koordinačně vyšší dovednosti, kterou je naklekávání.

Velmi užitečným cvičením pro nácvik naklekávání je stále **nošení dítěte v „klokánkovi" nebo hra v „koníčkovi"**, které jsou ve správném provedení s nohama do pravého úhlu pod tělíčkem.

Naklekávání podporuje **zvedání a pokládání dětí na podložku do polohy na bříško**, kterému se věnujeme již od 3. měsíce věku.

Naklekávání však můžeme nacvičovat několika dalšími způsoby.

Zcela běžně použitelný je nácvik nákleku u nohy rodiče. Hezkou hrou je **„houpačka v kleku"**, **„trakárek"**, **cvičení na gymballu nebo overballu.**

Náklek u nohy rodiče můžeme trénovat, kdykoliv sedíme s dítětem na gauči, posteli či zemi. Dítě položíme trupem na jedno stehno, ruce motivujeme k uchopení hračky z jedné strany a z druhé mu podsazujeme pánev i kolínka pod tělo.

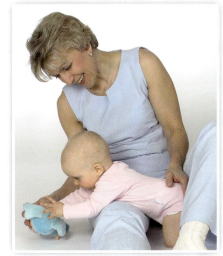

„Houpačku v kleku" nacvičujeme zásadně po dokonalém zvládnutí druhého vzpřímení a pivotace, kdy vidíme, že dítě je připravené unést váhu svého těla.

Možnost nácviku naklekávání u nohy rodiče.

Tuto hru si s dítětem můžeme hrát na stole či na koberci. Shora zachytíme stehna dítěte tak, aby palce směřovaly k tříslům a ukazováky do podkolení. Palci zvedneme pánev a ukazováky vsuneme kolínka pod tělíčko. Nabalíme-li dítě více do kleku, umožníme mu lépe vzpřímit se na pažích. Jakmile budeme cítit, že se na pažích drží dostatečně, můžeme je lehce a pomalu houpat střídáním přenášení těžiště na paže a kolena. Pohyb můžeme rytmicky doprovázet například písničkou *„Houpy, houpy, kočka snědla kroupy…"*

Později můžeme tuto pozici použít k nácviku lezení, při kterém posuneme lehce vpřed pravé kolínko a čekáme, až dítě přesune vpřed levou ruku. Poté posuneme vpřed levé kolínko a čekáme, až dítě přesune vpřed pravou ruku. U této hry můžeme dítěti

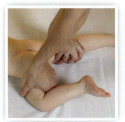
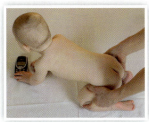
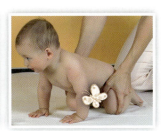

Ukázka stimulace nákleku ke hře „houpačka v kleku".

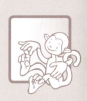

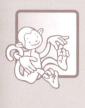
říkat do rytmu pohybu básničku *„Leze žába do bezu, já tam za ní polezu. Kudy ona, tudy já, budeme tam oba dva."*

Velice hezkou a oblíbenou hříčkou je **„trakárek"**, při kterém dítě držíme širokým úchopem kolem pánve a prsty směřujeme pod jeho trup ke zpevnění pasu, aby se neprohnulo v páteři. Pánev i nohy zvedneme nad podložku. Přenášením váhy je motivujeme k ručkování směrem za hračkou.

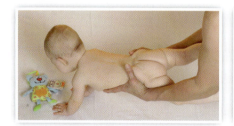 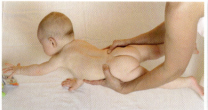

Ukázka úchopu dítěte do „trakárka".

Gymball a overball jsou velmi oblíbenými pomůckami po celou dobu těhotenství i dětství. Stojí za to je mít doma. Také v tomto věku je použijeme k nácviku naklekávání. Dítě držíme v úrovni kolen, která tlačíme do gymballu nebo pod overball. U míče opět klečíme ve vzpřímeném kleku nebo sedíme na patách, abychom si nenamáhali páteř. Výchozí sklon dítěte je 45° k podložce. Na obou balónech dítě lehounce a pomalu nakláníme z výchozí pozice vpřed a zpět, na stranu a zpět i do kroužku. Tím dítě stimulujeme k přenášení váhy, a tím k posilování rukou i trupového svalstva a k rozvoji rovnováhy.

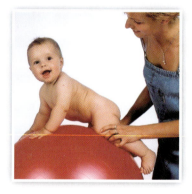

234

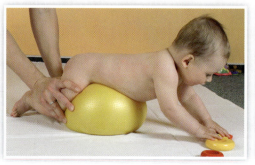 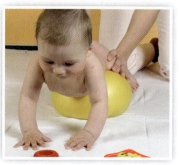

Ukázka nácviku naklekávání a posilování paží i trupového svalstva na gymballu a overballu.

Všechny tyto hry a činnosti jsou nesmírně zajímavé a podnětné pro rodiče i dítě, pro které jsou navíc velmi užitečné. Již po několika dnech takovéhoto pestrého hravého nácviku dítě naklekává s radostí zcela samo.

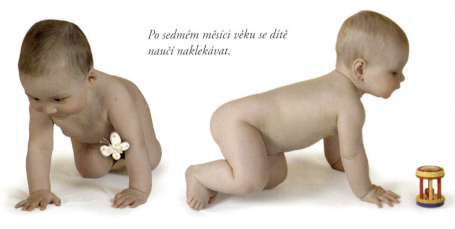

Po sedmém měsíci věku se dítě naučí naklekávat.

Vertikalizace ve věku 7,5 měsíce

Takto dobře připravené dítě pak mezi 7. a 8. měsícem věku zvládne velice důležitou dovednost, kterou je šikmý sed. Správně se děti dostávají do šikmého sedu po obratu na bok, nejdříve s opřením přes loket, teprve později přes rozvinutou dlaň.

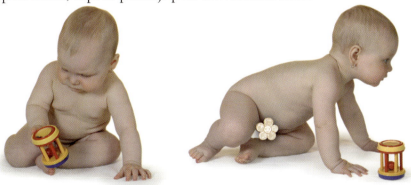

Mezi 7. a 8. měsícem věku se dítě dokáže posadit přes šikmý sed. Na vzpřímený sed však ještě není dostatečně posílené, proto je raději lákáme do lezení a později ke stoupání.

Ze šikmého sedu dítě dokáže uvolnit ruku k zachycení hračky ve výšce. Po zachycení hračky bude pro ně velká motivace sednout si do volného sedu a hrát si s ní, což zvládne cca do 14 dnů po této zkušenosti.

Volný sed však prozatím doporučujeme ještě nepodporovat a neupřednostňovat, neboť kvalita sedu se vzpřímenou páteří se dostaví s postupným posilováním muskulatury trupu později, až díky hojnému lezení. Proto dítě lákáme k aktivnímu pohybu, lezení a posilování. Odpočinek mu umožníme raději v poloze na zádech nebo v klubíčku v našem klíně s pohodlným opřením o naše tělo a paži.

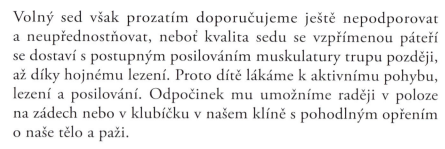

Ze šikmého sedu dítě dokáže uvolnit ruku k zachycení hračky ve výšce, dítě však raději lákáme k aktivnímu pohybu, lezení a posilování.

Vertikalizace v 8. měsíci

Osmiměsíční dítě plynule navazuje na dovednosti, které již zvládlo. Řekli jsme si, že v kleku se nejdříve pouze houpe. Postupně se rozpačitě posouvá, a to vpřed jako píďalka nebo vzad jako ráček.

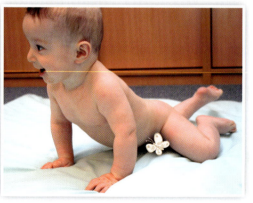
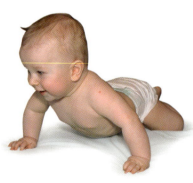

Osmiměsíční dítě se zpočátku posouvá z kleku vpřed jako píďalka nebo vzad jako ráček.

Bude-li mít dostatek kvalitních podnětů a příležitostí k aktivnímu pohybu na zemi a nejlépe v nahotě nebo pouze v pleně, pak brzy po zvládnutí kleku se začne pokoušet o lezení. Zpočátku velmi pomalu a opatrně. Doleze-li k nějaké překážce, dokáže se vzpřímit do sedu na patách. Lezení i vzpřimování do sedu na patách můžeme podporovat nejrůznějšími společnými hrami s dítětem na zemi.

Je-li rodič s dítětem na zemi, dítě se cítí jistější, spokojenější a je také podstatně aktivnější. Rozhodně nedoporučujeme se dítěti věnovat, zasahovat mu do hry nebo je k něčemu stále motivovat. Dítě nutně potřebuje dostat pravidelně prostor k samostatné hře, zkoumání a přemýšlení. Můžeme s ním na zemi jen tak ležet a třeba studovat, číst si nebo si povídat s partnerem.

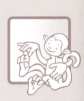
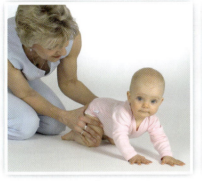 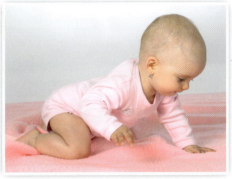

Lezení můžeme podporovat nejrůznějšími společnými hrami s dítětem na zemi.

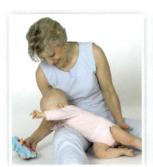 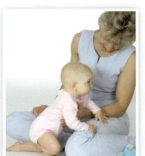 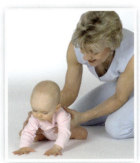

Je-li rodič s dítětem na zemi, cítí se dítě jistější, spokojenější a je také podstatně aktivnější.

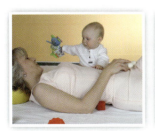 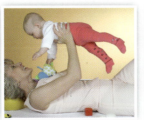 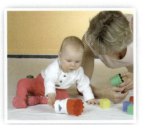

Vývoj dítěte lze i nadále podporovat v náručí. Dítě můžeme nosit pod paží, přes rameno nebo jako „opičku". Do všech her s dítětem můžeme vnést nejen radost, ale také písničku.

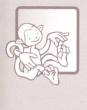

Neseme-li je **pod paží**, tak dbáme na to, aby bylo stále v lehkém předklonu v úhlu cca 45°. Můžeme pomalu a drobnými krůčky běžet a přitom zpívat v rytmu pohybu třeba *„Utíkej, Káčo, utíkej, utíkej, honí tě kocour divokej, divokej…"*

Při **nesení dítěte přes rameno**, kdy je držíme raději oběma rukama opět v úhlu 45°, se doslova nabízí písnička *„Jedna dvě, Honza jde, nese pytel mouky…"*

Neseme-li dítě jako **„opičku"**, tak s ním můžeme třeba tancovat ve valčíkovém kroku a zpívat *„Na tý louce zelený, pasou se tam jeleni…"*

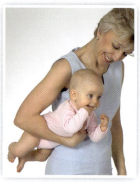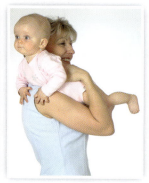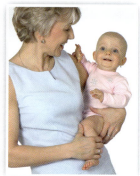

Dítě můžeme nosit pod paží, přes rameno nebo jako „opičku".

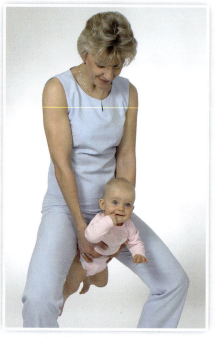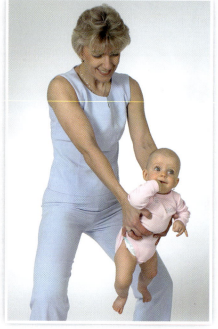

„Houpačka" dítěte ve visu pod paží.

Děti doslova milují **„houpačku ve visu"**, **„zvony ve visu"**, **„letadélko"** nebo **„houpačku na holeních"**. U všech těchto her si opět můžeme s dítětem zpívat.

U **„houpačky"** a **„zvonů ve visu"** dítě držíme širokým úchopem kolem hrudníčku. Naše ruce svírají trup, který musí být stále v lehkém předklonu. Nejde o závěs v podpaží. Ručky dítěte zůstávají volné. Abychom nenamáhali zbytečně svou páteř, pokrčíme kolena a raději si posilujeme bříško, stehna, hýždě i paže.

Jako u všech her, i u této si můžeme zpívat v rytmu pohybu. U **„houpačky"** můžeme dítěti zazpívat např. *„Až já budu velká, bude ze mě selka…"* a u **„zvonů"** *„Jede, jede poštovský panáček…"*

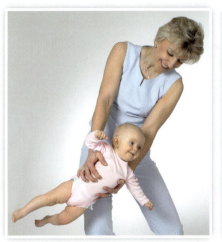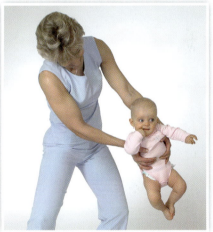

Hra na „zvony" s dítětem ve visu pod paží.

Při hře „letadélko" nebo „houpačka na holeních" dítě opět držíme širokým úchopem kolem hrudníčku.

U **„letadélka"** máme pokrčené nohy. Dítě držíme v natažených pažích širokým úchopem kolem hrudníčku. Vytáčíme je plynule vlevo a vpravo opět v rytmickém doprovodu písničky *„Letadélko letí mezi všechny děti. Letadlo se natřásá, skáče hopsa hopsasa."*

Při **„houpačce na holeních"** dítě houpeme buď pohybem holení lehce nahoru a dolů, nebo se s ním zhoupneme do sedu a zpět. Houpeme je v rytmickém doprovodu písničky *„Skákal pes přes oves…"*

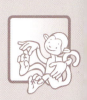

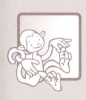

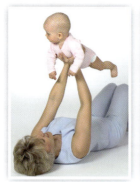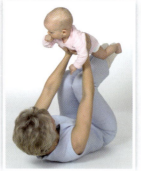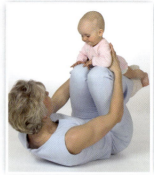

Ukázky her – „letadélko na natažených pažích", „houpačka na holeních" s pohybem holení nebo ve zhoupnutí rodiče do sedu a zpět na záda.

Vertikalizace v 9. měsíci

Teprve po dostatečném tréninku, prostřednictvím kterého si dítě zlepší rovnováhu, sílu svalů, koordinaci i orientaci, začne kolem 9. měsíce věku lézt jistěji, koordinovaně a symetricky. Při dostatečně hojném nácviku, nejlépe v nahotě, se dopracuje k velmi svižnému lezení. Naučí se lézt vpřed, vzad a do stran, podlézat židle nebo nižší překážky i vylézt na nakloněnou rovinu, později i schody. Jedná se o stereotyp pohybu, který je shodný s budoucí chůzí ve vzpřímené pozici.

Na nějakou dobu nám začalo období, kdy dítě musíme zvýšeně sledovat, doprovázet je při každém jeho pohybu a střežit jeho bezpečnost. Dítě si postupně dokáže dolézt na různá místa, kde bude zkoumat vše, bez ohledu na to, zda to je, či není bezpečné. Na nás je, abychom je postupně seznámili s jeho možnostmi, co smí, nebo nesmí prozkoumat (blíže viz rozumový vývoj).

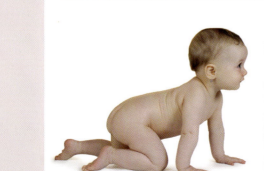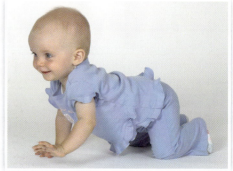

Zdravé a dobře prospívající dítě leze koordinovaně, symetricky, ve zkříženém modelu, s rukama a kolínky v šíři ramen, se špičkami nohou stočenými lehce „navnitř".

Při lezení rozlišujeme rozdíly ve způsobu a kvalitě zvládnutí této dovednosti. Zdravé a dobře prospívající dítě leze koordinovaně, symetricky, ve zkříženém modelu (pravá ruka levé koleno a poté levá ruka, pravé koleno), s rukama a kolínky v šíři ramen, se špičkami nohou stočenými lehce „navnitř" (výraz pediatrů pro chodidla stočená špičkami směrem k sobě).

Naopak děti s nižším svalovým napětím a slabým bříškem, které nebyly včas rehabilitovány, lezou prohnuté, s vystrčeným zadečkem a zakloněnou hlavičkou, s rukama a nohama na široké bázi a se špičkami na nohou vytočenými ven. Může se objevit střídavý (homologní) model pohybu (pravá ruka, pravé koleno a poté levá ruka, levé koleno).

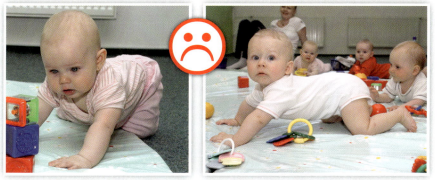

Zdravé a chytré dítě žene vlastní zájem a motivace do dalších dovedností. Bez ohledu na sílu svalů si najde vlastní způsob provedení.

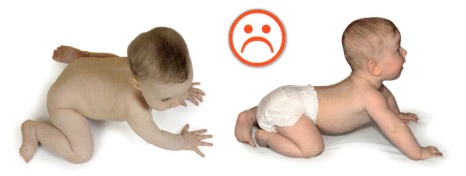

Psychika, zájem a hlavně vnitřní motivace zdravého, inteligentního a zkoumavého dítěte je však žene do dalších dovedností, bez ohledu na to, jak dalece je na ně svalově připraveno, či nikoliv.

Děti se slabým bříškem a nižším svalovým napětím často odpočívají a lenoší.

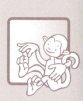

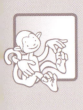

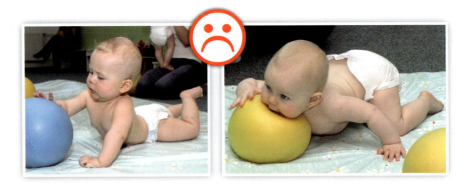

Posadí-li se dítě s neřešeným nízkým svalovým napětím nebo slabým bříškem, pak teprve poznáme, jak dalece je nepřipravené. Pokud chceme ponechat takovéto dítě na chvíli sedět, tak raději v sedu na patách nebo mezi patami, při kterém udrží páteř v daleko lepším postavení. U těchto dětí si všimneme, že je svalová hypotonie (nižší svalové napětí) lehce pustí do sedu mezi paty s postavením chodidel špičkami ven a patami dovnitř. Děti s normálním svalovým napětím sedí na patách se špičkami dovnitř.

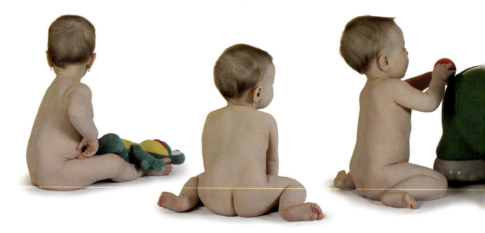

V sedu mezi patami vypadá páteř dítěte podstatně lépe. Přesto doporučujeme lákat dítě raději k symetrickému lezení a pomoci mu odbornou rehabilitací, správným nošením v „klokánkovi" nebo pod paží a hlavně pravidelným „plaváním".

Přestože v sedu mezi patami vypadá páteř dítěte podstatně lépe, přesto je doporučujeme lákat raději k symetrickému lezení, popřípadě stoupání a vracení se na čtyři (ne chůzi a stání). Tyto děti si zaslouží pomoc odbornou rehabilitací, správným nošením v „klokánkovi" nebo pod paží a také pravidelně plavat. Doporučujeme vyhledat profesionální klub, který s dětmi pracuje v souladu s psychomotorickým vývojem dítěte. Kvalitní rehabilitace

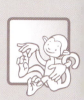

v souladu s dobrou péčí a správnou, pravidelnou a dlouhodobou (alespoň 6 let) činností těchto dětí ve vodě dělá zázraky. Těmto dětem prospívá spíše plavání v chladnější (do 30–32 °C) než v příliš teplé vodě (nad 36 °C).

Děti, u kterých nebyla včas řešena asymetrie, lezou většinou s nakročenou jednou nohou nebo alespoň špičkou vytočenou ven.

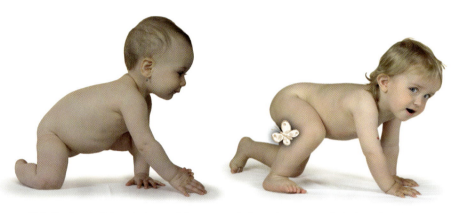

Každé zdravé dítě umí občas udělat tento pohyb při lezení. Převládá-li však u dítěte lezení tímto asymetrickým způsobem, pak doporučujeme poradit se s lékařem.

Děti s neřešeným vyšším svalovým napětím k lezení většinou ani nedojdou, neboť jsou tak záklonové a napjaté, že se nedokážou uvolnit a podsunout kolínka pod bříško. U těchto dětí jsou již od prvního trimenonu patrné tendence k záklonům těla i hlavičky a napínání, někdy i křížení nohou. Celá řada rodičů si toto napětí dítěte mylně vysvětluje jako jeho mimořádnou sílu a vyspělost. Proto mu začnou příliš brzy nabízet svislé polohy, možnosti sedět, stát a chodit s držením za ruce a po špičkách. Tím ještě více podporují jeho zvýšené svalové napětí, které nutně vyžaduje rehabilitaci.

V tomto věku doporučujeme dítě motivovat k lezení přes polštáře, velkého plyšového medvěda, v trávě, v písku, přes práh, přes tělo či stehna rodiče, přes kufr, do schodů i po nakloněné desce nebo po žebříčku.

Při těchto hrách se setká s velkou škálou různých pohybů, které mu pomohou zapojit naprosto všechny svalové skupiny, rozvinout rovnováhu, orientační dovednosti i koordinaci pohybů. To vše uplatní při svém dalším vývoji.

243

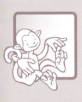

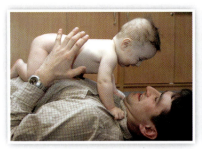
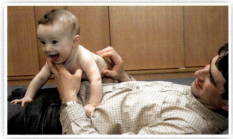

Lezení přes rodiče dělá dítěti velkou radost a zároveň zapojí naprosto všechny svalové skupiny a rozvíjí rovnováhu, orientační dovednosti i koordinaci pohybu.

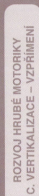

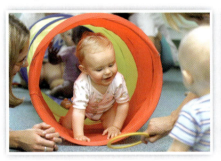
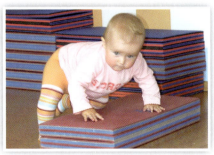

Dítě motivujeme k prolézání, přelézání, podlézání i lezení přes různé překážky.

Velmi užitečným posilovacím cvičením dětí v tomto věku jsou stále všechny hry rodičů s dítětem, které jsme si doporučili již dříve. Vyzrálost dětí nám však umožňuje přidat si pro radost další cviky. Mezi nejoblíbenější hrátky patří **„houpačka v koníčkovi"**, **„housenková dráha"**, **„na berany"** a sklapovačka v náručí.

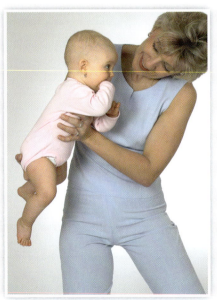
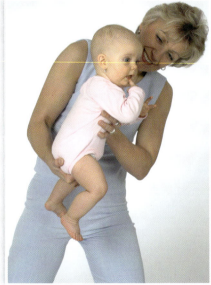

„Houpačka v koníčkovi".

U „houpačky v koníčkovi" je potřeba držet dítě jednou rukou široce roztaženou pod nadbřiškem a druhou rukou pod zadečkem. Zadeček nesmíme zvedat do prohnutí páteře, ale naopak jej podsadíme, jako kdybychom chtěli dítě na ruku posadit do lehkého předklonu. Jako vždy, také u této hry můžeme dítěti zpívat v rytmickém doprovodu písničky, např. „Já mám koně, vraný koně…"

Ruce při cvičení pravidelně střídáme. Při cvičení se s dítětem nepředkláníme. Pokrčíme kolena a současně se zhoupnutím dítěte vlevo a vpravo přenášíme také svou váhu. S dítětem pracujeme pomalu a plynule. Stále se na dítě díváme. Pozorně sledujeme jeho obličej, který nám prozradí, jak se u této hry cítí.

V tuto chvíli neposiluje pouze dítě, ale posiluje také rodič. Maminky mohou veškerá cvičení s dítětem považovat oprávněně za naprosto dostačující posilovnu. Při tomto cvičení si posílí paže, bříško, hýždě i stehna.

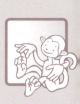

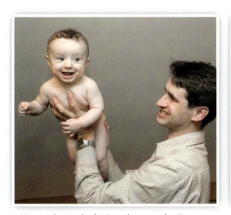 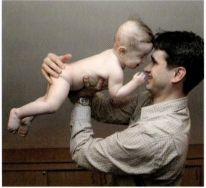

245

„Housenková dráha" a „berany duc".

Při „housenkové dráze" držíme dítě ve stejném úchopu, ale točíme se kolem své osy. Přitom s dítětem pomalu a plynule klesáme a stoupáme. I u této hry střídáme strany a ruce. „Housenkovou dráhu" můžeme zakončit hrou „berany duc".

Při sklapovačce držíme dítě zády k sobě opět jednou rukou v oblasti žaludku. Široce rozevřená ruka nabízí dítěti pocit zpevněného bříška a rodiči pocit jistoty. Zadeček dítěte zaklesneme do místa našeho nadbřišku. Držíme je v předklonu od našeho těla v úhlu cca 45°.

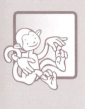
Druhou rukou je lákáme k natažení rukou za hračkou. Po zachycení hračky se dítě nesmí vzpřímit a opřít o rodiče. V tom mu, v případě jeho zájmu o napřímení, zabráníme lehkým tlakem na hlavičku. Opět střídáme pravidelně strany i ruce.

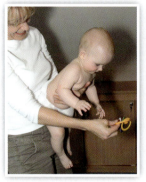
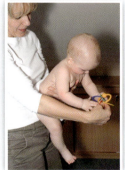
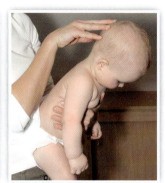

Sklapovačka.

Ideální je, když dítěti vytvoříme prostor a možnosti především hodně lézt a při lezení různě experimentovat s vlastním pohybem. Proto by se měly děti v tomto věku pohybovat co nejvíce v prostoru, samozřejmě že vždy pod dohledem pozorného a předvídavého dospělého.

Termíny zvládnutí těchto a dalších dovedností jsou velmi individuální. Jsou děti, které se již pokouší o stoj, jiné se nejprve zdokonalují v lezení. Pro nás budiž uklidněním, že pokud postupují krok po kroku a ve správném provedení, pak je úplně jedno, jestli k dané dovednosti dojdou o dva měsíce dříve nebo o měsíc později.

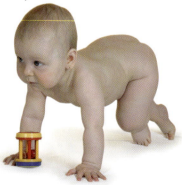
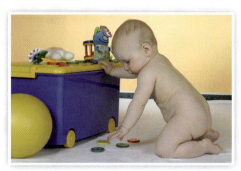

Nejdůležitější je samostatný aktivní pohyb na zemi, nejlépe v nahotě. Dítě tak může nejlépe experimentovat s vlastním pohybem.

Díky takto nabytým zkušenostem při experimentování a lezení přes překážky si dítě zdokonalí koordinaci pohybů a orientační dovednosti natolik, že se z něj kolem 10. měsíce dostane přes nakročené kolínko, jak to známe u pasování na rytíře, až do stoje. Dovednosti postavit se a zase klesnout zpět střídavě na obě strany doporučujeme podporovat. Ve stoji je však prozatím nenecháváme setrvávat dlouho. Pro tak malé dítě je alespoň na 2–4 týdny daleko užitečnější lezení, stoupání a klesání, při kterých posiluje potřebné svalové skupiny, než sed a stoj.

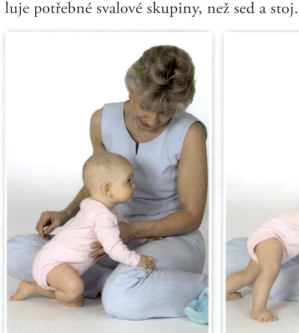
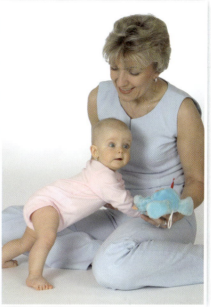

V desátém měsíci dáváme dítěti příležitost stavět se a klesat u různých překážek. Prozatím stále platí, že ještě nepodporujeme delší stoj ani chůzi.

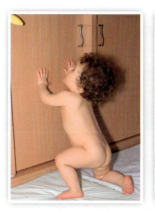
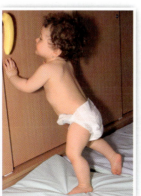
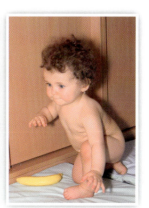

Dovednosti postavit se a zase klesnout zpět střídavě na obě strany jsou pro devítiměsíční dítě daleko zdravější než sed, stoj nebo chůze ve visu za ruce.

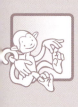

Děti, které rodiče předčasně posazovali, většinou neumí lézt. Tyto děti se pak staví přitahováním rukama za tyčky postýlky či ohrádky nebo opřením o vyvýšené místo sounož. Takto se také staví některé děti při prvních pokusech o postavení. Tento způsob však nepodporujeme. Raději jim napovíme svou dopomocí správný způsob provedení.

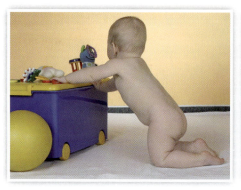
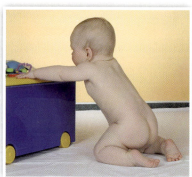

Při prvních pokusech nebo u dětí, které neumí lézt, se můžeme setkat s náhradním způsobem stavění. Děti se rukama přitáhnou nebo opřou o pevný bod a postaví se sounož přes holeně a špičky, na kterých mnohdy také zůstanou.

Pomůžeme jim jednou nohou k nakročení kolínkem a postavení celého chodidla na podložku. Jednou rukou jim zafixujeme takto nakročenou nohu do podložky v úrovni kotníku a druhou rukou jim lehce pomáháme zvednout zadeček, aby se dokázalo postavit. Pomoc pod zadečkem nabízíme tak, že zadeček střídavě lehce zvedáme a povolujeme. Nohu k nakročení pravidelně střídáme.

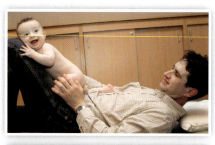
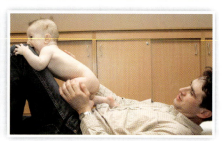
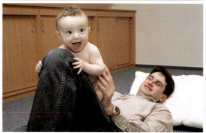

Při hrách s dítětem je vedeme k nácviku správného stereotypu postavit se přes rytíře.

Po takovéto dopomoci je necháme pokusit se vstát samostatně. Je velmi pozoruhodné, jak bezprostředně po naší dopomoci se mu daří vyučovaný způsob napodobit. Necháme-li je však postavit se samostatně znovu až po chvíli, potřebuje správný způsob znovu připomenout.

Z počátku jsou ve stoji zatíženy vnitřní hrany nohou. Dítě trénuje klesání na čtyři a stoupání nebo chůzi stranou podél nábytku. Této chůzi se také říká kvadrupedální chůze ve vertikále.

Nácvik těchto dovedností je velmi důležitý nejen k rozvoji rovnováhy a koordinace pohybů, ale také k posílení hýždí a svalů kyčelního kloubu. Jsou velmi důležité pro jeho další zdravý vývoj. Nejdříve se dítě opírá o nábytek, pak se ho pouze přidržuje nebo chodí podél rovné stěny. Tuto dovednost bude rozvíjet i v následujícím měsíci.

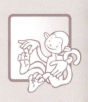
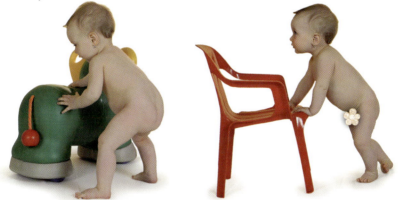

Nejdříve se dítě opírá o nábytek, pak se ho pouze přidržuje nebo chodí podél rovné stěny.

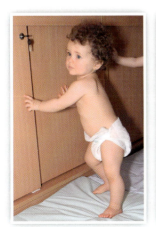
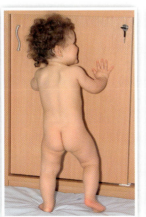
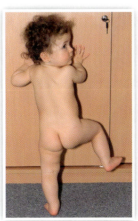

Kvadrupedální chůze ve vertikále je pro dítě důležitá k posílení hýždí a svalů kyčelního kloubu.

Vertikalizace v 10.–12. měsíci

V tomto období dítě zdokonaluje vše, co se mu doposud podařilo naučit. Doslova experimentuje s vlastním pohybem. Pohybuje se libovolně v prostoru všemi směry. Je potřeba na ně dávat velký pozor. Stojí to za to. Kdy jindy můžeme dítěti tolik ukázat a tolik ho naučit. Vždyť je to období aktivního zájmu o všechno. Toto období má také obrovský význam pro rozvoj jeho jemné motoriky, řeč a rozumový vývoj.

Dítě neustále sledujeme a vše mu vysvětlujeme. V případě potřeby mu dopomáháme a ukazujeme způsob, jak si má počínat třeba v situaci, ve které přecenilo své síly i možnosti. V jeho snažení je doprovázíme, usměrňujeme a radíme mu, co a jak má dělat. Velmi pečlivě rozlišujeme, co opravdu nesmí a kam ho opravdu nepustíme (k zásuvce, na cestu, lézt na stůl, skákat po gauči, …) nebo co je pouze obtížné a při neopatrnosti nebezpečné (lézt do schodů a pak dolů, na lavičku, na prolézačky, chodit v kaluži vody, …).

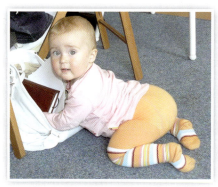
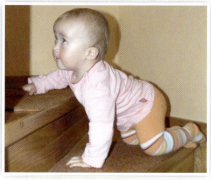

Dítě po devátém měsíci věku je potřeba neustále hlídat a svými pokyny je srozumitelně seznamovat s tím, co smí a co nesmí.

Má-li zájem o něco, co skutečně nesmí, pak mu s přísným výrazem tváře řekneme: „*Ne, to nesmíš, tam je proud, to je nebezpečné*" nebo „*Ne, na stůl nelez, na stole se nesedí, na stole se podává jídlo*" nebo „*Ne, po pohovce se neskáče, pojď skákat na trampolínu…*" a opravdu na tom trváme. Z tohoto pokynu se nesmí po chvíli jeho smutku a pláče stát „*Tak ano, ale opatrně*".

Na pokynu „*ne*", „*nesmíš*" již musíme trvat. Po tomto pokynu je necháme pár vteřin, aby si třeba i s pláčem uvědomilo, že opravdu nesmí, a poté mu pozornost odvedeme k jiné, náhradní činnosti.

Právě tento věk je nejdůležitější k tomu, aby se dítě naučilo respektovat „ne", „nesmíš". Berme to jako důležitou formu tréninku. Proto také musíme být velmi důslední a dopředu zvážit, zda je opravdu nutné něco zakazovat. Pokud se nám stane, že se unáhlíme, raději u toho zůstaneme, i kdyby byl pro tuto chvíli náš pokyn neopodstatněný. Pokyn dotáhneme do konce a příště si dáme větší pozor. V opačném případě by bylo dítě dezorientované, kdy je „ne" skutečně „ne" a kdy „ne" znamená „tak tedy ano, hlavně neplakej". Naše bystré a chytré děti by hned věděly, jak s tím příště naložit!!!

Jedná-li se však o zájem dítěte vylézt na lavičku, tak je nestrašíme – „Pozor, nespadni", ale naopak je povzbuzujeme radou. Doprovázíme je slovně i nápovědou pohybu, jak nejlépe postupovat. Například „Chyť se tady, zvedni kolínko a zadeček, … výborně, … pomalu, opatrně, …" a ze strany zajišťujeme jeho bezpečnost. Stejně tak je to u nácviku dalších pohybových dovedností.

Pokud má dítě zájem něco zkoušet, poradíme mu, jak na to. Vždyť takto získá pod naším dohledem celou řadu velmi užitečných pohybových i rozumových zkušeností. A také nebude zbytečně tolik frustrované jako ve chvíli, kdybychom je pouze z dálky, při rozhovoru s kamarádkou pozorovali a stále na něj jenom nervózně pokřikovali: „Tam nechoď", „To nesmíš", „To neber", … Dokonce i nás to bude daleko více bavit a také čas daleko rychleji uteče při dopomáhání dítěti a jeho sledování, jak je stále šikovnější. Dítě tak bude fyzicky i psychicky uspokojené, příjemně unavené, získá cenné zkušenosti, pohybové dovednosti a zdravé sebevědomí.

251

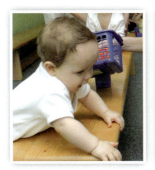 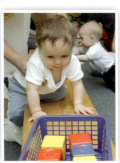 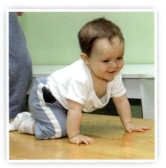

Dítěti umožňujeme získat celou řadu cenných pohybových zkušeností pod naším dohledem a s naší dopomocí.

S hojným tréninkem koordinace pohybů, rovnováhy i orientačních dovedností se zvyšuje sebevědomí dítěte a jeho fyzická i psychická připravenost na osamostatnění se při chůzi.

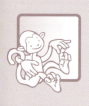
Chůzi nemá smysl nacvičovat vedením dítěte za ruce.

Tento způsob dopomoci spíš vede naopak ke stagnaci vlastního rozvoje dítěte. Při vedení za ruce totiž dítě přestane spoléhat na sebe, ale spoléhá se plně na rodiče, který je bezpečně drží a doprovází na každém kroku. Vypojí své snažení z hlediska rovnováhy, neboť cítí, že tu mu zajišťuje rodič. Pochopitelně že se mu taková chůze líbí. Dítě tak šťastně vykračuje a rodiči diriguje směr i dobu takovéto chůze. Rodič tiše trpí s ohnutými zády ve falešné naději, že takto pomůže alespoň dítěti k rychlejšímu osamostatnění se při chůzi. Pokud rodič nebude chtít mít ohnutá záda, tak má možnost dítě držet jedině se zvednutými pažemi nad hlavičkou, což je pro dítě velmi náročné. Tato pozice vede nejen k nabourání rovnováhy dítěte, ale také k jeho prohnutí v bederní krajině.

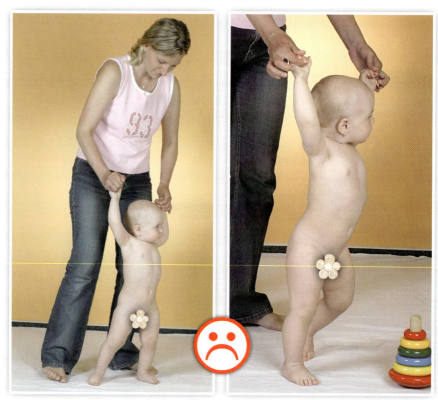

Tento způsob vedení dítěte se zvednutými horními končetinami a prohnutou páteří není vhodný.

Pokud jsme se k těmto informacím dostali až v době, kdy naše dítě již vedení za ruce zná, tak se snažíme takovýto výcvik rychle omezit s maximálním ohledem na svá záda i na rozvoj rovnováhy dítěte. Dítěti proto držíme ruce v úrovni prsou nebo je přidržujeme lehce širokým úchopem kolem hrudníku. To však vede k hlubšímu předklonu rodiče. Dítě vedeme s povolenými koleny a co nejméně ohnutými zády (alespoň si při tom posílíme stehna, hýždě i bříško).

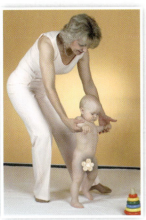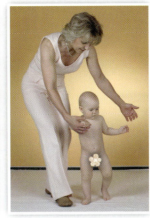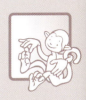

Dítě vedeme za ruce v úrovni prsou nebo je přidržujeme lehce širokým úchopem kolem hrudníku. Rodič povolí v kolenou, a tím si udrží záda co nejvíce vzpřímená.

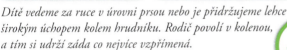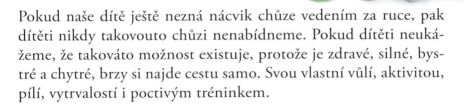

Pokud naše dítě ještě nezná nácvik chůze vedením za ruce, pak dítěti nikdy takovoutu chůzi nenabídneme. Pokud dítěti neukážeme, že takováto možnost existuje, protože je zdravé, silné, bystré a chytré, brzy si najde cestu samo. Svou vlastní vůlí, aktivitou, pílí, vytrvalostí i poctivým tréninkem.

Dítě v tomto věku zkoumá prostor a objevuje hloubku. Rádo otevírá šuplíky i skříňky a vytahuje z nich vše, co tam najde. Z krmicí židličky pouští a z ohrádky vyhazuje vše, co v ní najde. Rádo na něco vyleze a z něčeho sleze. Je to ideální příležitost je naučit slézat ze schodu, z kufru či z pohovky.

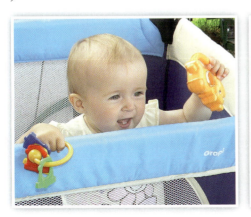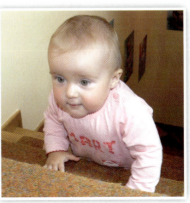

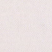

Nejlépe je, když si sedneme k dítěti na zem a necháme je co nejvíce lézt, stavět se, obcházet nábytek a rozvíjet se vlastní aktivitou. Můžeme je motivovat, aby někam dolezlo, u něčeho se postavilo, na něco vylezlo a naopak slezlo, k něčemu došlo podél nábytku nebo se odvážilo udělat první krůček od nábytku nebo od partnera do naší náruče.

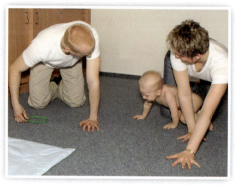
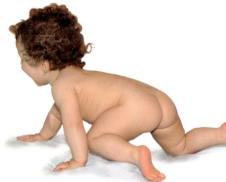

Hry dítěte s rodiči, kteří je svým vzorem vedou k hojnému lezení, mají pro dítě obrovský význam.

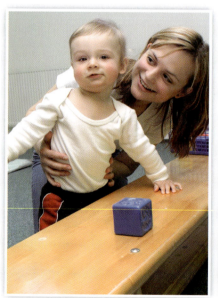
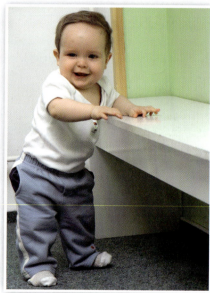

Rodiče sehrávají velkou roli také při motivaci dítěte k chůzi kolem nábytku.

254

Dítě se nejdříve o nábytek opírá, později se ho pouze přidržuje. V té době si již troufá chodit kolem rovné stěny. Opět zpočátku opatrně, s udržováním rovnováhy oběma rukama a později se jistí jenom jednou rukou. První krůčky podél zdi jsou velmi opatrné. Jedině při dostatečné příležitosti a nabytí zkušeností budou stále jistější.

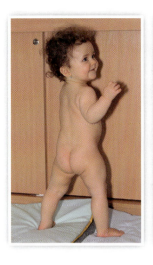
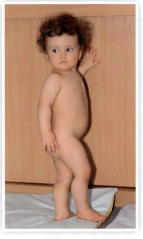
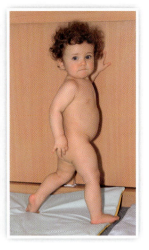

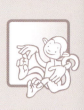

Dítě je postupně stále odvážnější. Jakmile nabude dostatek zkušeností, pustí se do pokusů o samostatný stoj a chůzi. První krůčky se mu většinou podaří pro radost rodičů od rodiče k rodiči nebo v rohu nábytku, a to s rukama vyvažujícíma nebo nataženýma vpřed.

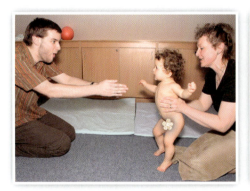
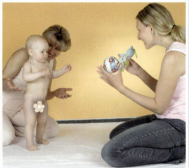

Rodiče jsou velmi důležití také při zdolávání prvních krůčků.

Za důležitou dovednost se považuje schopnost dítěte samostatně se postavit a stát. Tato schopnost svědčí o dobře vyzrálých koordinačních a rovnovážných funkcích.

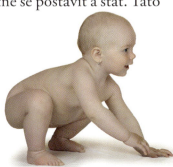
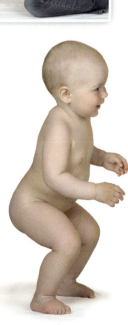

Dovednost samostatně se postavit v prostoru a stát svědčí o vyzrálých rovnovážných a koordinačních funkcích.

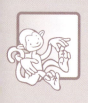

První krůčky jsou velmi nejisté a svým způsobem pro dítě psychicky i fyzicky hodně vyčerpávající. Rovnováhu hledá rukama v rozpažení nebo předpažení. Většinou je dítě rádo, když se mu první dny podaří jeden dva, později dva až tři, postupně tři až čtyři a stále více kroků. Při prvních krůčcích nechtějme po dítěti, aby zdolalo příliš velký úsek najednou. Raději menší a postupně den za dnem vzdálenost i počet kroků zvětšujeme.

Samozřejmě že jsou děti, které udělají první krůčky a do týdne již chodí. Není však žádnou vzácností, že poté, co dítě prokáže odvahu k prvním krůčkům, rodiče jsou tak šťastní, že je motivují hned k dalším a dalším pokusům, až to přeženou a dítě se zablokuje na 2–4 týdny vůči dalšímu tréninku. Pamatujme na to, že mnohdy je daleko lépe sedět s dítětem na zemi, být mu nablízku třeba i oporou, ale pouze je sledovat a vůbec mu do vlastních experimentů nezasahovat. Prostě nechat je být. Dítě potřebuje mít svůj čas na přemýšlení, vyhodnocování svých pokusů a získání odvahy k dalším.

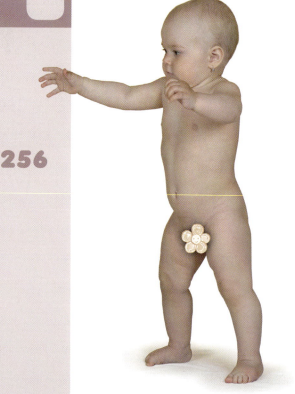
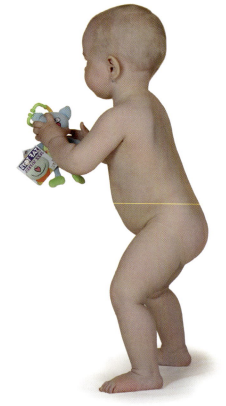

První samostatné krůčky dítěte jsou velmi soustředěné a nejisté s rukama hledajícíma rovnováhu v rozpažení nebo předpažení.

Postupně je chůze dítěte stále sebevědomější a jistější. Za samostatnou chůzi se považuje schopnost dítěte někam si dojít z vlastního popudu. Tuto dovednost má dítě možnost zvládnout většinou až kolem 15. měsíce věku.

Ve finálním vzpřímení se zúročí naše znalosti vložené do stimulace a péče o dítě po celý rok. Ve vzpřímení si můžeme sami všímat, jak je do vzpřímení zapojena a zda je symetricky postavena hlava, ramena a pánev. Když dítě vyzveme s hračkou drženou oběma rukama do rovnoměrného předklonu, můžeme si všímat linie páteře. Leccos nám mohou prozradit asymetrické a hluboké kožní rýhy, obratnost rukou atd.

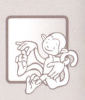

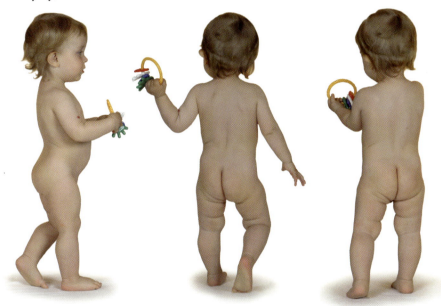

257

Postupně je dítě při chůzi stále sebevědomější a jistější.

Dítěti pomůže ke správnému vzpřímení pravidelný pohyb. Pro nejmenší děti již od narození je prvním možným a navíc ideálním sportem plavání. Díky otužování v rámci celého programu plavání jsou děti otužilejší a zdravější. Vztlaková síla i hustota vody jim umožňuje vykonávat jakýkoliv pohyb daleko snadněji než na suchu. Děti jsou na pobyt ve vodě přirozeně adaptovány, a proto mají pohyb ve vodě nesmírně rády.

Proto jsou také ve vodě podstatně aktivnější a čilejší. Výsledkem je velmi dobře rozvinutá rovnováha, koordinace pohybů, orientační dovednosti i síla svalů. Plavání je i velmi důležitou součástí rehabilitace. V prvním roce dítěte je však velmi důležité plavat pod vedením zkušených odborníků.

Z výše uvedených informací vyplývá, že kvalita vzpřímení je přímo úměrná kvalitě vývoje dítěte v poloze na zádech a na bříšku do 6. měsíce věku. Dítěti umožňujeme pravidelný aktivní pohyb ve vodě v profesionálních kurzech „plavání" a denně doma ve stimulujícím větším prostoru – nejlépe na zemi a naboso, v nahotě nebo volném oblečení. Dítě se tak otužuje, je spokojené a motivované k maximální aktivitě. Dokud dítě upřednostňuje lezení před chůzí, nenasazujeme mu botičky.

Dítě neposazujeme, nestavíme na nohy a nevodíme za ruce!!! Nepoužíváme chodítka, vodítka ani hopsadla!!!

Z hlediska postupného vývoje vertikalizace očekáváme u zdravého a dobře prospívajícího dítěte následující důležité dovednosti v uvedené kvalitě a posloupnosti (termíny dosažení jednotlivých dovedností jsou pouze orientační) – viz tabulka na další straně.

Jsem si dobře vědoma toho, že je řada publikací, kde dosažení jednotlivých dovedností v oblasti vzpřimování je uváděno již u dětí mladšího věku, než předkládám v následující tabulce. Termíny zde uvedené, ač orientační, by

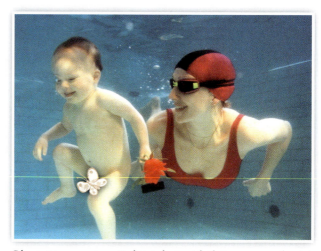

Plavání je pro nejmenší děti jediným ideálním sportem, který je připraví na jakýkoliv další sport do budoucna.

mělo ideálně zvládnout v průměru každé dítě s přirozeným vývojem i bez účelové stimulace, „plavání" či rehabilitace, které nástup dovedností bezesporu mohou urychlit. Jestliže v uvedeném věku dítě tyto dovednosti nedosáhne, nemusí se ještě jednat o retardaci, tu je ale již třeba uvážlivě vyloučit!!!

7 měsíců
- pivotuje – otáčí se kolem osy
- dítě se slabým bříškem se plazí
- dítě s dobře posíleným bříškem
  naklekává na kolínka
- obrací se z bříška na záda

7,5 měsíců
- houpe se v kleku a posouvá se vpřed
  jako píďalka nebo vzad jako ráček
- zvládá šikmý sed, ze kterého se časem dokáže
  posadit do vzpřímeného sedu

8 měsíců
- pokouší se o lezení
- z polohy na čtyřech si sedne jako pejsek

9 měsíců
- umí koordinovaně a symetricky lézt správným
  stereotypem (kvadrupedální chůze v horizontále)
- zvládne vzpřímený sed na patách
- s opřením o schod, kufr, rodiče či nábytek
  se umí vzpřímit na kolenou nebo postavit
  přes rytíře s vystrčeným zadečkem

10 měsíců
- staví se u nábytku přes rytíře
- leze všemi směry
  – podlézá, přelézá, vylézá a slézá
- umí slézt z gauče pozpátku
- chodí úkroky stranou s přidržením nábytku
  či ohrádky (kvadrupedální chůze ve vertikále)

11 měsíců
- ještě upřednostňuje lezení před chůzí
- chodí stranou s přidržením stěny
- stojí s přidržením za jednu ruku

12 měsíců
- upřednostňuje lezení před chůzí
- postaví se samostatně
  a stojí v prostoru bez opory
- chodí vedle nábytku s přidržením jednou rukou
- některé dítě udělá první samostatné krůčky

12–15 měsíců
- naučí se samostatně postavit,
  stát i chodit v prostoru a bez držení

259

Rozvoj jemné motoriky (jemná práce ruky a prstů)

Po každém zdokonalení pohybu celého těla dochází také k postupnému zdokonalení jemné motoriky. Přímá souvislost je rovněž mezi obratností ruky a následnou obratností jazyka, mluvidel, a tím řeči. Vysvětlili jsme si, že je to proto, že obě tyto funkce jsou řízeny z dominantní hemisféry v části mozku, která teprve postupně dozrává. Proto stojí za to se rozvoji jemné motoriky věnovat a dbát na to, aby se u dětí do jednoho roku měly možnost rozvíjet obě ruce symetricky.

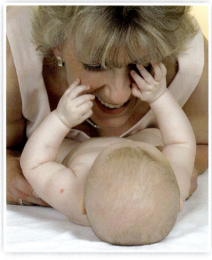

Mezi první zkušenosti v rámci rozvoje jemné motoriky dítěte by mělo bezesporu patřit osahávání obličeje a těla matky při kojení a mazlení.

Teprve po prvním roce, kdy se dítě postupně zapojuje do činností stále samostatněji, je možné sledovat, která ruka dítěte je skutečně přirozeně dominantní, a vyvarovat se jakéhokoliv přeučování. Ještě do třetího roku děti využívají s oblibou k činnostem obě ruce. Do třetího roku věku dítěte to není potřeba vůbec řešit, úplně stačí dítě pouze sledovat. K řízené hře či činnosti mu proto pokládáme hračky a pomůcky zásadně do střední čáry tak, aby část, která slouží k uchopení, směřovala k němu, ať se může samo přirozeně projevit, do které ruky pomůcku vezme a s jakou obratností s ní bude pracovat. Často se stává, že dítě samo v průběhu činnosti ruce vymění a bude stále častěji používat tu ruku, která je řízena časem stále vyhraněnější hemisférou. Až po třetím roce pozorujeme dítě při volné hře již pečlivěji a sledujeme přirozenou volbu ruky i kvalitu práce zvolené ruky při spontánním zapojování do hry.

Nyní – při popisování postupného rozvoje jednotlivých dovedností z hlediska jemné motoriky měsíc po měsíci – si nejlépe uvědomíme, jak významnou souvislost má rozvoj práce ruky dítěte s rozvojem hrubé motoriky, kterou jsme si popsali již dříve. Jak moc jde ruku v ruce s úrovní vyzrálosti zraku i sluchu a s nimi souvisejícími orientačními dovednostmi. Později, když budeme rozebírat rozvoj řeči a rozumový vývoj, až žasneme, jak unikátně je celkový vývoj dítěte vzájemně propojen.

Prvním poznávacím orgánem jsou ústa, která mají snahu vše viděné uchopit, ohmatat a poznat. Později si řekneme, že ústa také rozhodují o kvalitě zvládnutí vrcholné jemnomotorické dovednosti, kterou je řeč. Dítěti proto necháváme dle libosti vše ústy ohmatat a prozkoumat. Masíruje si tak dásně a procvičuje svaly rtů, patra, čelisti i jazyka, které potřebuje mít připravené pro zvládnutí dokonalého ovládání jednotlivých hlásek a slov při nácviku a zdokonalování řeči. Dbáme samozřejmě o maximální hygienu prostředí kolem dítěte.

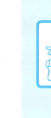

Jemná motorika u novorozence

Donošený zdravý novorozenec má pěstičky podobně jako všechny končetiny ve flekčním držení, tzn. že je má semknuté v pěst, s posledním článkem palečku v dlani. Pěst uvolní pouze ojediněle, a to občas ve spánku v měkkém teplém prostředí péřové peřinky nebo při „plavání" či koupání v příjemně teplé vodě, je-li drženo v poloze **„klubíčka"** v úchopu nabízejícím pocit jistoty a bezpečí.

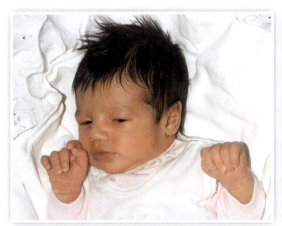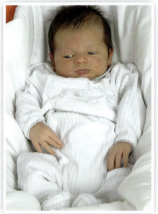

U každého zdravého a donošeného novorozence převládá ruka v pěsti s posledním článkem palce v dlani. Ruku dítě uvolní pouze při odpočinku a ve spánku se zajištěním pocitu jistoty, bezpečí a tepla.

Otevírání pěstiček můžeme nastimulovat pohlazením hřbetu ruky a prstíků. Ruku do pěsti vrátí samo bez jakéhokoliv podnětu. Po vložení našeho prstu do dlaně vybavíme vrozený úchopový reflex, což zbytečně nevyvoláváme. Daleko důležitější pro vývoj jemné motoriky i posílení svalů ruky je stimulace k otvírání pěsti a ponechání ruky ke spontánnímu sevření v pěst než navozování semknutí ruky pomocí prstu nebo hračky v dlani dítěte.

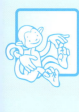
Vložíme-li dítěti do otevřené dlaně kvalitní lehké plastové chrastítko ve tvaru kroužku nebo spínacího špendlíku, tak je reflexně uchopí a vzhledem k přetrvávajícímu stimulu v dlani dále křečovitě drží. Nejedná se

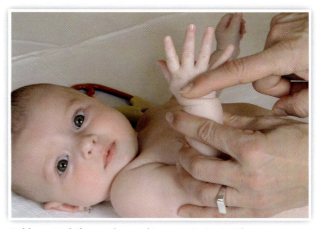

Pohlazením hřbetu ruky vyvoláme otevření pěstičky.

o dovednost, ale o již zmíněný vrozený reflex, který nedoporučujeme v prvních dvou měsících stimulovat.

Důležité je, aby se obě ruce projevovaly stejně jak v přirozeném projevu, tak i při stimulaci. Při veškeré činnosti s dítětem si všímáme, zda a jakým způsobem umí dítě polohu těla, končetin i rukou změnit. Pokud jsou jeho možnosti pohybů stejné na obě strany a stanoveným způsobem, pak by mělo být vše v pořádku. Pokud se nám opakovaně něco nezdá v normě, pak je vhodné se poradit s lékařem nebo v případě, že docházíme do nějakých odborných programů, tak s instruktorem.

Celá řada novorozenců si přináší z nitroděložního života návyk cumlání prstů. Ústa jsou prvním poznávacím smyslovým orgánem, a proto také první dovedností z hlediska jemné motoriky je souhra ruka – ústa, která je nejčastěji patrná ve druhém měsíci věku.

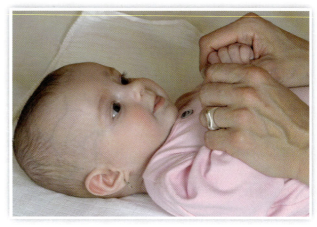

V případě neklidu dítěte často stačí zachytit jeho předloktí, sklonit se nad ně a klidným polohlasem si s ním povídat.

Některé děti se ruší vlastními pohyby rukou. Sahají si na tvář, škrábou se, ruší se při usínání atd. Tyto děti doporučujeme na usínání pevně zabalit do péřové peřinky i s pokrčenýma rukama přitisknutýma k hrudníčku. Děti se tak uklidní, neruší se vlastním pohybem a lépe usínají. Po usnutí je možno sevření peřinky lehce a postupně stále více uvolňovat.

V době bdění je vhodné nechat ruce volně pohybovat, zaměstnat hračkou nebo osaháváním obličeje či těla matky. V případě neklidu mu zachytíme ruce i celá předloktí a pokrčené horní končetiny schoulíme k jeho hrudníčku. Přitom jsme skloněni tváří v tvář a klidným tlumeným hlasem si s ním povídáme.

Jemná motorika ve 2. měsíci

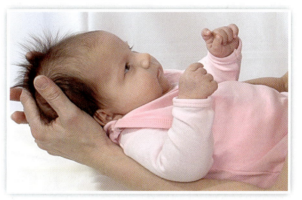

Ve 2. měsíci dítě začíná zrakově fixovat hračku či osobu, zaznamenáme první úsměv, celkově se uvolňuje. Toto uvolnění se nám promítne také do obrazu ruky – takzvaná po-

Pěstička s palcem v dlani se postupně uvolňuje a do konce druhého měsíce věku je paleček z dlaně venku.

lopěst, která je charakteristická uvolněním palečku z dlaně.

Ve druhém měsíci také dochází k velmi důležité souhře a tou je ruka – ústa, kdy si dítě vkládá pěstičky do úst. Touto souhrou dochází k rozvoji orientačních dovedností prostřednictvím smyslů

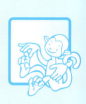

263

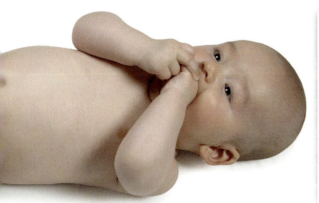

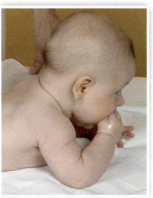

K souhře ruka – ústa dochází jak v poloze na zádech, tak později také v poloze na bříšku.

hmatu a chuti, a také k důležitému posilování a masírování rtů, patra, jazyka a dásní, což je velmi důležité nejen pro postupný rozvoj řeči, ale také k růstu zoubků.

Ve chvílích uvolnění a samostatného zaměstnání dítěte si také povšimneme spojení horních končetin po vzoru kontaktu hřbetů prstů, prozatím bez zrakového doprovodu.

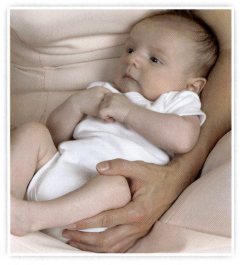

Chceme-li, aby dítě ruce rozvíjelo souměrně, pak je nezbytné je nosit, chovat a ukládat do symetrických poloh, které mu zajistí dostatečný pocit jistoty, bezpečí, tepla a pohodlí, ale také možnost vidět na své ruce a následně s nimi volně pra-

Ve druhém měsíci věku se dítě dotýká vzájemně svých prstů a ve třetím měsíci se setkají dlaně. Prozatím bez sledování této aktivity vlastním zrakem.

covat vyváženě před svým tělíčkem. Takovýmito polohami jsou **„vyvýšené"** nebo **„boční klubíčko"**, **„hnízdečko"**, **„mušlička"**. Vhodná může být také pohodlná poloha na zádech na měkké podložce s pevným základem, popř. na chvíli polosed v autosedačce.

264

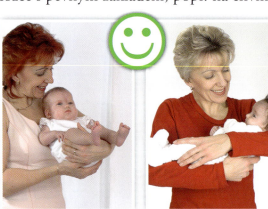

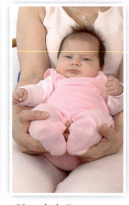

„Vyvýšené klubíčko".   *„Boční klubíčko".*   *„Hnízdečko".*

Dítě chováme a nosíme v takových polohách, aby mělo možnost dosáhnout na tvář rodiče a dotýkat se ho.

Vyvarujeme se jakýchkoliv poloh a manipulací, při kterých se dostává jedna ruka za tělo matky nebo obě ruce do širokého rozpažení až za úroveň tělíčka dítěte. Naprosto nevhodným způsobem nošení, byť jenom na chvíli, je úchop dítěte v poloze na zádech na předloktí matky, svislá poloha, zvedání širokým úchopem kolem hrudníčku atd.

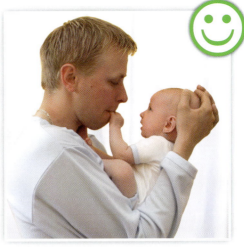

Držení dítěte v pozici „mušlička".

Poloha na zádech na předloktí matky – **nedoporučujeme**

V tomto úchopu mají rodiče mnohdy pocit, že dítě drží správně, protože mu podkládají rovně záda, ale opak je pravdou. Všimněme si rukou dítěte, které jsou v rozpažení. Dítě na ně nevidí, tudíž s nimi nemůže pracovat a rozvíjet je. Rotace rukou svědčí o nejistotě. V tomto úchopu také velice často dochází k záklonu hlavičky a zvýšenému tlaku napříč přes páteř a tím dojde k nedostatečnému zapojení šíjových, zádových a břišních svalů.

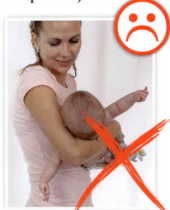

Poloha na zádech na předloktí matky – nedoporučujeme.

265

Svislá poloha – **nedoporučujeme**

Svislá poloha je sice psychologicky uspokojivá, žel pro dítě do cca 9. měsíce znamená přetížení páteře i svalů trupu. Relativně velká a těžká hlava tlačí proti pevně držené pánvi kvůli zemské přitažlivosti na krční páteř a dítě se dostává do zvýšeného záklonu v bederní krajině i krční oblasti. Dítě se vytáčí za dějem, drží se matky nebo nejistou polohu vyvažuje rozpaženými pažemi. Pak se pochopitelně nemůže věnovat uchopování

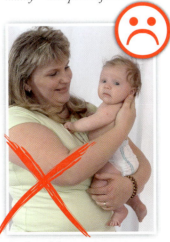

Svislá poloha – nedoporučujeme.

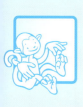

ani zkoumání nových věcí. Vlivem rotace hlavičky za zajímavými podněty také dochází velmi často k rotaci páteře při zvýšeném tlaku nebo k prohnutému postavení páteře.

Zvedání širokým úchopem kolem hrudníčku – nedoporučujeme

Při zvedání širokým úchopem kolem hrudníčku dochází k nežádoucímu záklonu hlavičky i trupu.

Dokud je dítě malé, tak to není ani tak zjevné. Je to proto, že díky velikosti matčiných a především tátových dlaní lze obejmout hrudník až po pánev a ještě prsty zachytit hlavičku. Vznikne však návyk na tento způsob zvedání. Postupně si ani nevšimneme, že dítě je již větší, velikost našich dlaní už nestačí a že se dítě dostává do záklonu hlavičky i trupu. A i kdybychom si toho všimli, tak nám

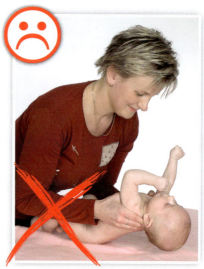

Zvedání dítěte širokým úchopem kolem hrudníčku – nedoporučujeme.

ani nedojde, že bychom to měli nějak řešit. A proč také. „*Vždyť hlavička neupadla a dítě to doposud přežilo.*" A nejen to, ono se dokonce usmívá a je spokojené.

Jenže jak dítě roste, tu a tam se odvážíme je zvednout rychleji. Při tomto zvedání pak dochází k trhnutí hlavičky do záklonu. Kvůli tomu pak může dojít k dráždění měkkých tkání kývače a následným potížím v celkovém rozvoji dítěte.

A nejen to. Tento způsob zvedání většinou vede rodiče zcela automaticky k pozvednutí dítěte do svislé polohy, kde neadekvátně náročná zátěž celého organismu pokračuje. Veškerá nevhodná manipulace brzdí dítě v rozvoji hrubé i jemné motoriky.

Dítěti nabízíme pravidelně při hře i při péči podněty k aktivitě horních končetin. Ideální hračkou je hrazdička se zavěšenými hračkami. Hrazdičku postavíme do úrovně přibližně nad hrudníček dítěte. Hračky zavěsíme symetricky tak, aby dítě mělo šanci při spontánním pohybu na ně dosáhnout.

Pokud má nad sebou v oblasti hrudníku hrazdičku se zavěšenými hračkami, tak se do nich trefí pouze náhodně. Díky těmto zkušenostem si začíná uvědomovat příčiny a následky.

Nabídneme-li dítěti hračku nad obličejem, pak ji sleduje očima s lehkým doprovodem hlavičky. Ve snaze ji zachytit otvírá ústa a roze-

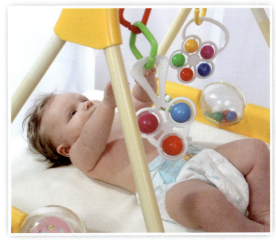

Hrazdička postavená nad hrudníkem dítěte s hračkami na dosah spontánně mávajících rukou je stimuluje ke zvýšené aktivitě horních a později i dolních končetin.

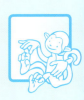

vírá prsty nohou na straně nabízené hračky. Ruce zůstávají na podložce a jejich postavení do šermíře se mění se směrem otočení hlavičky.

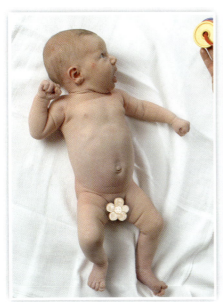
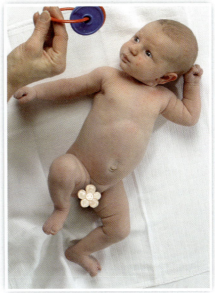

267

Dvouměsíční dítě ještě neumí uchopit nabízenou hračku rukama, ale snaží se ji uchopit ústy a chodidly.

Pozor! Hračky nezavěšujeme a nepokládáme pouze k jedné straně postýlky. Dítě v postýlce neukládáme pouze na jednu stranu. Naopak. Doporučujeme je položit na čtyřiadvacet hodin směrem k čelu postýlky a na stejně dlouhou dobu směrem opačným.

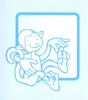

Jemná motorika ve 3. měsíci

V průběhu třetího měsíce věku se dítě celkově uvolní. Stejně jako je v ose uvolněné tělo, hlava, horní i dolní končetiny, podobně jsou na tom i ruce. Ruce jsou již otevřené a připravené přijímat nové podněty k dalšímu rozvoji. Výjimkou je stres nebo pro dítě náročné situace, kdy se dítě k pěsti dočasně vrací.

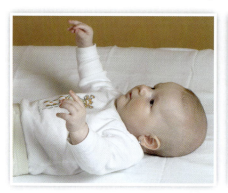
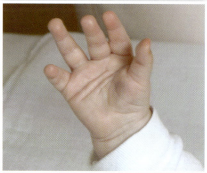

Dobře prospívající tříměsíční dítě má v klidu obě ruce uvolněné. Přestože ještě není zralé na cílené uchopování předmětů ve spolupráci zrak – mozek – pohyb horních končetin – cílený úchop, tak je patrné, že ruce pracují již při pohledu na hračku.

Ve chvíli uvolnění a samostatného zaměstnání můžeme pozorovat kontakt celých dlaní nad hrudníkem dítěte bez spoluúčasti zraku. Dítě zkoumá své ruce, v mozku vše zpracovává, a přestože ještě není orientačně

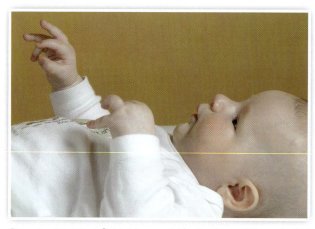

Přestože tříměsíční dítě ještě neumí cíleně uchopit sledovaný předmět, je patrná práce úst i rukou při pohledu na sledovanou věc.

a koordinačně natolik zralé, aby uchopilo hračku, tak při pohledu na hračku je již patrné, že ruce pracují a uchopit chtějí. Jenom bude ještě chvíli trvat, než si posílí svaly prsní, na pažích a mezi lopatkami, aby dokázalo zvednout ruce před oči, a dále než orientačně (odhad vzdálenosti hračky) a koordinačně dozraje k cílenému úchopu předmětu před svým zrakem.

Na rozvoji jemné motoriky se podepíše především správná manipulace s dítětem. Bude-li dítě nošeno v polohách nebo pokládáno do poloh, které mu nabídnou dostatek pohodlí, pocitu jistoty i bezpečí a ve

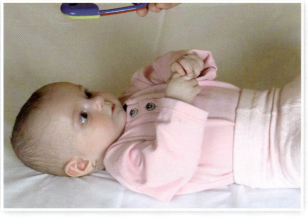

Soustředěná pozornost a práce rukou při pohledu na hračku u tříměsíčního dobře prospívajícího dítěte.

kterých bude mít horní i dolní končetiny neustále před tělem, tak bude mít možnost sledovat přirozeně pohybující se končetiny před očima, náhodně se dotýkat sledovaných nabízených předmětů, těla či tváře rodiče, svého oblečení i tělíčka. Tyto náhodné doteky a následná práce svalů na rukou jsou pro rozvoj jemné motoriky velmi důležité.

Rovněž hrazdička, kterou používáme k rozvoji zraku a sluchu, je v konečném důsledku velmi důležitou pomůckou k rozvoji jemné motoriky, přestože zpočátku hračky zavěšené na hrazdě dítě ještě nedokáže vědomě uchopit a hmatem prozkoumat. Jsou to právě smysly (sluch a zrak), které stimulují zájem a pozornost dítěte a následně rozvoj jemné i hrubé motoriky. Díky zrakové a sluchové stimulaci dojde k přirozenému pohybu horních končetin, které se již dokážou postupně

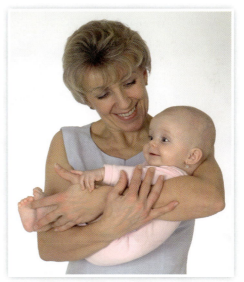

V pozici „bočního klubíčka" se dítě cítí bezpečně, horní končetiny má před tělem a volné k pohybu i osahávání těla matky či hraček.

pohybovat nad podložkou samostatně bez souhybu celého těla. Spontánním pohybem horních končetin dítě nejenže posiluje svaly

269

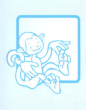
na pažích, prsou a mezi lopatkami, ale také občas, při náhodném úderu, rozpohybuje a rozezvučí hračky zavěšené na hrazdičce, což dítě následně podněcuje k přemýšlení nad příčinou a následkem. Schopnost pozorně sledovat, vnímat a myslet je základem pro rozumový vývoj.

Získané informace dítě postupně zpracuje a do hraček zavěšených na hrazdičce se strefuje stále častěji, aktivněji a cíleněji. Pro dítě ve třetím měsíci věku zavěsíme na hrazdičku maximálně dvě hračky, které musí být po natažení ruky dítěti dostupné v kvadrantu jednotlivé ruky, tzn. – jedna hračka je dosažitelná pro pravou ruku, druhá pro levou. Hrazdička musí být pevná a stabilní. Ideální vzdálenost od očí by měla být asi 30 cm.

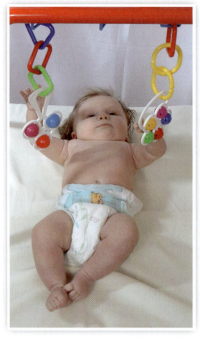

První kontakty rukou s hračkami na hrazdičce jsou zcela náhodné. Dítě ve třetím měsíci věku si postupně stále jasněji uvědomuje rozezvučení hračky jako následek svého pohybu. Proto se mu také daří rozpohybovat hračky stále častěji a cíleněji.

Dítě nejdříve mává celými horními končetinami a výhledově začne používat ruce k cílenému úchopu a prozkoumávání hraček hmatem.

I nadále přetrvává souhra ruka – ústa. Ústa dítěti pomáhají při poznávání předmětů, které mu vložíme do rukou. Nabízenou hračku prozatím nedokáže uchopit ani tápavě ani cíleně.

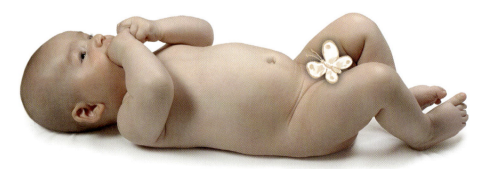

Tříměsíční dítě zkoumá pohmatem své ruce nejen vzájemným dotekem, ale také ústy.

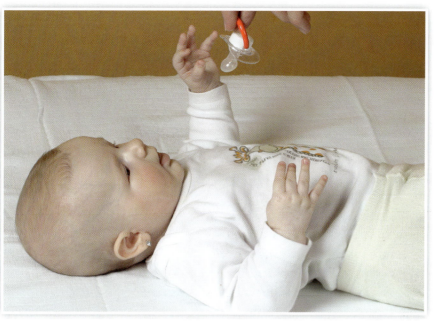

Přestože dítě ještě neumí šidítko uchopit cíleně, na obrázku je krásně vidět práce jeho rukou a úst při pouhém pohledu na dudlík.

K lepšímu rozvoji hmatu i práce svalů na ruce doporučujeme vkládat dítěti do rukou měkké hračky, které může mačkat, ale které se nerozpadnou na drobné kousky (hrozilo by zadušení dítěte). Ideálními hračkami pro tříměsíční děti jsou kromě různých testovaných, barevných, omyvatelných a materiálově kombinovaných chrastítek také dětské vodolepky.

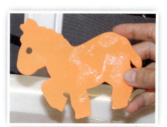

Vodolepka je velmi vhodnou hračkou pro posílení svalů na rukou dítěte a následný rozvoj jeho jemné motoriky.

Vodolepky jsou z měkké tvárné testované barevné pěnové pryže. Jsou vhodné pro hru na suchu i ve vodě, k dětské výzdobě koupelny, zrcadel i vany. Existují v různých sadách (dopravní prostředky, domácí, lesní, exotická nebo vodní zvířátka), pomocí kterých dítě získává nejen možnost rozvíjet se z hlediska jemné motoriky, ale později také z hlediska rozumových funkcí. Prostřednictvím těchto vodolepek mohou děti rozvíjet poznávání barev, tvarů, dopravních prostředků či zvířátek, na kterých se mohou později, mezi prvním a třetím rokem, učit, jak dělají, kde bydlí, co žerou, jak se jmenuje samec, samička a mládě, a dokonce kolem 4. roku je mohou použít jako šablonu k obkreslování. Vodolepky lze zakoupit v centrech Přístavu dětství nebo přes internet v Kennyshopu na stránkách **www.kenny.cz.**

Jemná motorika ve 4. měsíci

Dítě již zvedá ruce a nohy nad podložku, proto si také hraje podstatně aktivněji s hrazdičkou. Naprosto cíleně mává zvednutýma rukama tak, aby se do zavěšené hračky občas trefilo, rozezvučelo ji a rozhoupalo. Hračky nezavěšujeme příliš blízko očím, neboť by mohly vést k šilhání. Vzhledem k tomu, že v tomto období se zvedají nad podložku také nohy, což má velký vliv na posílení břišních svalů, tak má hrazdička pro dítě velký význam i z pohledu motivace k této aktivitě.

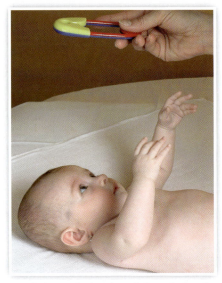

Má-li dítě nad sebou hrazdičku nebo hračku, mává zvednutýma rukama nad podložkou.

Hru pod hrazdičkou vřele doporučujeme k výuce samostatného zaměstnání dítěte. Není vhodné se dítěti neustále plně věnovat, ale je třeba dát mu pravidelně příležitost také k samostatné hře, kterou by se mělo dítě umět zabavit postupně na stále delší dobu. Přesto jako vždy a ve všem – nic není možno přehánět.

V tomto období má ke zdokonalení jemné motoriky dítěte velký význam hra rodiče s dítětem, jeho samostatné hraní si s hračkami,

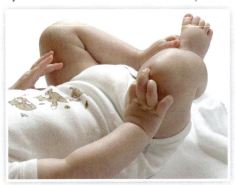

Děti ve věku čtyř měsíců zvedají nožičky nad podložku, což jim umožňuje osahávat si stehna, a jsou-li nahé, tak zkoumají také své bříško a genitálie. To vše dětem umožňuje rozvíjet hmat a cit v rukou, ale také břišní svaly.

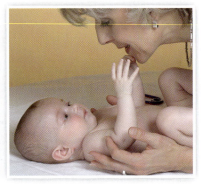

Dáváme dětem dostatek příležitostí osahávat naši tvář, tělo i předměty z různých materiálů.

ale i chvíle, kdy se seznamuje s vlastním tělem nebo s tělem rodiče. Začíná si ohmatávat bříško, přirození a tělíčko v úrovni třísel. Také nohy jsou spolu ve stálém kontaktu. Ve 4. měsíci se kontaktují palečky, později vnitřní strany chodidel a kolem 5. měsíce věku celá chodidla.

Při hře s dítětem je vhodné mu nabízet v jeho zorném úhlu hračky na dosah a motivovat je k nasměrování, popřípadě natažení ruky tímto směrem. Hračku držíme cca 25–30 cm nad obličejem a pomaloučku s ní pohybujeme všemi směry. Sledujeme, jak se chová hlava, tělíčko, ruce a horní i dolní končetiny při nabídnutí hračky v pravém kvadrantu a jak se chová při pozvolném přesunu hračky do levého kvadrantu. Po minutě až dvou vlastního snažení mu za odměnu hračku do ruky skutečně nabídneme. K pohybu by mělo mít dítě shodné podmínky a z hlediska jemné a hrubé motoriky by jeho projevy měly být stejné na obě strany.

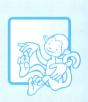

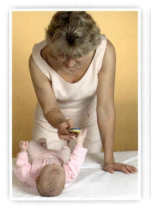 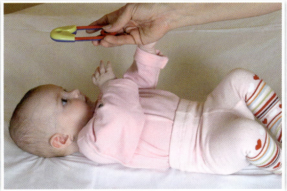

273

S dítětem si hrajeme a nabízíme mu hračky k uchopení po stranách hrudníku a sledujeme jeho možnosti a reakce.

Nabídneme-li dítěti hračku nad jeho obličejem, není schopno ji ještě cíleně uchopit. Cíleně však zvedne ruce směrem k hračce, otvírá ústa a snaží se ji uchopit i nohama (na holých nohou je vidět jasné přiblížení špiček k sobě a jejich vzájemný úchop, říkáme mu generalizovaný úchop). Pokud držíme hračku dostatečně blízko, tak ji tápavě zachytí i s naší rukou a přitahuje k ústům, kterými chce hračku poznat nejdříve.

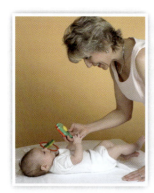
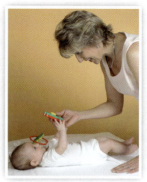
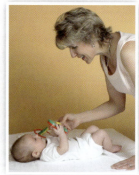

Nabídneme-li čtyřměsíčnímu dítěti hračku nad středem obličeje, kterou do poloviny zespod překryjeme našimi prsty, pak má snahu hračku uchopit, ale odhad vzdálenosti, orientační schopnosti v koordinaci se zrakem ještě nejsou na takové úrovni, aby hračku zachytilo cíleně. K hračce rukama směřuje a zachytí tápavě naši ruku. Poté má snahu vložit hračku i s rukou do úst a prozkoumat ji dále ústy.

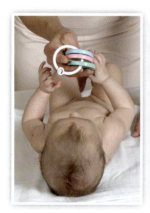
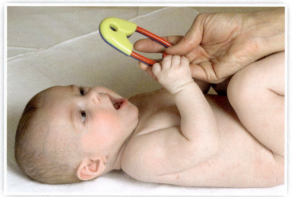

274

Přiblížíme-li hračku k jedné ruce dítěte (ruce je nutno střídat), pak ji má snahu uchopit. Hraje si s ní pouze citem rukou, popřípadě ji vkládá do úst, která jsou pro ně důležitým poznávacím smyslem. S hračkou si také hraje v doprovodu zraku.

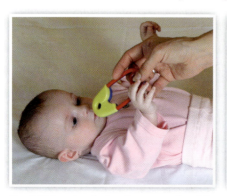
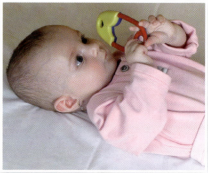

Po přiblížení hračky k jedné ruce ji dítě dokáže uchopit. Hračku pak přiblíží nad hrudníček, a prospívá-li dobře, pak ji uchopí také druhou rukou a buď sleduje očima…

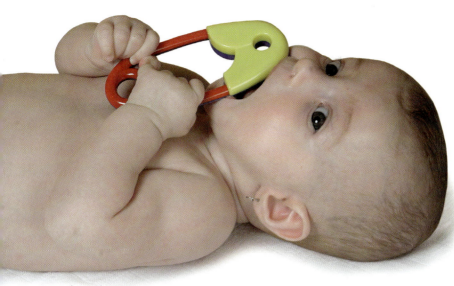

… nebo ji zkoumá ústy.

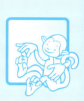

Přetočíme-li dítě do polohy na bříško a položíme-li před něj na dosah hračku, pak také v této poloze k ní začne rukama směřovat. Svou snahu o uchopení napovídá hrabáním prstíčků.

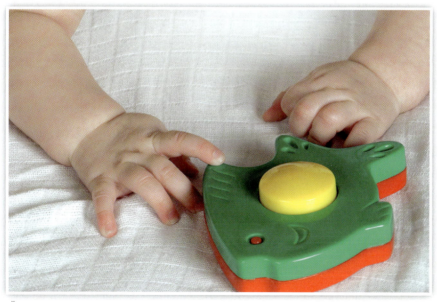

Čtyřměsíční dítě napovídá snahu o uchopení hračky v poloze na bříšku hrabáním prstíčků.

275

Při volné hře si můžeme všimnout, jak začíná ruce, které si doposud vzájemně poznávalo pouze pohmatem a dotekem prstů a dlaní, postupně zvedat nad tělo a sledovat očima. Je velmi hezké pozorovat dítě, které objevilo své ruce a nemůže se na ně vynadívat. Maminky říkají, že už si počítá prstíčky.

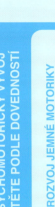
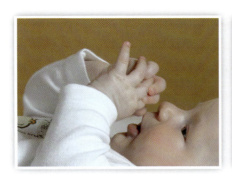
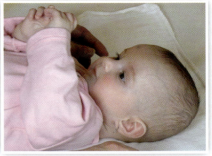

Ve čtvrtém měsíci věku dítě zkoumá své ruce nejen pohmatem, ale již také pohledem.

Jemná motorika v 5. měsíci

V tomto měsíci udělá dítě v rozvoji jemné motoriky další velký pokrok. Po pravidelném tréninku zvedání a kontaktování rukou před očima v minulém období již zlepšilo orientaci a získalo lepší odhad i při uchopování hračky. Nabízenou hračku ještě neuchopí zcela cíleně, ale směr úchopu k hračce je již podstatně cílenější.

Dítěti nabídneme k uchopení hračku, kterou z poloviny překryjeme našimi prsty a druhá část je vidět. Zdravý a dobře prospívající kojenec v pátém měsíci věku nasměruje ruce správně, ale zachytí naši ruku, která drží hračku. Teprve poté přehmátne a zachytí nabízený předmět. Podáme-li dítěti hračku přímo do ruky, dokáže ji spolehlivě uchopit a manipulovat s ní pod kontrolou očí.

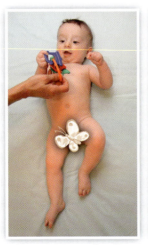
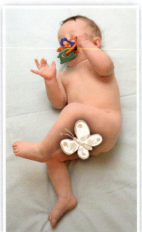
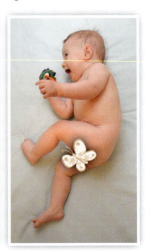

Hračka nerozvíjí dítě pouze z hlediska jemné motoriky. Je jednou z největších motivací k aktivnímu pohybu, ke kterému je potřeba dítěti nabídnout vhodné podmínky. Volné oblečení nebo nahotu, prostor a pevný rovný základ.

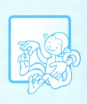

Aby se tato dovednost mohla zdárně rozvíjet, je potřeba se dítěti pravidelně během dne věnovat, hračky k uchopení mu nabízet a pozitivně s citovým zabarvením hlasu je povzbuzovat.

Zájem o hračku je pro zdravé dítě jednou z největších motivací k aktivnímu pohybu. Proto je vždy lépe, když při hře s hračkou leží volně oblečené nebo nahé na pevné podložce. Hru s hračkou pak může kombinovat s volným aktivním pohybem. Hraje-li si s hračkou v autosedačce nebo s opřením o polštáře, pak zbytečně leroší. Jakmile mu hračka upadne, tak mu nezbývá nic jiného než nespokojeně vyvolávat rodiče, aby mu hračku podali.

Touha po aktivním úchopu hračky je tak silná, že také v poloze na bříšku ji lze vhodně využít k aktivnímu zapojení dítěte ke správnému vzpřímení a posilujícímu cvičení. Dítěti nabízíme hračku k uchopení z různých směrů, úhlu i v různých pozicích. Může to být v prosté pozici na zádech, bříšku, na gymballu, overballu i v náručí.

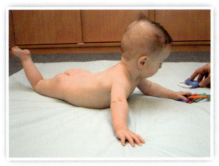
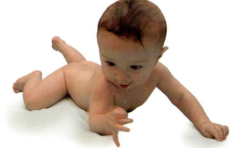

Dítěti nabízíme hračku k uchopení
z různých směrů, úhlu i v různých pozicích.

277

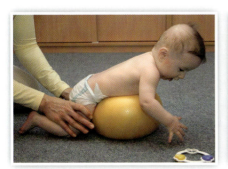
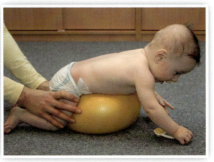

Nikdy se však nezaměřujeme pouze na samotný úchop, ale zásadně na celkový projev dítěte. I nadále platí, že touha dítěte uchopit hračku je nesmí přinutit k záklonu hlavičky či tělíčka, protože by pak nezapojilo správné posturální svaly, které je potřeba posilovat pro správné vzpřímení. Nezapomínáme na symetrickou motivaci a práci s dítětem. Jedině tak zajistíme dítěti kvalitní celkový vývoj.

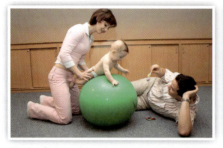
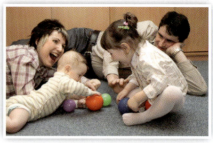

Touha dítěte uchopit hračku je vede k aktivnímu pohybu, a tím k posilování ve všech polohách.

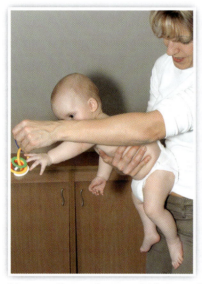
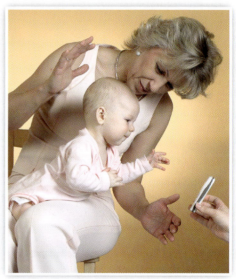

V tomto věku je velmi moudré hrát si s dítětem v takové pozici, která mu umožní posilovat břišní i zádové svaly.

Před pátým měsícem věku se objeví zkřížený úchop. To znamená, že dítě dokáže uchopit hračku jednou končetinou z kvadrantu druhé končetiny přes střední čáru. Tato dovednost, společně s volným obratem hlavičky na všechny strany, je důležitá pro počátky obratu na bok, který dítě úspěšně zvládne do konce pátého měsíce věku jedině v případě, že bude mít dostatek příležitostí a dobré podmínky ke zvedání dolních končetin nad podložku.

Samostatný obrat ze zad na bok a později (v příštím měsíci) na bříško vede hlava a svrchní horní končetina, která dokázala v ose přesáhnout svůj kvadrant. Do polohy na bříško pak bude pokračovat překročením svrchní dolní končetiny přes kvadrant druhé (spodní) dolní končetiny. Pohyb dolních končetin správnou technikou je možný pouze po zapojení bříška a zvednutí obou dolních končetin nad podložku.

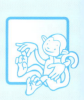
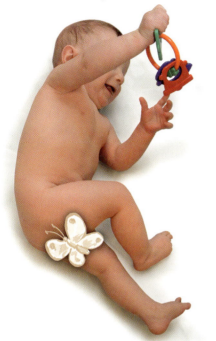

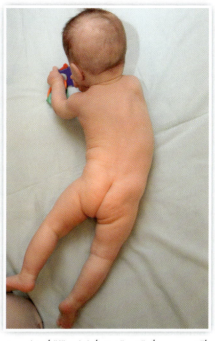

Zvednuté nohy nad podložkou a schopnost dítěte provést zkřížený úchop přes středovou osu těla je vedou k dovednosti obratu na bok s bočním vzpřímením a později až na bříško.

Díky posílenému bříšku dítě postupně dokáže přitáhnout na dosah svých rukou již kolínka, následně bérce a nakonec nohy. Ruce tak může použít na další průzkum svého těla. Do bližšího kontaktu se dostávají také nohy, které se mezi čtvrtým a pátým měsícem dotýkají vnitřní hranou a koncem pátého měsíce již celými chodidly.

279

Pětiměsíční dítě již spolehlivě osahává kolínka a postupně bérce.

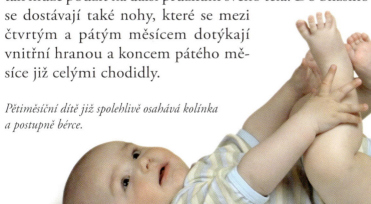

Jemná motorika v 6. měsíci

Při ukončení každého třetího měsíce věku dochází v dovednostech dítěte ke kvalitativnímu skoku. Po šestém měsíci věku bude dítě již postupně směřovat k vertikalizaci. Do konce tohoto období proto musí ještě zvládnout spoustu důležitých dovedností. Šestý měsíc je pro dítě zlomový i v jemné motorice.

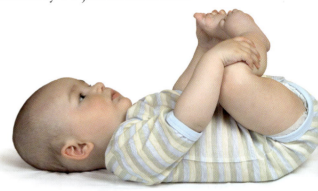

Leží-li zdravý šestiměsíční kojenec v poloze na zádech, pak ho najdeme v pozici, kdy zkoumá své tělo. Díky posílenému bříšku dokáže zvednout nohy nad podložku již tak vysoko, že si osahává již bérce a prsty u nohou.

Kojenec si osahává bérce a nožky.

Podáváme-li mu hračku zčásti překrytou našimi prsty nad horní částí hrudníčku, postupně ji dokáže zachytit naprosto suverénně a cíleně. Ruku směřující k hračce otvírá postupně a plynule od palce. Hračku již neuchopuje jako opička s palcem vedle ostatních prstů, ale palec staví již ze strany. Nejlépe je to patrné při podání malé kostky.

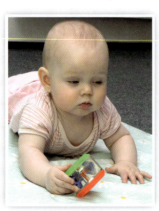

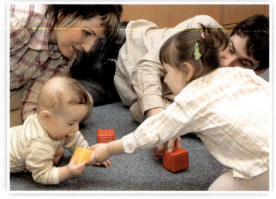

Úchop palce ze strany.

Uchopenou hračku si dokáže přendávat z ruky do ruky. Pomocí obou rukou ji obrací ze všech stran a pozorně zkoumá zrakem i ústy.

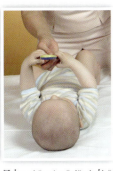 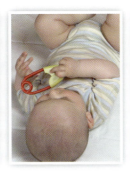 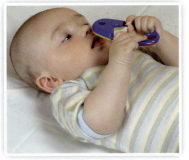

Zdravé šestiměsíční dítě zvládá přendávání hračky z ruky do ruky jako cílený úchop. Hračku zkoumá zrakem i ústy.

Je zajímavé, jak z hlediska přirozeného vývoje postavení ruky a hmatu, postupného získávání zkušeností a orientačních dovedností potřebuje na zkoumání hračky nejdříve obě ruce. V příštím měsíci si troufne do každé ruky vzít jinou hračku a bude je každou zvlášť zkoumat hmatem, zrakem i ústy. Teprve v dalším období začne spolupracovat rytmicky oběma rukama i s hračkami současně a bude s nimi vzájemně o sebe bouchat.

Je-li dítě při pobytu nejlépe na zemi vhodně stimulováno vhodnými hračkami, pak je aktivizuje vlastní touha ve snaze na ně dosáhnout nejen k samostatnému obratu na bok, ale až na bříško. Umí již rozložit funkce končetin na spodní – stabilizační a svrchní – fázické.

Samostatný obrat ze zad na bříško vede hlava a svrchní horní končetina, která dokázala v ose přesáhnout svůj kvadrant.

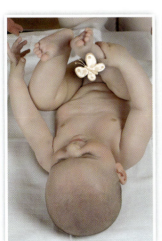 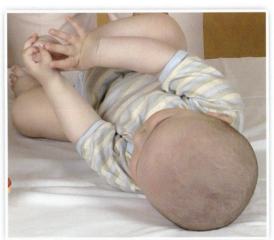

Při osahávání bérců a nohou dítě zvedne pánev nad podložku a po otočení hlavy za hračkou se přetočí na bok.

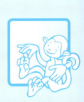

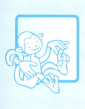
Do polohy na bříško pak pokračuje překročením svrchní dolní končetiny přes kvadrant spodní dolní končetiny. Pohyb dolních končetin správnou technikou je možný pouze po zapojení bříška a zvednutí obou dolních končetin nad podložku, což by mělo mít dítě zvládnuté již z předchozích měsíců.

Po obratu na bříško stabilizuje svou polohu čím dál tím rozloženějším opřením o natažené paže a rozvinuté dlaně a stehna. Před záměrem zachytit hračku, která je na dosah, sníží pozici, přenese váhu na jeden loket, opře se o opačnou pokrčenou dolní končetinu a zaujme zkřížený vzor. Tato stabilní pozice mu umožní hračku nejen uchopit, ale také přendávat z ruky do ruky a pozorně prozkoumat zrakem, střídavě oběma rukama i prstíky.

282

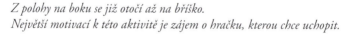

Z polohy na boku se již otočí až na bříško.
Největší motivací k této aktivitě je zájem o hračku, kterou chce uchopit.

K lepšímu rozvoji práce svalů na ruce i poznávání různých materiálů, struktury, pevnosti i tvaru doporučujeme vkládat dítěti do rukou hračky z různých materiálů, jako jsou například různé kusy látek, alobal, různé druhy čistých papírů bez tisku, různé typy sáčků, dřevěné hračky, plastové hračky, gumové hračky, vodolepky atd.

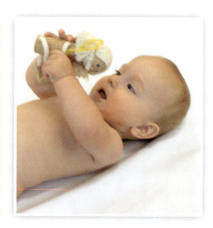

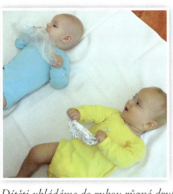
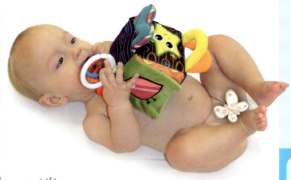

Dítěti vkládáme do rukou různé druhy materiálů.

Pozor!!! Je velmi důležité dbát na bezpečnost dítěte, aby nedošlo k zadušení odloupnutými kousky těchto materiálů, které dítě vkládá do úst, slinami rozmočí, ručkama roztrhne nebo dásněmi uloupne (papír, alobal, …). U sáčku pozor na nebezpečí zadušení přiloženým sáčkem na obličej dítěte. Z toho vyplývá, že je nezbytné a nutné zajistit dítěti stálý dohled při hrách s některými materiály a také tyto materiály nenechávat k dispozici na podlaze volně se pohybujícímu dítěti.

Jemná motorika v 7. měsíci

Když dítě v podnětném prostředí pravidelně trénuje a získává zkušenosti, tak se vyvíjí také kvalita všech jeho dovedností. Z hlediska jemné motoriky dokáže zachytit hračku do jedné ruky tak jistě, že si troufá uchopit do volné ruky druhou hračku. Pokud mu shora nabízíme hračku třetí, tak je to prozatím spíš náhoda, že mu jedna při mávání z ručky vypadne, než že by ji dokázalo upustit cíleně. Vždyť z hlediska vývoje je naopak spokojeno, že se hraček konečně dokázalo cíleně a vlastní aktivitou zmocnit.

283

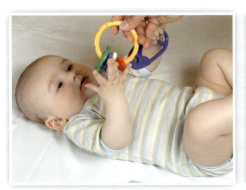
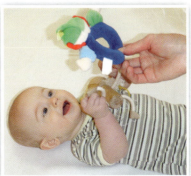

Sedmiměsíční dítě již dokáže uchopit do každé ruky jednu hračku.

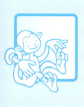

Vědomě se naučí upouštět hračku až později – kolem 9. měsíce věku. Ne pouze proto, že jde o těžší dovednost. Z hlediska fyziologického naprogramování úrovně orientačních dovedností, rozumového vývoje a rozvoje jemné motoriky se potřebuje naučit nejdříve nabízenou hračku cíleně zachytit a prozkoumat po všech stránkách a teprve poté ji vyhodit nebo odložit a zkoumat jinou.

Jemná motorika v 8. měsíci

V předchozím měsíci se dítě potřebovalo seznámit s jednou hračkou v každé ruce zrakem, hmatem i ústy. V tomto měsíci je začne zkoumat z hlediska pevnosti materiálu a zvuku, který hračky vyluzují, když jimi bouchá rytmicky o sebe.

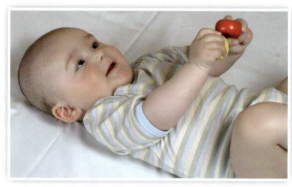

Dítěti dáváme do ruky především dřevěné hračky, aby mohlo rytmickým ťukáním vyluzovat zřetelné zvuky.

Ruce spolupracují současně. Dítě pracuje s hračkami stejně v poloze na zádech, na bříšku i v sedu.

Doporučujeme mu ke hře nabízet nejrůznější tvary i materiály. Vhodné jsou především dřevěné kostky, kolečka, válečky, jehlany i jednoduché tvary zvířátek či hračky s provázky. Ideální je dítě vést k bouchání hračkami o sebe v rytmu písničky. Chvílemi dítě do rytmu vedeme a občas je necháme projevit se samostatně.

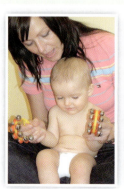
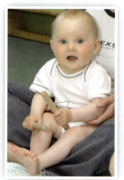
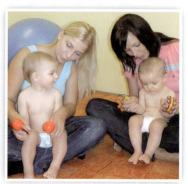

Dítě vedeme k bouchání hračkami o sebe v rytmu písničky.

U dovednosti polohy na bříšku jsme si již popsali, že se díky naklekávání dokáže posadit šikmo přes pokrčenou nohu zasunutou více pod bříško do tzv. šikmého sedu. Ve snaze zachytit z této polohy nebo z polohy na bříšku drobný předmět či hračku nad úrovní jeho ramen roztáhne prsty do tří paprsků a předmět zachytí prsty s palcem směřujícím proti malíku a prsteníku.

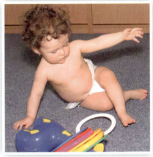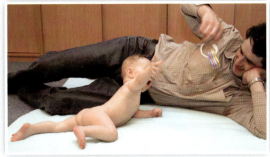

Třípaprskový úchop osmiměsíčního dítěte nad úrovní ramen.

Jemná motorika v 9. měsíci

Mělo-li dítě ke svému vývoji dobré podmínky (dostatek aktivního pohybu v nahotě na zemi v prostoru) a podnětné prostředí (několik hraček, přiměřenou a citlivou spolupráci rodičů včetně jejich ocenění), pak je stále šikovnější, orientovanější, odvážnější a zručnější.

Devátý měsíc je posledním měsícem dalšího trimenonu – tentokrát již třetího. Opět došlo k zásadnímu posunu v hrubé motorice, která ovlivnila možnosti rozvoje a zdokonalení také úchopu.

Z hlediska hrubé motoriky dítě již koordinovaně, symetricky a suverénně leze. Daleko častěji je najdeme v poloze na bříšku nebo na čtyřech ve snaze vzpřímit se do vertikály než v poloze na zádech. Proto se také jemná motorika dále zdokonaluje spíše z této polohy.

Při lezení po zemi v prostoru tu a tam narazí na různé předměty, které již dokáže sevřít velmi jemně a citlivě mezi palec postavený do opozice proti všem ostatním prstům. Tato schopnost je ve vývoji zásadním zvratem. Touto dovedností se liší úchop člověka od úchopu opice. Od této chvíle má dítě možnost uchopovat stále menší, drobnější a jemnější předměty.

285

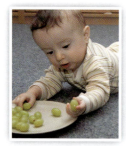
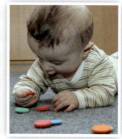
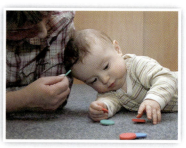

Zdravé a dobře prospívající devítiměsíční dítě již dokáže uchopit menší předměty s palcem v opozici proti ostatním prstům.

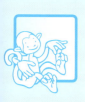
Tuto dovednost je možné pod dozorem dospělého podněcovat sbíráním menších kousků chleba nakrájeného na malé kostičky, kuliček hroznového vína, kamínků, plochých koleček nebo jiných drobných hraček. Vzhledem k tomu, že dítě se již z lezení posadí samo, můžeme je usadit k jídlu do krmicí židličky a na stoleček rozložit kousky chleba. Má-li dítě hlad, je tak motivováno dvojnásob.

S nalezenou hračkou v prostoru na zemi se již dokáže posadit, prozkoumat ji, a když o ni ztratí zájem, tak ji podvědomě odloží. Ještě se nejedná o vědomé upuštění. Potřebuje jen volné ruce, aby se mohlo leze-ním po všech čtyřech konče-tinách posunout dál pro další hračku, kterou chce stejným způsobem – již orientovanějším a zkušenějším – prozkoumat.

Cíleně upustit hračku do pro-storu, vyhodit balónek nebo hračku z kočár-ku dítě dokáže až o měsíc poz-ději, kdy obje-vuje hloubku.

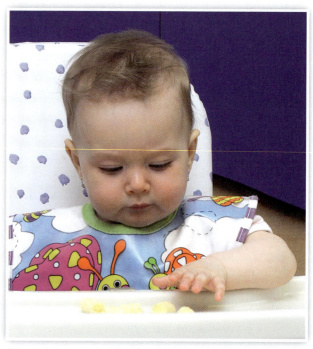

Nácvik úchopu drobnějších kousků v opozici palce proti prstům je ideální pomocí jídla. Pečlivým dozorem dospělého musíme zabránit polknutí nebo vdechnutí jiných drobných předmětů.

Jemná motorika v 10. měsíci

Kvalita úchopu je opět dokonalejší než dříve. Dítě se začíná zajímat o stále drobnější předměty. Nyní je dokáže uchopit již do špetky, to znamená paleček proti ukazováčku a prostředníčku. Prsteníček a malíček zůstává volný. Obě ruce by měly být stejně obratné.

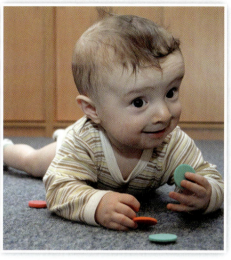 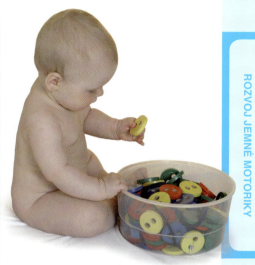

Dítě v desátém měsíci věku uchopuje drobné předměty a hračky do špetky.

Tuto úroveň úchopu je nejlépe procvičovat prostřednictvím samostatného krmení dítěte, kterému nakrájíme např. chléb se sýrem na drobné kousky. Můžeme je také nechat uždibovat chléb, trhat toaletní papír, těsto nebo modelínu na kousky. Dítě tak posiluje drobné svaly ruky, poznává strukturu hmoty, vnímá její vlastnosti a sleduje ji ve svých rukou.

Jak se dítě stále více pohybuje v prostoru – leze vpřed, vzad i do stran, z lezení stoupá a opět do lezení klesá, nábytek obchází úkroky stranou –, začíná postupně stále lépe vnímat trojrozměrný prostor. Tato zkušenost podněcuje nejen rozumový vývoj, ale také jemnou motoriku. Dítě začíná zcela vědomě upouštět hračky z postýlky či kočárku na zem, vytahovat věci z police, ze skříně nebo z krabice.

Vyhazování a odhazování předmětů chápeme jako rozvoj orientace v prostoru a ne jako projev zlobení či neposlušnosti dítěte. Dokonce doporučujeme dítěti cíleně nabízet možnosti vyhazování hraček z krabice. Tuto činnost doporučujeme s dítětem sdílet a pojmenovávat každý uchopený a vyhazovaný předmět, popřípadě

287

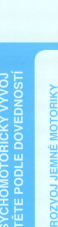
vyhození doprovázet slovy. Například: *„To je balónek, skáče, hop"*, *„To je kostka, bác na zem"*, *„To je kamínek, cák do vody"*, … Také je učíme kutálet balón, navlékat kroužky na tyč a další dovednosti.

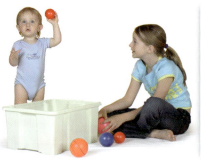
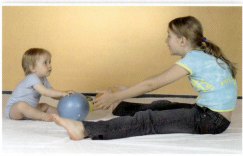

S dítětem si hrajeme hry, při kterých upouštíme hračky.

Dokonce i rozkrámovaná skříňka se může stát vhodnou příležitostí k získání pořádkumilovnosti. Můžeme ji uklidit společně a zároveň dítě učit systému a pořádku. Hračky a jiné vytažené věci doprovázíme vhodným jednoduchým slovním doprovodem: *„Kam patří kostky, oblečky, nádobí, …?"*

Skříňky, které nechceme dítěti zpřístupnit, bezpečně zajistíme nebo odstraníme z jeho dosahu.

V tomto období je vhodné dítě vést rovněž ke sbírání věcí a házení do krabice. Vhodná je např. kartónová krabice, do které nejenže házíme hračky, ale rozevřenou krabicí může dítě také prolézat.

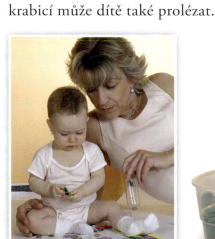
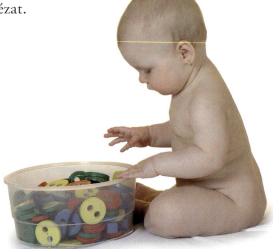

Schopnost dítěte upouštět předměty podporujeme vyhazováním a sbíráním drobných předmětů do krabice se širokým i úzkým otvorem.

Desetiměsíční dítě již umí reagovat na jednoduchou výzvu, kterou většinou uplatňujeme při hrách („jak jsi veliký", „udělej pá, pá", …). Schopnosti reagovat na výzvu lze uplatnit také při prohlubování dovednosti upouštění hračky. Tuto dovednost můžeme trénovat ve hře při vyhazování a vkládání hraček či předmětů z krabice do košíku.

Jemná motorika v 11. měsíci

Je velmi zajímavé se zamyslet nad dokonalým stupňováním dovedností. V 9. měsíci dítě upustilo hračku, protože potřebovalo volné ruce k lezení. V 10. měsíci vědomě upustilo hračku do prostoru, protože se mu líbilo, jak padá. Ale prosíme-li desetiměsíční dítě, aby se hračky vzdalo a podalo nám ji, tak ji sice podá, ale ještě ji neupustí. Chová se k ní majetnicky a naznačuje nám, jaká je osobnost. Přitom neustále dokazuje, jak hračku umí upustit, když vkládá kostky do kbelíčku nebo kutálí míč.

Tyto majetnické sklony můžeme naučit dítě ovládat pomocí hry, která je současně vede k získání prvních sociálních návyků. Aby dítě upustilo hračku, spojenými dlaněmi je poprosíme: *„Prosím, dej…"* a natáhneme k hračce ruce dlaní nahoru. Dítě nám hračku podá, my ji přijmeme a poděkujeme. Nyní požádáme dítě, aby nás poprosilo stejným způsobem. Poté mu hračku předáme a vedeme je k poděkování.

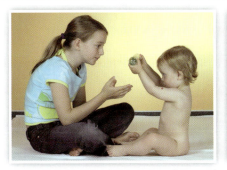
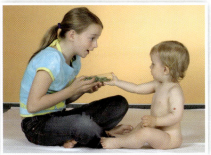

S dítětem si hrajeme hru „Prosím, dej… Děkuji!".

Zdokonaluje se také kvalita úchopu. Při sbírání těch nejmenších kousků chleba si jistě všimneme, jak obratně a citlivě již uchopuje drobky mezi natažený ukazovák a palec. Postavení palce a ukazováku při tomto úchopu připomíná vzhled pinzety. Přesto ke sbí-

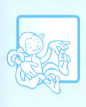
rání těch nejmenších drobečků bude muset úchop ještě zdokonalit do tzv. klešťového úchopu, což zvládne hned v dalším období.

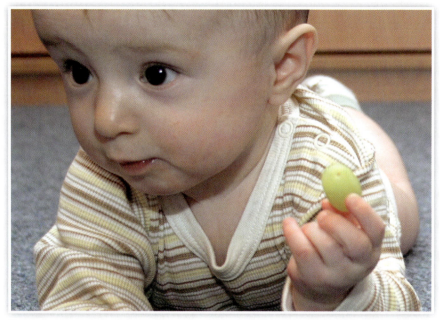

Dobře prospívající zdravé jedenáctiměsíční dítě již dokáže uchopit malé drobné předměty mezi palec a natažený ukazováček.

Jemná motorika ve 12. měsíci

Ve dvanáctém měsíci vrcholí k dokonalosti již všechny základní druhové dovednosti. Z hlediska hrubé motoriky se dítě umí samo ze dřepu postavit v prostoru a udělat první ojedinělé krůčky mezi nábytkem. Jak jsme již předeslali, také úchop se dopracovává ke svému vrcholu. Roční dítě dokáže uchopit pravou i levou rukou již velmi malé drobečky, a to nejjemnější technikou, při které je palec i ukazovák proti sobě ohnut podobně jako zahnutá pinzeta nebo kleště.

Z dítěte se stává malý vysavač. Vidí-li na zemi jakýkoliv drobounlinký předmět či smítko, dokáže je jemně uchopit mezi ohnutý palec a ukazovák. Odborníci nazvali tento úchop jako „klešťový". O něco méně dokonalý je úchop pinzetový, kdy se oba prsty sevřou neohnuté.

Teprve ve dvanáctém měsíci dokáže dítě vědomě odložit jednu ze dvou hraček, které zrovna drží, když mu nabídneme třetí.

V kombinaci s rozumovým vývojem učíme dítě i nadále hře, při které si vzájemně předáváme hračku se slovním doprovodem i ukázkou prosby a poděkování. Dovednost vědomě uvolnit ruku a upustit hračku s sebou přináší také schopnost postavit na sebe dvě kostky, upustit kroužek na tyč a další hry, které si dítě v tomto věku velmi rádo hraje.

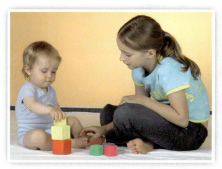 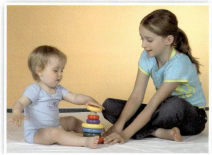

Dovednost vědomě uvolnit ruku a upustit hračku s sebou přináší různé hry.

!!!!!!! Vhodné podmínky a smysluplná stimulace dítěte ze strany rodičů na základě znalostí a pochopení posloupnosti vyplývající z přirozených možností psychomotorického vývoje dítěte pomáhají dítěti se rozvíjet všestranně. Uvědomíme-li si včas přirozené potřeby a zrakové možnosti dítěte, pak máme všechny předpoklady k tomu, abychom na dítě působili správně a bez rizika, že bychom je ve vývoji přetěžovali nebo omezovali. Vysvětlili jsme si, jaké má dítě možnosti ve vývoji jemné motoriky a jak významně souvisí s kvalitou zraku a hrubé motoriky. Je však nutné myslet na podstatně hlubší souvislosti těchto dovedností a jejich význam pro sociální i rozumový vývoj a rozvoj řeči, který zase souvisí s kvalitou sluchu.

Při cíleném podněcování rozvoje jemné motoriky ze strany rodiče je důležité dbát na zásadu, že dítě musí být drženo v takové poloze, aby mělo oběma rukama shodnou příležitost se daného předmětu dotýkat a také aby se mělo možnost na své ruce dívat. Ke stimulaci jemné motoriky dítě pokládáme na záda a na bříško nebo je držíme v náručí v poloze „klubíčka", „hnízdečka", „koťátka" nebo „košíčku".

Kvalitní rozvoj řeči i jemné motoriky můžeme podpořit rytmickým hudebním doprovodem her s rukama dítěte pomocí jednoduchých lidových popěvků či básniček a rytmickým kolébáním.

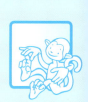

Celá řada rodičů nosí dítě stále na jedné ruce. Rozvoj jemné motoriky je velmi omezen, nebo dokonce ohrožen v polohách, při kterých rodič dítě drží a navíc pravidelně nosí s jednou končetinou za svým tělem. V tomto případě dochází k situaci, že dítě může sledovat a rozvíjet ruku, na kterou má možnost pravidelně vidět. Ruku, kterou má mimo zorný úhel, nebo dokonce v nevhodném postavení, vůbec nerozvíjí. Asymetrické postavení dítěte v pravidelných manipulačních polohách může navíc vyvolat asymetrii celkového pohybu dítěte.

Kvalitu vývoje malého kojence ohrožuje např. zvedání a pokládání dítěte širokým úchopem kolem hrudníčku a časté nošení ve svislé poloze. Dítě do cca 6. měsíce věku se cítí tak nejisté, že polohu vyvažuje pažemi v rozpažení za úrovní ramínek. Je-li s ním takto manipulováno často, paže v tomto postavení přetrvávají a dítě nemá možnost jemnou motoriku dostatečně rozvíjet. Opožděný vývoj (neboli retardace) jemné motoriky se nám pak nejvíce může promítnout v nedostatečné obratnosti nebo při výuce grafomotorických dovedností v pozdějším věku.

Z hlediska postupného vývoje jemné motoriky očekáváme u zdravého a dobře prospívajícího dítěte tyto důležité dovednosti v této kvalitě a posloupnosti (termíny dosažení jednotlivých dovedností jsou pouze orientační):

Novorozenec • ruka v pěsti s posledním článkem palce v dlani • souhra: ruka – ústa	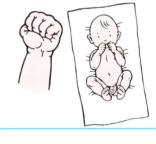
2 měsíce • polopěst s pálečkem venku z dlaně • souhra hřbetů pokrčených prstů na hrudníčku • ústa zůstávají důležitým poznávacím a hmatovým orgánem až do 1 roku	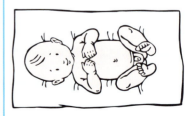

3 měsíce
- rozevřené ruce (pěst setrvává ve stresu a v poloze na bříšku)
- souhra dlaní na hrudníčku

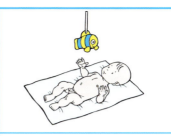

4 měsíce
- souhra: ruka – ruka – oko (hra s ručkama před očima dítěte, tzv. počítání prstíků)
- osahává si bříško, přirození, kyčle a třísla
- cílené zvednutí rukou k nabízené hračce, ale tápavý úchop

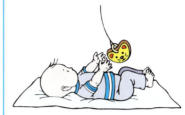

5 měsíců
- souhra: ruka – kyčel a ruka – koleno
- tápavý úchop z poloviny zakryté hračky
- manipulace hračkou před očima
- křížový úchop (hračku uchopí přes osu svého těla)

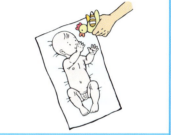

6 měsíců
- cílený úchop hračky
- ruku otvírá od palce
- hračku drží v dlani s palcem bočně k ostatním prstům
- přendávání jedné hračky z ruky do ruky na zádech i na bříšku
- souhra: ruka – bérec

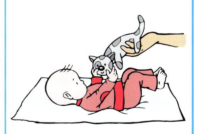

7 měsíců
- zvládne dvě hračky do každé ruky jednu
- souhra: ruka – noha

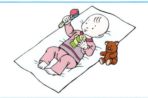

8 měsíců
- tluče hračkami o sebe
- později dokáže jednu upustit a vzít si třetí
- souhra: ruka – noha – ústa
- v šikmém sedu zvládne třípaprskový úchop (palec proti prsteníčku a malíčku)

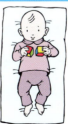

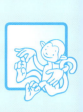

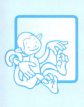
9 měsíců
- postaví palec do opozice
proti ostatním prstům
- předmět uchopuje mezi palec a prsty

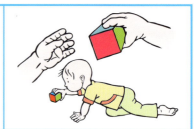

10 měsíců
- úchop do špetky
(palec proti ukazováku a prostředníku)
- uvědomuje si hloubku a prostor
- odhazuje hračky
- vkládá kostky do kbelíčku
- kutálí míč

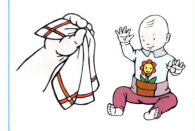

11 měsíců
- pinzetový úchop (natažený paleček
proti nataženému ukazováčku)
- na požádání podá hračku,
ale ještě ji neupustí
- pokud má v každé ruce jednu hračku
a my mu nabídneme třetí, pak vědomě
jednu odloží a vezme si nabízenou hračku

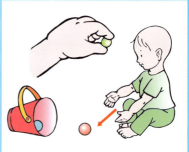

12 měsíců
- klešťový úchop – mezi špičku ohnutého
palce a ukazováku
- sebere drobeček
- postaví na sebe dvě kostky

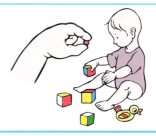

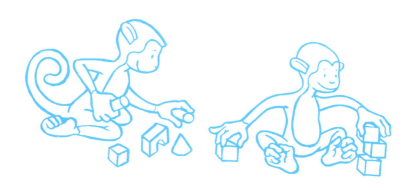

Rozvoj řeči

Řeč a myšlení spolu úzce souvisí. Zpočátku, kdy dítě brouká a hraje si s mluvidly, u něj převládá **intuitivní** myšlení. Řeč a myšlení stojí proti sobě. Když něco vidí, tak neví, co to je, a neumí to pojmenovat. Vše řeší intuitivně.

Později začíná být myšlení **konkrétní**. Řeč a myšlení jdou vedle sebe paralelně. Z toho vyplývá, že na počátku stojí dovednost. Když se díváme na obrázek pejska a zeptáme se: *„Kde je pejsek?"*, tak ho nejdříve dokáže ukázat. Později, když se zeptáme: *„Jak dělá pejsek?"*, tak řekne po svém, přesto stále dokonaleji *„haf"*. A ještě později, vidí-li pejska a zeptáme-li se: *„Co to je?"*, tak dokáže říci zpočátku nesrozumitelně a postupně stále jasněji *„pes"* nebo *„pejsek"*.

Ve finále se myšlení stává **abstraktním** a s řečí tvoří jakoby celek. Dítě nemusí vidět pejska, a přesto si ho dovede představit, když o něm spolu mluvíme.

Schopnost člověka komunikovat a mluvit – to je cesta k porozumění si s lidmi. Řeč je vrcholná a nejdokonalejší pohybová aktivita člověka, do které se zapojuje hned několik částí těla – hrudník (dýchání), hlasivky, čelist, jazyk, rty, horní patro atd. Vývoj řeči je přitom přímo závislý na celkovém plynulém rozvoji dítěte. Dosažená úroveň řeči je komplexním výsledkem dokonalé spolupráce nejen dechového, fonačního a artikulačního ústrojí, ale také zdravotního stavu, sociálního a rozumového vývoje, jemné motoriky a zvládnuté koordinace pohybů hlavy, rukou i nohou.

V prvním roce života je proto nutné, aby se dítě rozvíjelo ve všech pohybech a dovednostech symetricky. Teprve po prvním roce se dítě začne postupně vyhraňovat k pravorukosti či levorukosti podle toho, kterou hemisféru má přirozeně dominantní.

Pro úspěšné rozvíjení jazyka a řeči má totiž mimořádný význam obratnost přirozeně vedoucí ruky řízené z dominantní hemisféry, ve které má své sídlo rovněž jediné centrum pro řeč. Proto také, dojde-li ať již úmyslně, či neúmyslně k potlačení dominantní ruky ve prospěch rozvoje ruky řízené podřízenou hemisférou, má to svůj nepříznivý odraz ve vývoji řeči dítěte. Artikulační obratnost, koordinace a spolupráce mluvidel (rtů, patra, dechu, tváří i jazyka)

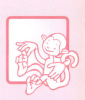

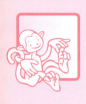

a ovládnutí řečové funkce je tak složitá, namáhavá, křehká a zranitelná, že pod tíhou neadekvátního přetížení podřízené hemisféry může snadno dojít k zadržení nebo zablokování vývoje řeči. Pokud se má možnost funkce řeči a jazyka soustavně rozvíjet, pak kladně rozvíjí pozornost, verbální paměť i verbální myšlení, a tím usnadňuje následné vzdělávání a umožňuje společenské soužití dítěte v rodině i společnosti.

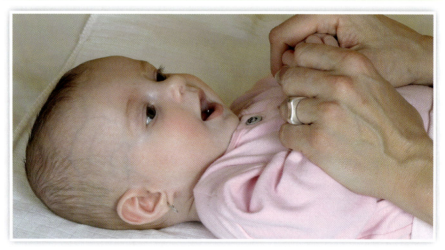

Nabídneme-li psychicky i fyzicky uspokojenému dítěti pravidelně klidné pozorování našich mluvidel při artikulovaném vyslovování hlásek, slov či písniček, pak mu dáváme ideální příležitost k rozvoji vlastní řeči.

Cesta k dokonalému ovládnutí jazyka a řeči začíná v něžné náruči láskyplného, klidného a srozumitelně komunikujícího rodiče, který se na dítě dívá, pravidelně mu zpívá a promlouvá na ně čistými a jasně vyslovovanými slovy v krátkých jednoduchých větách. Pokud má dítě možnost mnohokrát vyslechnout stejný, líbivě zrytmizovaný text a sledovat stejně se pohybující mluvidla, pak má větší šanci, že se mu povede je napodobit. Pokud dítě dobře vidí a slyší, má základní předpoklady odezírat artikulaci mluvidel a naslouchat malebnosti a čistotě mluveného slova. Pozor, i špatně slyšící děti do šestého měsíce věku vydávají podobné zvuky jako slyšící. Po šestém měsíci věku se u neslyšících dětí řeč nejenže přestává rozvíjet, ale dokonce mizí.

U nejmenších dětí je rozvoj řeči stimulován sáním, jídlem, laskáním, dotekem, hrami se rtíky – např. brnkáním, hlazením tváří, povídáním si s dítětem, hrou s mluvidly – jazykem, ale i olizováním a poznáváním hraček ústy.

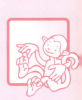
Již jsme si popsali, že na celou řadu dovedností, stejně tak i na řeč, se dítě většinou nejdříve tiše, bez výraznějších reakcí, připravuje. Teprve později, až přijde správný čas, zareaguje přiměřeně svým možnostem a dovednostem cestou opakovaných a vytrvalých zdařilých i méně zdařilých pokusů. Díky kvalitním podnětům i pravidelnému tréninku se ve vývoji dané dovednosti stále zdokonaluje.

Prvním způsobem, jak dítě komunikuje s okolním světem, je pláč, který je v první řadě fyziologickým reflexem a souhrou dýchacích a hlasových orgánů. Teprve později projevem nálady dítěte. Z toho vyplývá, že křikem po narození se projevuje každé, i sluchově postižené dítě.

Vřele doporučujeme zakoupit si knížku s logopedickými hříčkami „Říkáme si s dětmi" (F. Synek, Nakladatelství ArchArt), kterou lze zakoupit v e-shopu na stránkách **www.kenny. cz**. Tato kniha se stala pro mnoho rodičů ma-

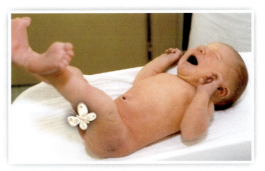

Každý zdravý novorozenec se hlásí na svět křikem.

lých dětí významným pomocníkem při praktické výchově jazyka a řeči. Knížka je rozdělena na čtyři části. První část obsahuje verše, které lze spojit s jednoduchými řízenými pohyby dětských ruček, nohou i celého těla. Ve druhé části verše podněcují dobrou výslovnost a sluchovou pozornost neboli fonematické vnímání. Ve třetím dílu jsou verše rozvíjející obratnost ruky a hru s prsty a konečně ve čtvrtém dílu najdeme verše, které nás postupně vedou k vytvoření jednoduché kresby. Výsledkem je hravé podněcování řeči, myšlení a grafomotorické činnosti dětí i rodičů.

297

Řeč u novorozence

Již jsme si vysvětlili, že křik novorozence v prvních hodinách a dnech života je záležitostí spíše fyziologického reflexu dýchacích a hlasových orgánů, a ne pouze projevem nálady. Teprve později se křik stává signálem vyjadřujícím nespokojenost či bolest. Je-li rodič pozorný a vnímavý, brzy dokáže rozpoznat pláč z hladu

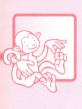

nebo z bolesti a podle toho nabídne dítěti řešení. Tím mu pomáhá jeho křik dále rozlišovat, a tak tento nejprimitivnější slovník obohacovat a upřesňovat.

Přesto pláč považujeme za velmi účinný přípravný trénink nejen hlasového ústrojí, ale také dýchacích orgánů. Pláč dítěte podporuje jeho kvalitní výdech, a tím hluboký nádech s bohatým přísunem kyslíku pro tělo i mozek. Kromě toho jsou při pláči, který způsobuje prodloužený výdech proti odporu, významným způsobem posilovány mezižeberní i břišní svaly, které jsou tolik potřebné k celkově dobrému prospívání každého člověka.

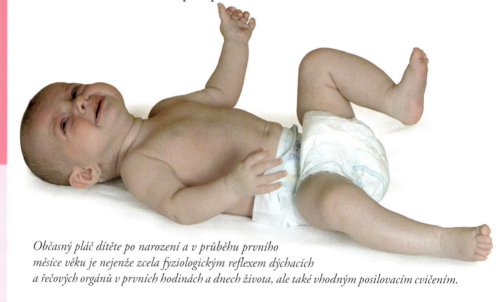

Občasný pláč dítěte po narození a v průběhu prvního
měsíce věku je nejenže zcela fyziologickým reflexem dýchacích
a řečových orgánů v prvních hodinách a dnech života, ale také vhodným posilovacím cvičením.

Spokojenost dítě naopak dává najevo vydáváním různých zvuků. Přestože s námi neumí ještě verbálně komunikovat, je to jedno z nejdůležitějších období k vytvoření základu pro řeč.

Jedním ze základních předpokladů, který dítěti umožňuje kvalitní rozvoj řeči, je kromě funkčních smyslových orgánů také uspokojení základních biologických potřeb dítěte. Již při samotném přebalování, oblékání, krmení, chování či ukládání ke spánku se na ně neustále díváme a laskavě k němu promlouváme řečí jednoduchou a věcnou. Stručně, klidně, jasně a srozumitelně komentujeme, kde jsme, co děláme, kam půjdeme. Popřípadě mu zpíváme některou z jednoduchých dětských melodických písniček. Dítě se na nás oddaně dívá a komunikuje s námi prozatím neverbálně. Nezáleží na tom, že dosud nechápe význam jednotlivých slov a frází a že nedokáže informaci přijímat intelektuálně a obsahově. Důležité je, že vnímá pohodovou a harmonickou atmosféru, je mu příjemně a to mu umožňuje se zcela uvolnit k přijímání nových podnětů.

Doporučujeme dbát na to, aby komunikace s dítětem byla srozumitelně, informačně i citově bohatá, klidná, uvolněná a přirozeně i správně vyslovovaná. Nemluvíme na děti patlavě, šišlavě, brebtavě, dětinsky ani přehnaně zdrobněle. Tento druh řeči je pro dítě sice citově zabarvený, ale málo srozumitelný. Znesnadňuje dítěti orientaci v jednotlivých hláskách a následně v ovládání jazyka, což zbytečně zdržuje i komplikuje vývoj jeho řeči, a tím i dalších důležitých psychických funkcí dítěte.

Chceme-li cíleně a zdárně rozvíjet základní předpoklady pro kvalitní řeč dítěte, pak je nutné najít si dostatek času na hry, písničky, chování dítěte v náruči a rozhovory s dítětem. Nabídneme-li spokojenému dítěti něžnou, citlivou a bezpečnou náruč plnou lásky a porozumění s možností vzájemného přímého zrakového kontaktu, pak se dítě uvolní natolik, že je schopno nás plně při komunikaci vnímat. Pozorně se na dítě díváme a povídáme si s ním nebo mu zpíváme. Jedná se o jednoduché verbální projevy, které při péči i hrách máme možnost pravidelně, často a systematicky opakovat. Dítě nepochybně vyciťuje smysl těchto verbálních her, především těch, které jsou spojeny s laskavými dotyky a jemnými rytmickými spolupohyby. Dítě se tak zmocňuje zprvu citového a později obsahového bohatství,

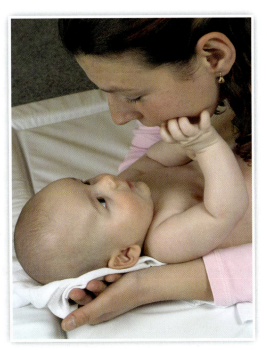

Vývoj řeči dítěte nejlépe ovlivníme, když s ním budeme hovořit tak, aby mělo možnost pozorně sledovat naše mluvidla. Slova i hlásky vyslovujeme pomalu, zřetelně a artikulovaně. Nikdy nešišláme, nepatláme a nepoužíváme zbytečně mnoho zdrobnělin.

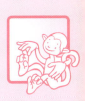

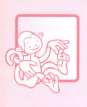

které je obsaženo nejen v rodném jazyce, ale především v individuální řeči nejbližších členů rodiny.

Rozhodně by před nic nechápajícím dítětem neměly být řešeny žádné rodinné spory, které by mohly u dítěte naopak vyvolat dlouhodobý a nadhraniční útlum a oslabit jeho vnímavost a pozornost k rozvoji jazyka i řeči.

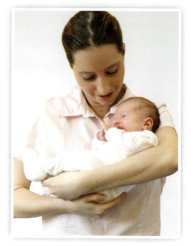

Dítěti zpíváme a současně je pomalu a jemně kolébáme v rytmu písničky.

Řeč ve 2. měsíci

Ve druhém měsíci věku je již dítě adaptované, jeví se spokojenější, a má-li odpovídající péči svým potřebám, tak i méně pláče. Svou spokojenost dává najevo prvními vědomými úsměvy, houkáním a broukáním.

Je-li dítě při společné hře spokojené a brouká si, tak je tiše a pozorně sledujeme a nasloucháme mu. V pauze mezi jeho projevy mu nabídneme ozvěnu a po ukončení je pochválíme. Již v tomto období ctíme společenská pravidla při rozhovoru a vlastním vzorem je dítě učíme. Mluví jen jeden, druhý se dívá pozorně do očí a na mluvidla a tiše poslouchá. Na otázku zdvořile odpoví.

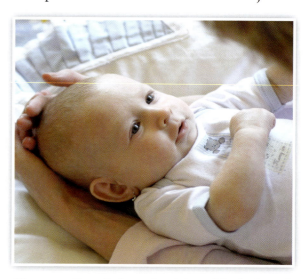

Naučené návyky oceníme po celý společný život s dítětem.

K posílení svalů mluvidel velmi přispívá kojení a přirozená souhra ruce – ústa. Navíc mů-

Již v tomto věku začínáme s pěstováním společenských návyků při rozhovoru. Když dítě povídá, pozorně je sledujeme, nasloucháme a snažíme se porozumět tomu, co nám sděluje.

žeme dítěti nabízet různé hry, jako je jemné brnkání naším ukazováčkem na spodní ret dítěte, šimrání tváří nebo pod krkem. Dítě na tyto stimulace reaguje pohyby rtů, špulením či otvíráním úst, popřípadě dělá různé grimasy. To je přesně to, čeho chceme docílit, aby dítě vlastní aktivitou posilovalo drobné svaly mluvidel, ke kterým patří rty, tváře, čelist, patro, dásně a jazyk.

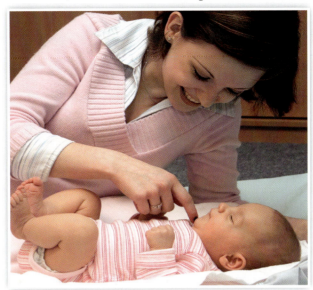

Škádlení tváří nebo tělíčka vede dítě k posilování mluvidel i celého těla.

Řeč ve 3. měsíci

Jestliže jsme po předchozí dva měsíce dítěti nabízeli potřebnou komunikaci, poznáme, že se dítěti tyto rozhovory velmi líbí a vyhledává je. Jak postupně umí stále lépe otáčet hlavičku, vědomě a záměrně se soustředí na verbální projevy ve svém okolí, a tím se u něj začíná rychle rozvíjet sluch pro řeč. Řeč, která je určena přímo dítěti, mu přináší daleko více potřebných a zajímavých informací než různé zvuky, šumy, slova i hlasy z okolí.

Proto je velmi důležité komunikovat i nadále s dítětem formou vzájemného dialogu, při kterém již dodržujeme pravidla dvousměrné komunikace. Když mluví rodič, dítě vnímá. Dítě je již soustředěnější. Naše mluvidla již vydrží pozorně sledovat po celou dobu krátké písničky, kterou zpíváme dítěti tváří v tvář, pomalu, rytmicky a artikulovaně. Dovednost soustředěně a záměrně poslouchat řeč dospělých je základním předpokladem nejen pro pochopení smyslu jednotlivých slov a frází, ale také pro povzbuzení dítěte trpělivě experimentovat s vlastním hlasem.

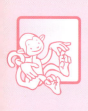

Proti tomu je pak potřeba dát dítěti dostatek času na vlastní projev, do kterého mu zase naopak nezasahujeme my. Snahu o komunikaci dává dítě najevo celým tělem i mimikou, jenom ne slovně. Ve chvílích spokojenosti si houká, brouká a vydává různé bublavé zvuky. Obsah spíše vycítíme podle jeho projevů.

Přestože komunikace mezi rodičem a dítětem je verbálně, technicky i obsahově nesouměřitelná, je citově jednotná a srozumitelná.

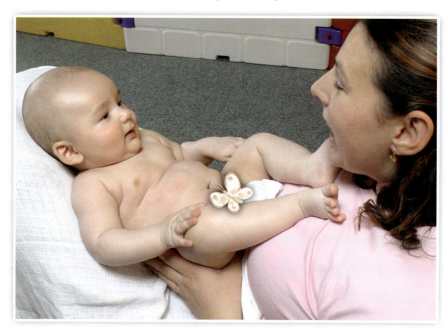

Když mluví rodič, dítě vnímá. Dovednost soustředěně a záměrně poslouchat řeč dospělých je základním předpokladem nejen pro pochopení smyslu jednotlivých slov a frází, ale také pro povzbuzení dítěte trpělivě experimentovat s vlastním hlasem.

Základem všech slov jsou hlásky. Mezi nejjednodušší a nejdříve dítětem zvládnuté hlásky patří *„áááá"*, *„éééé"*, popřípadě *„úúúúú"*, které pak nejčastěji spojuje do slabik s hrdelními hláskami, například *„gééé"*, *„grrr"*, *„egu"*, *„aga"* atd.

Budiž to pro nás výzva ke hře a k nácviku jednoduchých hlásek *„áááá"*, *„éééé"*, *„úúúú"* a později také *„íííí"* a *„óóóó"*, a to ať již formou samostatných hlásek, nebo v jednoduchých písničkách, např. *„Mámo, táto, v komoře je myš"*. Písničky zpíváme pomaloučku a klademe důraz na srozumitelné vyslovení a artikulaci každé hlásky.

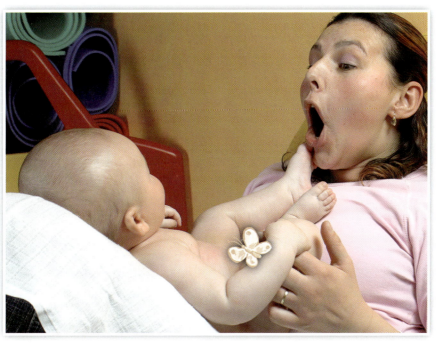

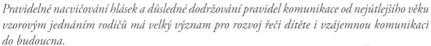

Pravidelné nacvičování hlásek a důsledné dodržování pravidel komunikace od nejútlejšího věku vzorovým jednáním rodičů má velký význam pro rozvoj řeči dítěte i vzájemnou komunikaci do budoucna.

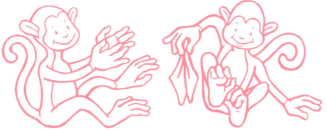

Řeč ve 4. měsíci

Má-li dítě k vývoji dobré podmínky, je-li zdravé a spokojené, můžeme u čtyřměsíčního dítěte sledovat změnu v komunikaci. Dítě se otáčí za zdrojem zvuku, usmívá se a už nejen brouká a houká, ale také vydává bublavé zvuky.

Doporučujeme si s dítětem pravidelně povídat. Aby se dítě mohlo plně soustředit na komunikaci, pak občas doporučujeme zklidnit jeho pohyby a nabídnout mu pohodlnou polohu plnou pocitu jistoty a bezpečí. Zachycení horních končetin nebo přitažení dolních končetin k bříšku je pro dítě výzvou k uklidnění a navázání komunikace. Při pravidelné komunikaci s dítětem je patrné, že dítě se již aktivně do dialogu zapojuje, sleduje mluvidla a má snahu je napodobovat, povídá si s námi houkáním a broukáním a experimentuje s mluvidly.

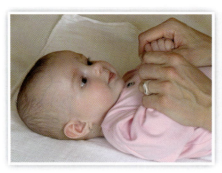
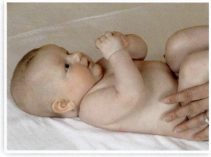

Ukázka základních poloh k uklidnění a komunikaci s dítětem. Vlevo záchyt horních končetin na hrudníčku dítěte a vpravo schoulení kolínek k bříšku dítěte. Obě tyto polohy jsou zklidňující, dítě stabilizují, nabídnou mu pocit jistoty a bezpečí, uklidní jeho pohybovou aktivitu a umožní mu lépe vnímat mluvené slovo tváří v tvář.

Přestože se nám dítě jeví příliš maličké, již v tomto období je důležité myslet na vše, co ovlivňuje jeho budoucí komunikační i verbální schopnosti. Dítě je v tomto období tak vnímavé na celkové chování a mimiku pečujícího rodiče, že by byla velká škoda nevyužít této příležitosti ke vzorovým ukázkám práce mluvidel rodičů, kterou dítě bude zpočátku pouze sledovat a časem stále více a lépe napodobovat.

Při hrách s mluvidly, tzv. gymnastice mluvidel, se jedná o posilování drobných svalů tváří, jazyka, rtů, horní a dolní čelisti, které budou zodpovídat za kvalitu vyslovovaných hlásek. Můžeme dítěti ukazovat autíčko – *„brrrm"*, pískání, koníčka, čertíka, práci jazykem *„la-la-la"* atd. Při vyslovování *„la-la-la"* dbáme na správné provedení – máme otevřená ústa, jazyk zůstává stále za úrovní zubů a nepohybujeme dolní čelistí.

Je lépe ukazovat dítěti dlouhodobě pouze 2–3 vybrané hříčky než je nabízet všechny najednou. Nadměrná stimulace dítě zahltí a na spolupráci již nemá prostor, sebevědomí ani energii. Při očekávání reakčních odpovědí je potřeba, abychom byli obezřetní. Nejdříve nás bude dítě pouze sledovat. Později začne otvírat pusinku a pokusí se napodobit naše mluvidla, aniž by vydalo hlásku. Postupně začne vydávat hlásky, ale jiné. Se svým hlasem bude experimentovat tak dlouho, až se mu to podaří.

K ukázkám gymnastiky mluvidel je potřeba nabídnout dítěti takovou polohu, ve které se bude cítit jistě i pohodlně a zároveň mu nabídne přímý pohled na tvář rodiče. Takovými vhodnými polo-

304

hami jsou polohy k tzv. sociálnímu kontaktu, jako je „koťátko“, „boční klubíčko“, „mušlička“, „štěňátko“ nebo „košíček“.

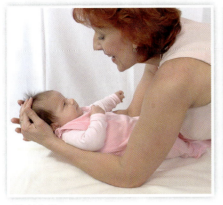
„Koťátko“.

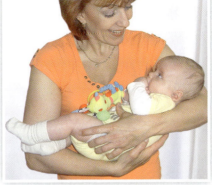
„Boční klubíčko“.

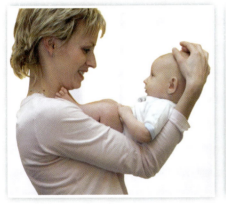
„Mušlička“.

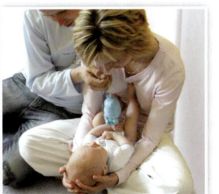
„Štěňátko“.

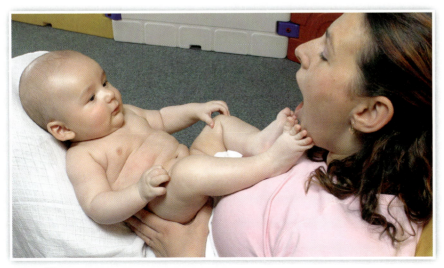
„Košíček“.

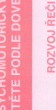
Nezapomínáme na dodržování zásad komunikace s dítětem. S dítětem nejdříve navážeme kontakt. Než mu nabídneme jakoukoliv hru, tak je oslovíme, pozdravíme a pozitivně namotivujeme. K oslovení používáme zásadně jméno dítěte, které jsme mu vybrali. Aby si vytvořilo ke svému jménu pěkný vztah, pak je nutně potřebuje z našich úst slyšet nesčetněkrát, a to co nejmalebnějším a láskyplným způsobem: *„Ahoj Kristýnko. Budeme si hrát? Ano? Podívej, jak dělá autíčko?"* Teprve poté přistoupíme k ukázce *„brrrrm"* našimi mluvidly.

Jednotlivé hry nabízíme vícekrát, ale s malou přestávkou na eventuální reakci dítěte. Všimneme-li si, že dítě má snahu se o něco pokusit, povzbudivě se na ně tiše díváme a nijak nezasahujeme. Teprve po jeho snažení je pochválíme a popř. je vyzveme k dalšímu pokusu.

Ve stejných polohách jako k nácviku gymnastiky mluvidel můžeme dítěti zpívat jednoduché dětské písničky. Opět platí pravidla, že zpíváme pomalu, jemným hlasem, ale srozumitelně a artikulovaně, v nižších tóninách a rytmicky. Nenabízíme dítěti koncert dvaceti písniček, ale pouze jednu až dvě, které raději vícekrát zopakujeme. Až po týdnu přidáme další písničku.

Mezi nejoblíbenější písničky v tomto věku patří:

„Mámo, táto, v komoře je myš. Mámo, táto, v komoře je myš. Pustíme tam kocoura, on tu myšku vyšťourá. Mámo, táto, už tam není nic."

„Maličká su, husy pasu, tancovala bych já, až sa třasu, tancovala bych já, až sa třasu. Třeba su já malušenká, tatičkova su já holuběnka, tatičkova su já holuběnka."

Řeč v 5. měsíci

Zvládnutí verbální komunikace je pro dítě velmi těžký a složitý úkol. Vyžaduje veliké soustředění, zájem a vůli dítěte, aby stále hledalo, zkoušelo a prověřovalo jednotlivé artikulační pohyby i zvuky a porovnávalo je se zvuky, které vydávají rodiče. Dítě potřebuje dostat příležitost mluvená slova slyšet i vidět vyslovovat mnohokrát vzorově a zohlednit způsob jejich vyslovování. Velmi mu v tom napomáhá rytmizace slov uplatňovaná v často se opakujících jednoduchých písničkách. Je-li o dítě dobře pečováno, prospívá-li celkově dobře a má-li dostatek stimulů, pak se projevuje i při vlastním rozvoji řeči jako neúnavný učedník. Často můžeme zaslechnout dítě po probuzení nebo naopak večer před spaním, jak si hraje se svými mluvidly. Byla by velká škoda tento trénink přerušit svým vstupem. Budeme-li tiše naslouchat hlasovým projevům dítěte, pak se nám podaří tento monolog plný hlasových experimentů zbytečně nepřerušovat.

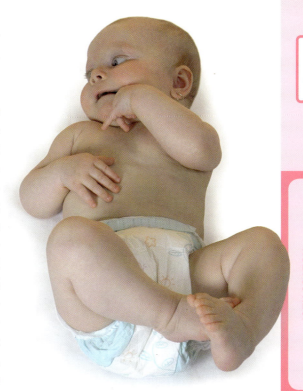

Pětiměsíční dítě již velice rádo samo experimentuje se svým hlasem.
Vydává hlásky a pokouší se o první slabiky.

Vřele doporučujeme dítě škádlit, lechtat a šimrat s cílem je rozesmát hlasitě. Také výskání je velmi důležitý hlasový projev, při kterém si dítě uvědomuje své hlasivky a ještě při něm uvolní pozitivní energii.

307

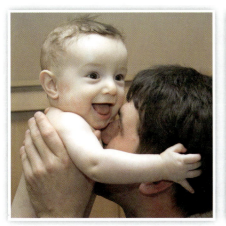

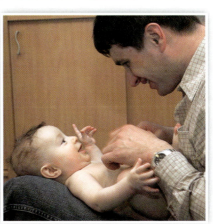

Škádlením, lechtáním a šimráním dítě povzbudíme k hlasovému projevu i k uvolnění pozitivní energie.

U dítěte mezi pátým a šestým měsícem nejčastěji zaslechneme experimenty s oněmi hrdelními i zvučnými hláskami a později slabikami, které spolu stále pravidelně nacvičujeme. Komunikujeme-li s dítětem často, správně a srozumitelně, pak konečně dochází k vyslovování prvních slabik („egu", „aga", „grr", „ma", „ba" atd.). Na dítěti již sledujeme, že je schopno porozumět některým slovům a reagovat na ně. Nejčastěji to je jeho vlastní jméno nebo slova, která opakujeme před uskutečněním něčeho příjemného, např. koupat, ven, papat, spinkat atd.

Řeč v 6. měsíci

Šestiměsíční zdravé a dobře prospívající dítě je pohybově velmi aktivní. Naučí se přetáčet samostatně na bříško, na kterém zvládne velice důležitou dovednost, kterou je druhá opěrná báze neboli druhé vzpřímení. Díky tomuto

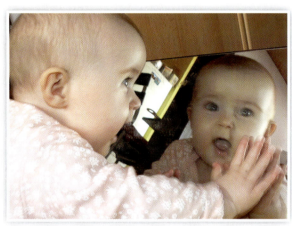

Celkový vývoj jde ruku v ruce s rozvojem řeči. Šestiměsíční dítě se zdokonaluje ve vyslovování slabik.

vzpřímení zpevní hýždě i bříško. Dýchání bříškem se změní na hrudní dýchání, což velmi prospěšně ovlivní další rozvoj řeči.

Obrovské pokroky udělá také z hlediska jemné motoriky. Orientaci v prostoru i odhad vzdálenosti zlepší natolik, že umí naprosto cíleně uchopit nabízenou hračku, kterou si již dokáže překládat z ruky do ruky.

Zdokonalení všech těchto dovedností se nám pochopitelně promítne také v obratnosti jazyka. Dítě vyslovuje stále zřetelněji a sebevědoměji slabiky, např. „egu", „aga", „aba", „tata" nebo jiné.

Pozor, i špatně slyšící děti do šestého měsíce věku vydávají podobné zvuky jako slyšící. Po šestém měsíci věku se u neslyšících dětí řeč nejenže přestává rozvíjet, ale dokonce mizí.

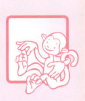
Řeč v 7.–8. měsíci

Aby dítě doopravdy ovládlo první slova, musí se mu mnohokrát podařit vyslovit nejdříve hlásky, poté slabiky. Vyslovení hlásek i slabik musí být přitom přesné, artikulačně správné a v souhře s dechem. Stále mu nic jiného nezbývá než trpělivě zkoušet a dále experimentovat. Slabiku se mu podaří vyslovovat nejdříve ojediněle, pak častěji, ale samostatně. Poté má takovou radost, že si hraje na ozvěnu a slabiky opakuje v řadě za sebou. Teprve později je ukázněně, jako papoušek, zdvojí do slova, které slýchává kolem sebe. Nakonec pochopí v plném rozsahu, co vyslovené slovo znamená.

Po celou dobu dítěti velmi pomáhá, má-li dostatek možností slyšet správnou výslovnost a přitom se dívat na práci našich mluvidel při vyslovování jednotlivých hlásek, slabik i slov. Nejlépe je i nadále s dítětem komunikovat v jednoduchých, citově zabarvených a přitom často podobných větách nebo prostřednictvím melodických, rytmických a již známých písniček, kde se neustále opakují slova, která se snaží naučit.

V průběhu sedmého a osmého měsíce udělá dítě ve vývoji řeči již takový pokrok, že se mu daří zvukově opakovat některé slabiky, např. „babababa" nebo „gogogogo". Zní to mnohdy jako ozvěna, proto tomuto hlasovému projevu říkáme echolálie.

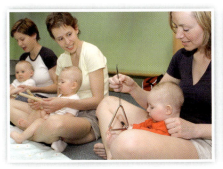
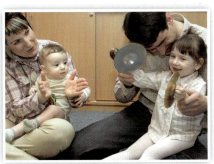

Zvládnuté slabiky můžeme zakomponovat do melodie známé písně, kterou doprovázíme v rytmickém doprovodu jednoduchých hudebních nástrojů.

Výbornou hříčkou v napojení na tuto dovednost dítěte je zpívání, rytmizace a vyťukávání nebo vytleskávání známé písničky. Protože dítě ještě neumí samo tleskat, pracujeme s jeho ručičkami prozatím v našich dlaních. Samozřejmě jedině v případě, že rádo spolupracuje a neprotestuje.

309

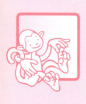
Nemáme-li doma hudební nástroje, můžeme použít dvě dřevěné kostky, lžičky, malé vařečky nebo lžičku a pokličku. Vybereme si rytmickou a oblíbenou písničku dítěte, kterou zpíváme pouze s použitím slabik, jež dítě zvládá. Například písničku *„Skákal pes přes oves"* zpíváme pomocí slabik *„bababa"*, *„gogogo"* nebo jiných, které dítě zvládá.

Řeč v 9.–10. měsíci

Dítě spontánně i nadále experimentuje se slabikami. Zpočátku tohoto období je stále řadí několikrát za sebou do echolálií, až později je začne zdvojovat.

V souladu s celkovým vývojem dítěte, které zrovna nejvíce baví lézt, seznamovat se s knížkami, písničkami a hrát si první nápodobivé a pohybové hříčky, využíváme tohoto vlastního přirozeného zájmu dítěte také k rozvoji řeči. Dítě si bereme pravidelně do klína a hrajeme si s ním různé rytmické a pohybové hříčky, které známe ještě z dob našeho dětství. Například: *„Tak jedou sedláci, tak jedou za prací"*, *„Šije, šije švec"*, *„Kovej, kovej, kovaříčku"*, *„Vařila myšička kašičku"* atd.

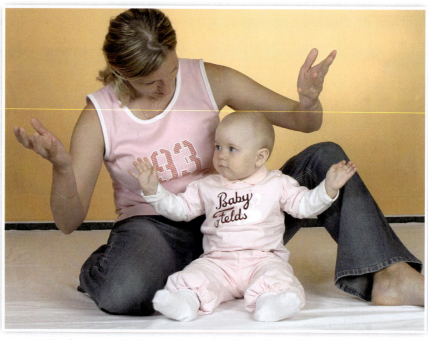

Rozvoji řeči velmi napomáhají rytmické písničky a básničky s pohybovým doprovodem rukou.

Stále pracujeme na rozvoji řeči především přes pohybové ukázky a rytmické vytleskávání písniček či básniček, které má dítě očividně rádo a téměř vždy se jimi uklidní. Písničky a básničky čerpáme nejlépe ze starých lidových tradic, které nejenže obohacují jazyk dětí, ale také podporují rozvoj jednotlivých pohybových dovedností a v kladném smyslu ovlivňují také citový vývoj dětí. Je až neuvěřitelné, že řada dětí, kterým rodiče pravidelně a hodně zpívají, dokáže notovat dříve než mluvit. Nesčetněkrát jsem zažila v našich herničkách lézt děti po čtyřech a broukat si naprosto jasně identifikovatelnou písničku do rytmu pohybu lezení, například: *„Skákal pes přes oves“, „Pec nám spadla“, „Až já budu velká“* atd.

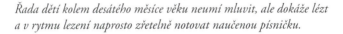

Řada dětí kolem desátého měsíce věku neumí mluvit, ale dokáže lézt a v rytmu lezení naprosto zřetelně notovat naučenou písničku.

Čtení knížek dítěti má největší a opravdový význam především tehdy, dokáže-li se rodič nebo jiný čtenář zcela vnést do hry, ve které by mohlo dítě přiměřeně, a přitom přirozeně spoluúčinkovat. Dítě může ukazovat, jak kuře zobe: *„zob, zob, zob“* nebo datel ťuká: *„ťuk, ťuk, ťuk“* atd.

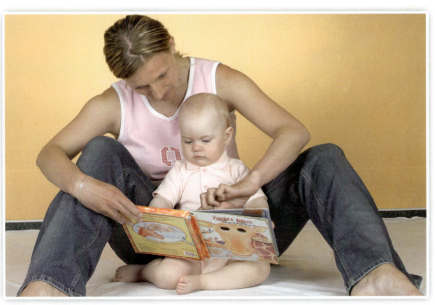

Aktivní účast dítěte při čtení knihy je velmi důležitá hned od počátku.

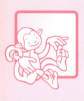
Řeč v 11.–12. měsíci

Na počátku tohoto období dítě zdvojuje slabiky v souladu s jednoduchými a často používanými slovy, které kolem sebe slyší, například „baba", „tata", „dada", „mama", „nene" atd. Toto zdvojování slabik se ještě nepovažuje za smysluplné slovo, o kterém bychom měli jistotu, že je dítě obsahově chápe.

Za smysluplná slova se považují až slůvka typu „bác", „dej", „nedá", „tam", „bum" atd., která dítě použije naprosto trefně v patřičné situaci. Tato dovednost umět říci slovo, které říci chci, protože vím přesně, co znamená, se objevuje u dětí až kolem jednoho roku. Po tomto období nám dává stále více najevo, že ví, o čem mluví, když například uvidí do pokoje vstoupit babičku. Usměje se a nadšeně řekne baba a rozeběhne se k ní třeba ještě po čtyřech.

Daleko více než kdykoliv předtím se setkáváme s požadavky dítěte, že chce například něco podat nebo ukázat. Sedí nebo stojí, ukazuje nějakým směrem a volá po svém, např. „e". Náš největší a prvořadý úkol v těchto situacích je rozhodně nepodávat vše ihned a bez komentáře. Pochopíme-li, co si dítě žádá, ukážeme například na balónek a zeptáme se srozumitelně a pomalu:

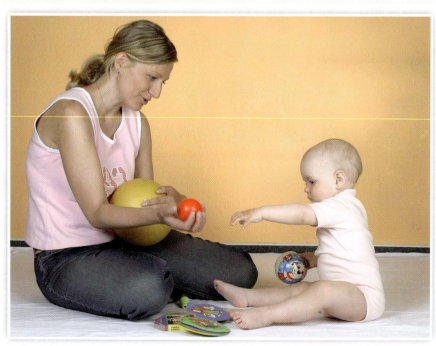

S dítětem komunikujeme o všem, oč projeví zájem.

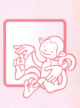

„*Ty chceš balónek? Ano? Balónek?*" Když kývne spokojeně hlavičkou, tak uchopíme míček, podíváme se na něj a řekneme: „*Tady máš balónek. Ba-ló-nek.*" Pak mu jej podáme a řekneme: „*Prosím. Ba-ló-nek. To je pěkný balónek.*"

Pokud to jenom trošku jde, tak vše, o co má dítě zájem, dále slovně rozvíjíme. Např.: „*Balónek je červený jako jablíčko, skáče – hop, hop, hop.*" atd.

Z této situace je vidět, že přestože jsme jako všichni milující rodiče jasně rozuměli, co si dítě žádalo, nenutíme je mluvit a vyslovovat slovo balón ve chvíli, kdy o něj mělo zájem, ale nabídneme mu nejméně 2–3× možnost sledovat naše mluvidla při vyslovování slova „*balónek*" a slyšet zřetelně, jak slovo „*balónek*" zní. Dítě je s balónkem v ruce spokojené a podaný předmět spojuje s výrazem balónek. Díky těmto postupům a obdobné komunikaci s ním ve stovkách dalších situací během dne pouze zvyšujeme pravděpodobnost, že začne velmi brzy tato slova vyslovovat samo a správně.

Z hlediska postupného vývoje řeči očekáváme u zdravého a dobře prospívajícího dítěte tyto důležité dovednosti v této kvalitě a posloupnosti (termíny dosažení jednotlivých dovedností jsou pouze orientační):

Novorozenec	různé druhy pláče
3 měsíce	houkání, broukání
5 měsíců	dítě vydává hlásky („*ááá*", „*ééé*", „*óóó*", „*eáá*", …)
6 měsíců	objevují se slabiky („*egu*", „*aga*", „*grrr*", „*la*", …)
8 měsíců	echolálie (zvukové opakování slabik – „*bababa*", „*tatata*", …)
10 měsíců	zdvojování slabik – „*baba*", „*tata*", ale ještě neví, co znamenají
12 měsíců	první smysluplná slova – „*ham*", „*bum*", „*bác*", „*dej*", „*tam*", „*toto*", „*jéje*", „*papu*", „*pápá*", „*nene*", …

313

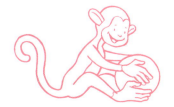
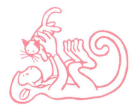
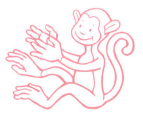

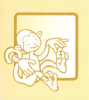

Rozumový vývoj dítěte

Vrozený inteligenční potenciál je základem schopnosti dítěte učit se. Empatie, sociální a emoční inteligence zdravého dítěte je výsledkem výchovy po vzoru rodičů v podnětném prostředí, ve kterém je velice důležitá kvalita nabízené motivace a stimulace dítěte.

Rozumový vývoj dítěte je ovlivněn jeho postupným zráním, které je v souladu s dědičným naprogramováním organismu a podmínkami následného učení. Dítě se učí prostřednictvím vědomého i nevědomého, cíleného i náhodného působení člověka, ale i okolního prostředí. Na jeho učení má vliv četnost, podmínky a kvalita aktivního pohybu i množství vlastních zkušeností dítěte s různými situacemi a ději, které má možnost prožívat v láskyplném fyzickém i slovním doprovodu rodičů.

Rozbor rozumového vývoje dítěte měsíc po měsíci můžeme tedy považovat za celkovou rekapitulaci vývoje ve všech ostatních vývojových disciplínách. Tato skutečnost je jasným důkazem důmyslné propojenosti jednotlivých funkcí dětského organismu. Pro nás, rodiče, je výzvou, že je nutné jejich možnosti v jednotlivých obdobích i disciplínách znát a smysluplně je rozvíjet.

Cílem výchovného působení rodičů na rozumový vývoj dítěte je všestranný a harmonický rozvoj osobnosti, všech schopností, dovedností, vědomostí i návyků dítěte, ale také poznávacích procesů, pozornosti, paměti a řeči. Pozorování předmětů, lidí, zvířat, rostlin, vztahů, prostředí, situací a všeho, co se kolem dítěte odehrává, působí na jeho rozvoj vnímání, pozornost, paměť, ale také na aktivní i pasivní řeč spojenou s gramatickou a stylistickou správností.

Na základě všeho, co jsme si doposud popsali a sdělili, je více než patrné, že všechny hry a činnosti, prostřednictvím kterých dítě postupně rozvíjí různé dovednosti z hlediska smyslových orgánů, sociálního, pohybového vývoje a rozvoje ruky, mají velký význam pro rozvoj schopnosti učit se, a tím také na rozumový vývoj dítěte, který se finálně projeví v kvalitě řeči. Všechna centra řídící životně důležité funkce, smysly i naše chování jsou v mozku.

Dříve se vědci domnívali, že mozek novorozence obsahuje téměř shodný počet buněk jako mozek dospělého člověka a že tyto buňky pouze čekají na své synapse (propojení) se všemi receptory, které jsou nejdůležitějšími průzkumníky a informátory centrální nervové soustavy.

Faktem však je, že díky stále modernějším přístrojům vědci nashromáždili jenom za posledních deset let (nazvaných ve vědě Dekádou mozku) daleko více nových poznatků a informací než za celou předchozí historii. Mezi nejzajímavější poznatky patří, že značná část mozku se vyvíjí ještě dlouho po narození, a to především čelní laloky, které patří z hlediska evoluce mezi jeho nejmladší části. Právě funkce předních laloků, které se vyvíjejí až do pětadvacátého roku života, zodpovídá za postupné dozrávání dětí v sociální oblasti, soustředěnou pozornosti, zklidnění pohybů a jistou sebekázeň.

Podle nejnovějších studií je také dokázáno, že téměř 15 % dětí má oslabené funkce centrální nervové soustavy (CNS), které se projevují již u kojenců a batolat zvýšenou plačtivostí, nespokojeností, neklidem, nespavostí, nepozorností při hře s hračkami atd. Nedostane-li dítě ke svému životu kvalitní výchovné podmínky a pomoc odborníků včas, pak u starších dětí gradují do dalších forem tzv. lehké mozkové dysfunkce (LMD), jako je např. nejčastěji se objevující dyslexie, která je příčinou potíží při čtení, dále dysgrafie (potíže při psaní), dysortografie (problémy s pravopisem), dyskalkulie (porucha počtářských schopností) atd.

K oslabení funkcí CNS dochází často vlivem dědičnosti, ale zpravidla kvůli různým komplikacím během těhotenství, při a po porodu, ovšem také v důsledku nejrůznějších pozdějších vlivů.

Ať již je příčina či úroveň oslabení jakákoliv, tak všeobecně platí, že kompenzaci těchto potíží výrazně pozitivně ovlivňují a podporují dobré výchovné podmínky, mezi které patří především dodržování pravidelného denního režimu, kvalitní komunikace s dítětem, dobré podmínky k odpočinku a ke spánku, správná a klidná manipulace s ním, správná výživa, pitný režim a dostatek volného aktivního pohybu na pevné podložce i na čerstvém vzduchu.

Dítě se učí vším, co vidí, slyší, cítí a prožívá. Všechny tyto cenné informace postupně ukládá v mozku, kde je stále dokonaleji a přehledněji třídí a zpracovává. Velmi důležitým základem pro

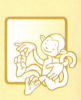

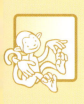
učení jsou podněty, které získává při samotné péči, denním režimu, rituálech a způsobu komunikace. Každá jeho nově dosažená dovednost je výsledkem všeho, co a jak děláme pro to, aby dítě bylo spokojené, šťastné a aby cítilo, že je obklopeno bezpečím a láskou.

Aby však mělo šanci veškeré informace správně zpracovat a uložit do mozku, je potřeba mu poskytnout také čas a volné chvíle k přemýšlení. Doporučujeme rovnoměrně rozvrhnout čas na základní péči, říze-

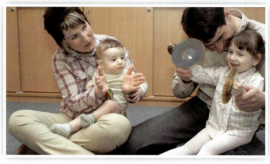

Do učení se nejlépe zapojují spokojené a šťastné děti.

nou stimulaci a volnou hru dítěte, kterou ho vedeme ke schopnosti samostatně si hrát a zkoumat příčiny a následky.

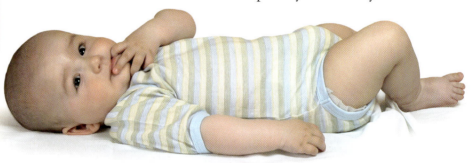

Aby se dítě mohlo zdárně rozumově rozvíjet, pak není důležitá pouze jeho dostatečná a správná stimulace, ale také čas, který mu nabídneme k vlastní hře, relaxaci a přemýšlení.

Je-li dítě nakrmeno, přebaleno, odpočato a psychicky uspokojeno přítomností milující osoby, která je zahrnuje svou pozorností a láskou, pak má všechny předpoklady k tomu, aby bylo spokojené a mohlo být pozorné, plně vnímat cílené úkoly i podněty z okolí, chtělo si hrát a učit se, bylo schopno si pamatovat a aktivně i pasivně komunikovat.

Rozumový vývoj u novorozence

Novorozeně prochází náročným adaptačním procesem. Potřebuje si zvyknout na nové životní podmínky a přizpůsobit se jim. Je zcela závislé na naší péči v souladu s pochopením jeho potřeb.

Aby se mohlo uvolnit a zdravě rozvíjet, potřebuje být ke spánku pokládáno do měkkého a teplého prostředí peřinky a v době bdění pravidelně, něžně chováno v matčině náručí v pozici „klubíč-

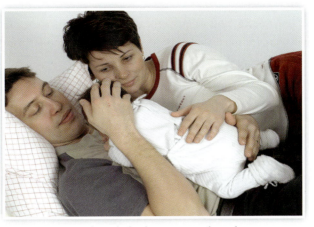

Dítě se nejlépe uvolní v láskyplné náruči svého rodiče.

ka", dodávající pocit jistoty, bezpečí a tepla, blízko jejího srdce, hlasu i prsou.

K učení a poznávání využívá nejrozvinutější smysly, jako je sluch, hmat, zrak, a citlivé vnímání lásky matky i celkové rodinné atmosféry.

S dítětem si proto povídáme, zpíváme mu jednoduché písničky a pokládáme si je nahé na naše nahé tělo. Dítě je také velmi spokojené při hlazení celou plochou teplé a jemné dlaně při přebalování, krmení i mazlení.

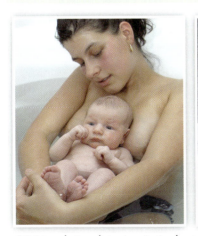
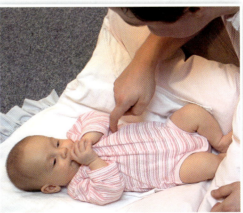

Dítě je velmi spokojené v těsném kontaktu s nahým tělem matky, při něžné péči i mazlení s rodičem.

Prsa dítěti nabízejí nejen nejkvalitnější potravu, ale také fyzické i psychické uspokojení. Je to proto, že v ústech má dítě nejvíce nervových zakončení. Kojením tedy získává maximum podnětů.

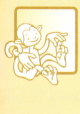

Proto je nutné si na kojení udělat dostatek času a zajistit klidnou a pohodovou atmosféru.

Vše kolem dítěte je tak nové, že je prozatím nejisté a nestabilní. Není proto ještě ani schopno řídit se zcela pravidelným denním režimem. Přesto potřebuje stabilní prostředí i péči a pravidelné rituály. Ty mu pomohou postupně se zorientovat a ztotožnit alespoň s nejbližším okolím a také mu nabídnou pocit jistoty a bezpečí.

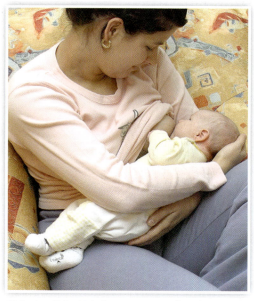

Kojením dítě získává spoustu cenných podnětů.

Ani zrakově se zpočátku není schopno soustředěně kontaktovat, přesto ho zrakový kontakt s láskyplnou matkou velmi uklidňuje. Všechny získané zkušenosti ukládá do mozku. Později na nich bude stavět další učení, postoje i své sebevědomí.

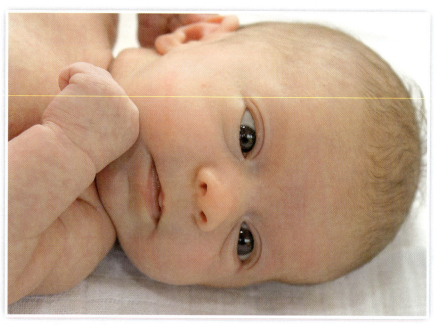

Nejvíce informací získává novorozenec zrakem a dotekem.

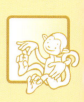

Rozumový vývoj ve 2. měsíci

Na zdravém dítěti, kterému byla nabídnuta citlivá a přiměřená péče v souladu s jeho potřebami, je při komunikaci vidět uvolněný fixovaný kontakt, stabilita a první sociální úsměv. Je již schopno poznat matku, ke které umí vyjádřit aktuální postoj.

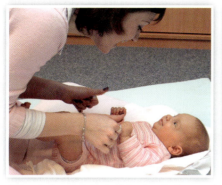
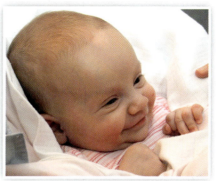

Zdravé dvouměsíční dítě nás při komunikaci obdaří fixovaným zrakovým kontaktem a nádherným sociálním úsměvem.

Při kontaktu tváří v tvář pozorně sleduje střídavě oči i mluvidla. Proto je také velmi důležité dítěti nabízet pohodlnou a příjemnou polohu „koťátka" k sociálnímu kontaktu a komunikovat s ním tváří v tvář, aby mělo možnost sledovat naše oči i pohybující se ústa.

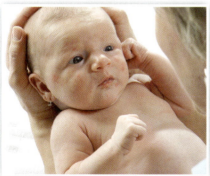
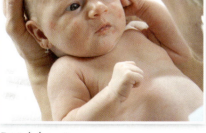
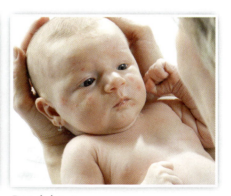

Dítě sleduje oči.　　　　　*Dítě sleduje ústa.*

Stále dává přednost komunikaci a kontaktu s tváří matky nebo jiné pečující osoby před hračkami. Přesto mu hračky nabízíme alespoň v době samostatného zaměstnání, ke kterému je již po chviličkách pravidelně vedeme. Tyto chvíle jsou velmi důležité nejen pro nezbytný odpočinek matky i do budoucna, ale také k rozvoji dítěte i jeho postupnému osamostatňování se.

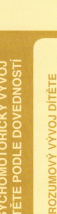
Dítě ještě neumí vědomě udržet hračku. Vložíme-li mu do ruky lehké a poměrně tenké chrastítko ve tvaru kolečka či oválku, pak je schopno je na chvíli udržet. Přesto je pro dítě při samostatném zaměstnání největší motivací a zábavou sledování kolotoče cca 40 cm nad hrudníčkem nebo hrazdičky se zavěšenými hračkami. O hračky na hrazdičce zavadí

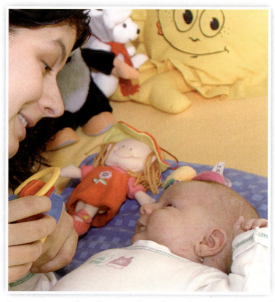

Dvouměsíční dítě dává přednost kontaktu s matkou před hračkou.

prozatím spíše náhodně při mávání rukama. Tyto zkušenosti jsou v procesu učení velmi důležité, neboť je vedou k postupnému uvědomování si příčin a následků.

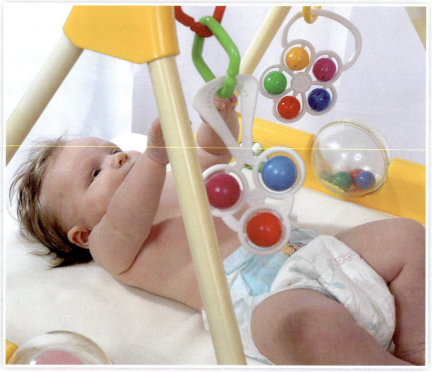

Dítě se nejlépe rozumově rozvíjí vlastní aktivitou a sledováním příčin a následků.

Příčiny a následky si dítě mělo možnost uvědomit také díky péči nastavené do řádného denního režimu a rituálů. Mělo-li možnost pravidelně prožívat, že po nakrmení, odříhnutí a přenesení do postýlky v ložnici šlo spát, že po podvečerních hrách na stole se šlo koupat a potom v křesle pod oknem bylo kojeno, pak již umí tyto situace nejen předvídat, ale dokonce na nich dokáže spolupracovat. Dvouměsíční zdravé a dobře prospívající dítě je již schopno přizpůsobit se pravidelnému dennímu režimu a rituálům. Jedná se o první důkazy schopností dítěte učit se a spolupracovat.

Rozumový vývoj ve 3. měsíci

Na tříměsíčním dítěti je již velmi viditelné, jak rádo se učí. Rozhlíží se kolem sebe a poznává své blízké. Dokáže již velmi pozorně sledovat nabízenou hračku, a to i s otočením hlavičky všemi směry.

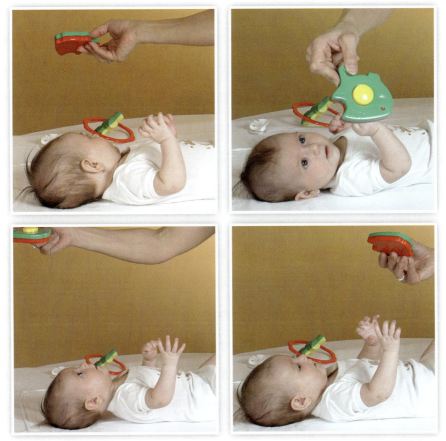

Tříměsíční zdravé dítě projevuje obrovský zájem učit se. Je již tak soustředěné, že dokáže udržet pozornost při sledování hračky všemi směry.

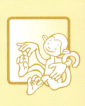

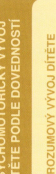

Nesmírně pozorně sleduje náš obličej, především ústa, ze kterých odezírá každé slovo. Práci našich mluvidel se pak dokonce snaží i napodobit. Právě toto období je nesmírně důležité pro další vývoj dítěte. Tak maličkým dětem se věnuji již téměř 40 let. A skutečně si nevzpomínám, že by v pozdějším věku bylo dítě pozornějším posluchačem a oddanějším žákem než právě v tomto období.

Stojí za to s dítětem stále mluvit. Vše mu ukazujeme a komentujeme – co mu oblékáme, čeho se dotýkáme, na co se dívá, co mu dáváme k jídlu, co dělá, kam jdeme atd. Na dítě mluvíme vždy pomalu a klidně. Slova, která by se mohla stát prvními slůvky dítěte, můžeme slabikovat a vyslovovat až přehnaně artikulovaně. Např. *„má-ma"*, *„tá-ta"*, *„pá-pá"*, *„bác"*, … S dítětem komunikujeme přirozeně, laskavě a s láskyplným citovým zabarvením. Zbytečně nezvyšujeme hlas do vysokých písklavých tónů, nešišláme a nepřeháníme používání příliš velkého množství zdrobnělin, které jsou pro dítě mnohdy nesrozumitelné a pro jeho zpětnou vazbu podstatně náročnější. Dítě se o ni snaží tak silně, že nejenže při pohledu na naše mluvidla v pohybu otvírá ústa, ale v každé volné chvíli experimentuje se svým hlasem, když různě houká a brouká.

Nejvíce se zvukově vyjadřuje při samostatné hře, kdy mu do projevu nezasahujeme. Proto je také velmi důležité mu tento prostor

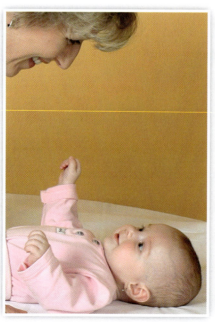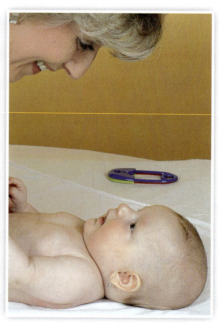

Tříměsíční dítě je pozorný posluchač a oddaný žák. Sleduje naši komunikaci a pokouší se ji napodobit, jak jenom může.

nabídnout. Dítě nutně potřebuje volný čas na přemýšlení a experimenty s vlastním pohybem i hlasivkami.

Pokud chceme být u jeho experimentů přítomni, pak je nutné již začít s dodržováním zásad při společenské komunikaci. Když mluví dítě, matka pozorně, s úsměvem a s přikyvováním *„ano, já ti rozumím"* naslouchá. Když dítě svůj projev ukončí, matka může reagovat a povídat.

Při samostatné hře můžeme pozorovat, s jakým zájmem mává rukama směrem k hračkám na hrazdičce nebo jak si začíná osahávat ruce. Dítě stále ještě cíleně a na dlouho neudrží hračku v rukou. Přesto mu do rukou vkládáme lehká chrastítka. Při mávání rukama chrastítko vydává zvuky. Dítě začíná hledat zdroj zvuku i očima. Tím může postupně, do následujícího měsíce, dojít k souhře ruka – oko. V rámci poznávání i rozvoje jemné motoriky je také vhodné dítěti později nabízet do rukou ke hře různé druhy látek, alobal, papír nebo sáček. Pozor, tyto materiály dítěti nabízíme ke hře jedině pod dohledem dospělého, aby nedošlo k udušení.

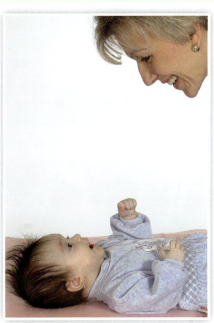

Při povídání s dítětem dodržujeme zásady komunikace. Když mluví dítě, nasloucháme s povzbuzujícím výrazem naší tváře a do jeho projevu mu nezasahujeme.

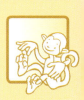
Zdravé děti jsou již tak učenlivé a chytré, že na základě svých schopností sledovat příčiny a následky dávají již v tomto věku najevo svou inteligenci. Vycítí-li jenom trošku, že s rodičem mohou manipulovat, dokážou ho donutit třeba i jezdit v noci dvě hodiny autem po městě, aby usnulo, atd. Velmi doporučujeme dávat si pozor na vynucovací projevy dítěte. Dítě potřebuje již nyní laskavý přístup, ale pevná pravidla, jasné mantinely a důsledný režim. Nemá naštěstí ještě dostatek zkušeností na to, aby mohlo rodičům svým chováním nadiktovat, jak to má doma fungovat.

Jinak by se mohlo lehce stát, že se doma stane pánem denního programu a rodiče nebudou mít šanci si spolu v klidu ani popovídat.

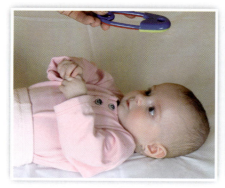 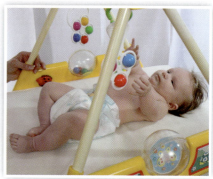

Dítě projevuje zájem o hračku nabízenou z ruky i na hrazdičce.

Dítě se potřebuje nutně již v tomto věku setkat se skutečností, že svět se nemůže točit podle jeho přání. Bude to ono, dítě, které se bude muset do jisté míry přizpůsobit podmínkám společnosti, do které se narodilo. Přece jenom se rodí do světa s již danými určitými pravidly, která se bude muset v rámci co nejlepšího sociálního začlenění naučit nejdříve dodržovat, a až bude dostatečně zkušené a dospělé, pak může s plnou zodpovědností rozhodnout, zda některé věci bude dělat jinak.

Pokud to jako rodiče nezvládneme, jsme to my sami, kteří sobě i dítěti připravujeme spoustu krušných chvil a situací. Z naší strany by to bylo vůči dítěti dokonce velmi bezohledné a nezodpovědné, neboť od koho jiného dítě může očekávat, že se dozví tak důležité věci, jako např. že večer se už ničím netříská, neběhá a nekřičí, a to nejen z ohleduplnosti vůči ostatním, ale také proto, aby se tělíčko uklidnilo a připravilo ke spánku. Od koho jiného by se mělo dozvědět, že musí jít spát v 19 hodin, aby bylo další den dobře vyspáno a naladěné, že musí jít spát do své postýlky, aby se maminka s tatínkem v klidu vyspali, měli dost síly na práci i péči o ně, atd.

Čím dříve se dítě setká se situací, kdy se bude muset umět vyrovnat s tím, že věci se nebudou dít podle jeho režie, tím dříve si zvykne a bude schopno respektovat rodinná i společenská pravidla.

Podobným zkouškám budeme jako rodiče vystavováni celé dětství, kdy si dítě bude chtít ověřit, kdo je tady pánem a zda si vůbec zasloužíme pozici vůdce, nebo ji má raději převzít do svých rukou.

Snad každý rodič chce pro své dítě jenom to nejlepší. Nebojme se proto být laskaví, ale důslední. Nebojme se, že když dítěti nedáme vždy to, co chce, a třeba ho tím i rozpláčeme, že mu ubližujeme nebo že nás nebude mít rádo. A to dokonce ani ve chvíli, kdy budeme mít pocit, že jsme něco přehnali nebo byli zrovna nespravedliví.

Už z hlediska principu důslednosti nemůžeme ustupovat. Klidně můžeme přiznat, že jsme situaci zrovna nezvládli, ale na pokynu či příkazu již musíme pro tuto chvíli trvat a příště si dát pozor, aby naše pokyny nebyly zbytečně přemrštěné. Drobná nespravedlivost je také ve vývoji dítěte důležitá. Otužuje ho. Copak život, který ho čeká, bude vždy spravedlivý? I tyto situace jsou pro nás i dítě velmi poučné. Pro nás jsou výzvou, abychom dítě naučili, jak na tyto situace nejlépe důstojně a společensky přijatelně reagovat, a pro dítě jsou tréninkem k tomuto nácviku.

Nejdůležitější je, že celý proces výchovy začíná už teď. Ve třetím měsíci věku dítěte. Jak teď nastartujeme, tak celý život pojedeme. Jakákoliv změna bude den ode dne stále složitější a složitější, až jednou bude téměř nemožná.

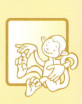

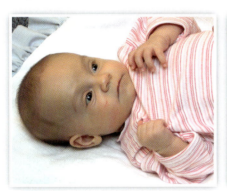 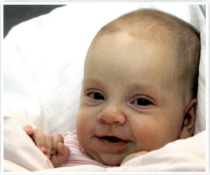

Důsledným, ale laskavým přístupem se dítě psychicky otužuje, učí se začlenit do rodinných i společenských pravidel a zároveň získává zdravé sebevědomí.

Rozumový vývoj ve 4. měsíci

Čtyřměsíční dítě se již velmi pozorně rozhlíží po okolí, hledá zdroj zvuku a je na něm vidět, jak vše pozoruje a nad vším více přemýšlí. V tomto věku si poprvé všimneme, že nás dokáže pozorovat pouze očima, aniž by pohnulo hlavičkou. Je společenské ke všem lidem a vyhledává komunikaci s nimi.

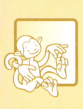

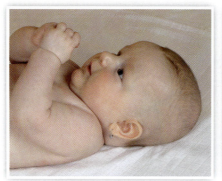 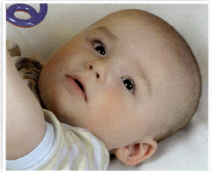

Čtyřměsíční dítě je velmi pozorné, vše sleduje a nad vším přemýšlí.

Při volné hře si velmi rádo hraje s hračkami na hrazdičce, do kterých již aktivně bouchá. Myšlení dítěte i jeho vnímání příčin a následků se projevuje na úrovni kruhové reakce. Dítě náhodně ťukne do předmětu a pak již záměrně tento pohyb opakuje.

Podobně experimentuje také se svými mluvidly a hlasem. Houká, brouká a vydává bublavé zvuky. Komunikuje celým tělem.

326

Čtyřměsíční dítě komunikuje celým tělem.

Ponecháme-li dítě ležet v poloze na zádech, zvedá ruce před oči a pozorně si je prohlíží, zvedá nohy nad podložku a rukama zkoumá oblast třísel. Doporučujeme svlékat dítě pravidelně do naha a umožnit mu nejen otužovací proces tzv. vzduchovou koupelí, ale také hry s vlastním tělem.

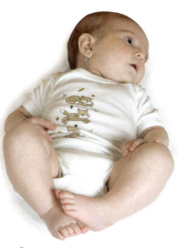
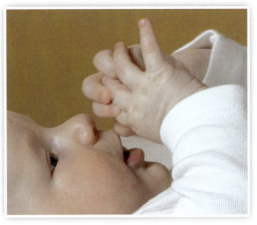

Čtyřměsíční dítě se velmi pozorně seznamuje se svým tělíčkem i okolím.

Můžeme je různě lechtat a škádlit. Tím dítě nejen stimulujeme ke zvedání nohou i rukou k místu doteku, ale také prohlubujeme citový vztah a vzájemné porozumění.

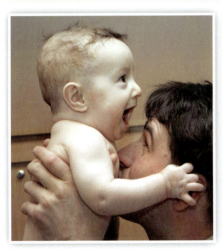
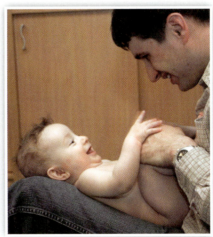

Škádlivky a různé hry s dítětem jsou nesmírně důležité pro jeho rozumový vývoj.

Rozumově již vyzrálo natolik, že chápe příčiny a následky tak dalece, že si vynucuje své potřeby. Doporučujeme dodržovat denní režim a vést je k trpělivosti. V případě vynucování dítěti jednoduše vysvětlíme, co a v jakém pořadí se bude dít, pak na chvíli odvedeme jeho pozornost a zaměstnáme je a teprve poté mu vyhovíme. Jeho trpělivost samozřejmě zbytečně nenatahujeme. Tento proces můžeme také chápat jako otužovací trénink psychiky, trpělivosti a spolupráce dítěte a současně jako nácvik autority rodiče. I tak malé dítě je schopno pochopit pravidla a postupně na nich spolupracovat.

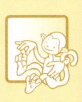

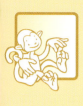

Rozumový vývoj v 5. měsíci

Dítě udělalo z hlediska rovnováhy i orientace v prostoru již tak velký pokrok, že se mu ve vývoji podařilo zdolat další velký krok. Ve 4,5 měsících věku se mu díky nabytým zkušenostem podařilo v mozku propojit funkce obou hemisfér a horní i dolní končetiny spolu začínají křížově spolupracovat. V poloze na zádech i na bříšku již zvládá křížový mechanismus, který je základem pro zvládnutí obratu ze zad na bříško a později plazení, poté lezení a následnou chůzi správným stereotypem.

V pátém měsíci věku by mělo být zdravé dítě již tak vyzrálé, že dokáže propojit zájem o hračku se všemi svými schopnostmi až do obratu na bříško.

Křížový stereotyp pohybu zajišťuje po celý život nejen nervové propojení obou polovin mozku, ale také spirálové zapojení posturálního svalstva do tzv. svalového korzetu, který bude držet ve správném postavení celé tělo, především páteř a všechny důležité vnitřní orgány.

Zvládnutí tohoto křížového mechanismu se projeví ve schopnosti dítěte v poloze na zádech dosáhnout na hračku rukou i přes střední osu svého těla. Tato dovednost je jedním ze základních předpokladů pro samostatný obrat na bok. Dalšími důležitými předpoklady pro to, aby se dítě otočilo na bok, jsou zvednuté nohy nad podložkou a souhra ruka – koleno.

V poloze na bříšku se dokáže opřít o loket a kyčel na jedné straně a kolínko na straně druhé, aby se mohlo natáhnout volnou rukou po hračce. Má-li dítě zájem o nějakou hračku, tak je potřeba je nechat tak dlouho se za ní natahovat, až na ni dosáhne. Teprve pak mu ji můžeme podat. Jde o cvičení, ve kterém dítě prohlubuje vůli, ctižádost a trpělivost, orientaci a odhad vzdálenosti. Současně jde o nácvik spoje mezi okem a rukou.

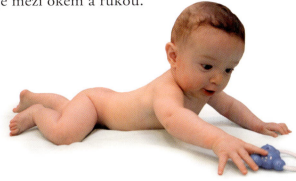

Dítě lákáme k vlastní aktivitě. Tím prohlubujeme jeho vůli, ctižádost i trpělivost.

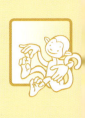

Nabízíme-li dítěti v poloze na zádech k úchopu z poloviny zakrytou hračku, nedokáže ještě cíleně sáhnout po odkryté části hračky, ale tápavě zachytí nejdříve naši ruku a teprve poté hračku nebo ji i s rukou přitáhne do úst.

Dítě dále pokračuje v experimentování s hlasem. V pěti měsících se mu již daří vydávat nejrůznější hlásky.

Nejraději komunikuje s matkou, kterou vnímá jako jedinečnou bytost. Ještě nechápe, že existuje i mimo jeho zrakové pole. A protože mu prozatím chybí dostatečně soustředěná pozornost a disponuje pouze krátkodobou pamětí, potřebuje ji stále vidět. Tato skutečnost ovlivňuje

329

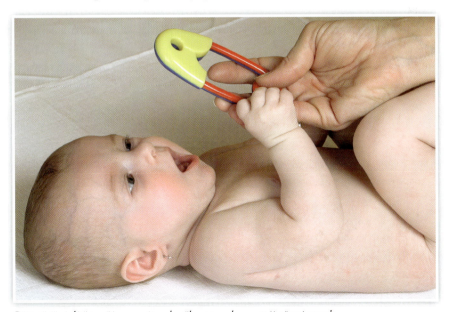

Pětiměsíční dítě touží zmocnit se hračky a prozkoumat ji všemi smysly.

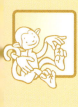
počátky závislosti, která vygraduje později, po sedmém měsíci věku, s dosažením schopnosti samostatně se od matky vzdálit plazením nebo lezením. Půjde o období osmiměsíční úzkosti, které bude nejtěžší především pro děti, které pobývají většinu času izolovány v prostředí svého domova a rodiny. Proto rodičům velmi doporučujeme s dítětem pravidelně docházet do kolektivu stejně starých dětí a rodičů, jako jsou kurzy „plavání" nebo cvičení rodičů s dětmi. Zde

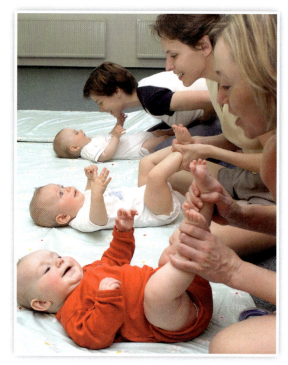

Doporučujeme s dítětem pravidelně docházet do kolektivu stejně starých dětí a rodičů, jako jsou kurzy „plavání" nebo cvičení.

má dítě možnost vše nejdříve pozorovat v bezpečné mámině náruči. Teprve poté se může do činností postupně zapojovat vedle rodiče nebo samostatně. Dítě se tak pravidelně psychicky i fyzicky otužuje a postupně je silnější, zdravější, přizpůsobivější a sebevědomější. Období osmiměsíční úzkosti pak není tak bouřlivé a dlouhé.

Rozumový vývoj v 6. měsíci

Šestiměsíční dítě již dosáhlo takových orientačních a koordinačních schopností, že dokáže cíleně uchopit hračku a přendávat si ji z ručky do ručky. Nabízíme mu ke hře hračky, které obsahují bezpečné zrcadélko, a ukazujeme mu, jak se tam může vidět.

Zrcadlo je také dalším velmi vhodným podnětem k experimentování s vlastními mluvidly. Dítě se může pozorovat v zrcadle, kde ho upozorňujeme na pohyb mluvidel střídavě maminky a dítěte. Dítěti ukazujeme, jak vyslovujeme slabiky, a jeho úspěšné pokusy s radostí opakujeme. Bude-li mít dítě k vývoji dobré podmínky, začne vyslovovat slabiky jako *„egu"*, *„aga"*, *„grr"*, *„ba"* atd.

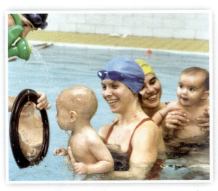
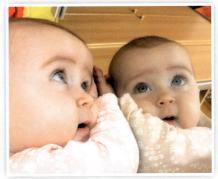

K rozvoji dítěte je velmi zajímavou a podnětnou pomůckou zrcadlo.

Dítě má možnost trénovat svou vůli, trpělivost, ctižádost i obratnost pouze při vlastním snažení a aktivitě na základě vnitřní motivace. Mělo-li k vývoji dobré podmínky, pak již zcela sebevědomě zvedá nohy i s pánví nad podložku tak vysoko, že si osahává bérce a později i nohy. Dokáže se přetočit ze zad na bříško, zvládá druhé vzpřímení a začíná pivotovat.

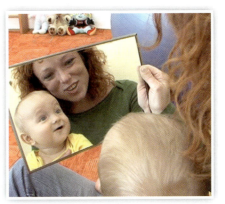

Šestiměsíčnímu dítěti velmi prospívají hry s rodičem a sledování mluvidel před zrcadlem.

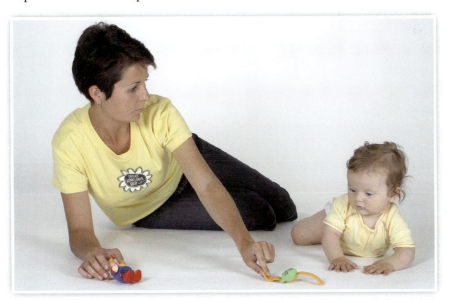

Šestiměsíční dítě je rozumově, orientačně, koordinačně i pohybově již tak vyzrálé, že se dokáže samostatně přetočit ze zad na bříško a začíná se pokoušet pivotovat kolem pupku, aby se zmocnilo hračky a mohlo ji všemi smysly prozkoumat.

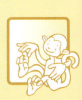

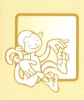

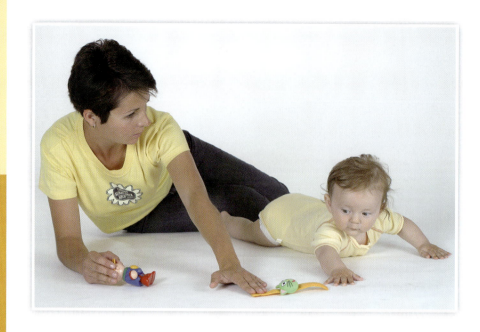

Také smysly má již tak vyzrálé, že rozlišuje obličeje a hlasy známých i neznámých osob a v závislosti na tom také odlišně reaguje. K cizím lidem projevuje určitý odstup a svou nelibost jim dovede dát najevo. Za určitých okolností z nich může mít i strach. Dítě hledá ochranu u známých lidí, se kterými má dobré zkušenosti a jsou pro ně symbolem jistoty a bezpečí.

332

Také při hrách se nejlépe uvolní pouze s blízkými lidmi. Podporujeme bouchání do stolu, bubínku, kostiček a různých předmětů. Hrajeme si jednoduché hry na schovávanou. Schováváme si pouze obličej (za plenu, bryndáček, klobouček nebo nějaký šátek) a jsme stále na dosah dítěte.

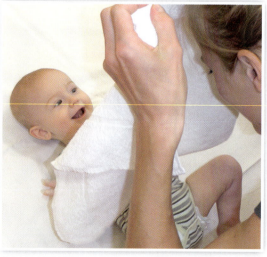

Šestiměsíční dítě miluje hry na schovávanou.

Také již začínáme učit dítě reagovat na 2–3 slova, jako např. „*Udělej cáky cák do vody!*", „*Udělej bum bum bum do stolu!*", „*Chyť vodičku, teče…*" nebo „*Kde je máma? Kuk!*" při hře na schovávanou.

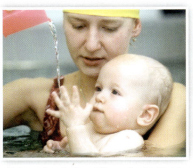
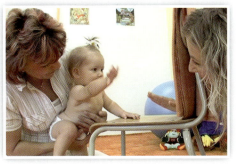
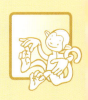

„Teče voda, chyť vodičku…", „Udělej bum, bum, bum!"

Rozumový vývoj v 7. měsíci

Dítě se naučí novou dovednost, kterou je obrat z bříška na záda. Nyní má možnost se již kutálet a válet sudy. Tato dovednost je novou příležitostí k průzkumu okolí, ve kterém se může volně pohybovat. Na to potřebuje velký rovný prostor na zemi a motivaci. Stojí za to mu tyto podmínky nabídnout a tuto dovednost rozvíjet. Vždyť díky této činnosti si má možnost nejlépe zdokonalit koordinaci pohybů i orientační dovednosti a posílit potřebné svalové skupiny celého těla, aby mohlo pokročit ve vzpřimování dál.

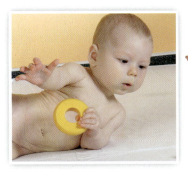
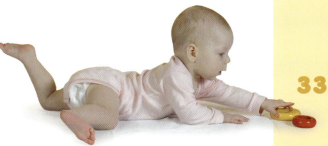

Sedmiměsíční dítě může ve svém průzkumu za poznáním využít další zvládnutou dovednost, kterou je válení sudů.

V poloze na bříšku nejdříve pivotuje, plazí, tulení se a naklekává. Kolem 7,5 měsíců dozraje ke zvládnutí šikmého sedu, ze kterého se dokáže i posadit. Přesto je v dlouhodobém sedu ještě nepodporujeme. Daleko větší význam má aktivní pohyb směřující k pozdějšímu zvládnutí lezení a stoupání než hra a lenošení v ještě nekvalitním a neposíleném sedu. Pokud si potřebuje odpočinout, tak je lépe, aby leželo na zádech s nohama zvednutýma nad podložku nebo s hračkou v ruce.

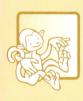

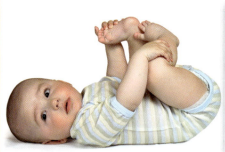
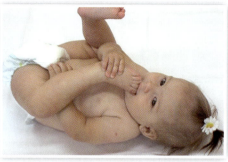

Pro sedmiměsíční dítě je stále lépe odpočívat v poloze na zádech se zvednutýma nohama nebo s hračkou v ruce než je přetěžovat v sedu nebo nechat lenošit posazené s opřením o polštáře.

Také v jemné motorice je vidět další posun v jeho opticko-motorické orientaci. Nejenže již zvládne uchopit dvě hračky, do každé ruky jednu, ale později s nimi začíná o sebe i bouchat. V poloze na zádech si sahá na nohy a přitahuje si je do úst.

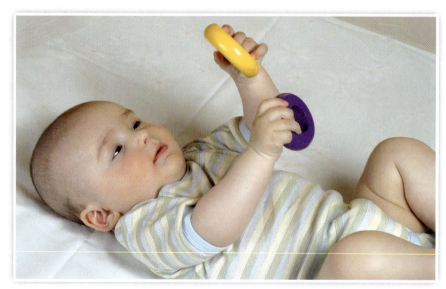

Opticko-motorická vyzrálost sedmiměsíčního zdravého dítěte mu umožňuje držet dvě hračky, v každé ruce jednu, a bouchat s nimi o sebe.

Dítě v sedmém měsíci se upíná na určité osoby a většinou žádá přítomnost pouze toho člověka, který se o něj primárně stará. Nejjistější se cítí s matkou a hledá u ní oporu. Signály vyjadřující *„pojď sem"*, jako jsou úsměvy, mění na signály vyjadřující touhu po její blízkosti. Je přítulné a má chuť se mazlit. Jakmile nevidí matku, shání se po ní. Jestliže odejde, stýská se mu. Začíná být zničehonic plaché a opatrné. Možná nebude chtít ani k babičce, kterou několik dní nevidělo. Postupně vstupuje do fáze osmiměsíční úzkosti, kterou si popíšeme v následujícím měsíci.

334

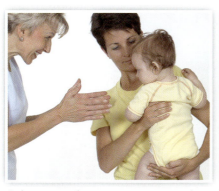
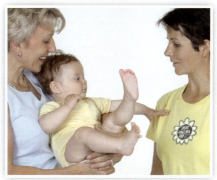

Sedmiměsíční dítě se cítí nejjistěji s matkou a hledá v ní oporu.

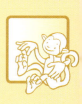

Rozumový vývoj v 8. měsíci

Osmiměsíční dítě má pozitivní reakci na sluchovou zkoušku s hrníčkem a lžičkou, kterou jsme si popsali v rozvoji sluchu. Pokud dobře slyší, tak se to také projeví na posunu v jeho řeči. Začíná opakovat slabiky několikrát za sebou jako *„bababababa"*, *„tatatata"*, *„gogogogo"* atd. Tomuto opakování slabik, které nejsou dosud smysluplné, říkáme echolálie.

Vymýšlíme a podporujeme zvukové opakování jednoduchých slabik, jako např. *„tu-tu"*, *„pa-pa"*, *„pi-pi"*, *„ko-ko"*, *„bé-bé"*, *„bú-bú"*. Vyslovujeme je pomalu, po slabikách a artikulovaně. Přiřazujeme je k dané osobě či věci. Zvukově doprovázíme každou činnost. Např. hru na koníčka doprovázíme *„hop, hop, hyééé"* nebo napodobením zvuku kopyt cválajícího koně *(„tl, tl, tl")* atd.

335

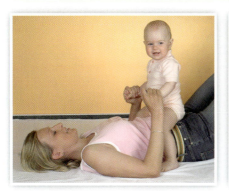
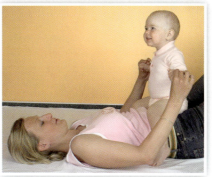

Hru na koníčka doprovázíme výrazy „hop, hop, hyééé" nebo „tl, tl, tl".

Dítě se posunulo dál i v pozornosti a zvídavosti. Sebevědomě již uchopí do každé ruky jednu hračku a tluče s nimi o sebe. Podpo-

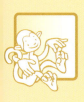
rujeme rytmizaci. S dítětem zpíváme jednoduché písničky a učíme je bouchat do rytmu. Dítě začíná objevovat prostor. Dokáže již upustit jednu hračku a vzít si třetí.

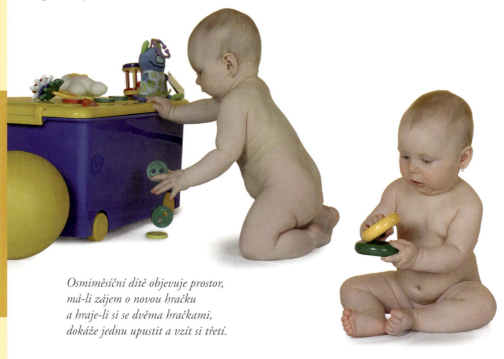

Osmiměsíční dítě objevuje prostor,
má-li zájem o novou hračku
a hraje-li si se dvěma hračkami,
dokáže jednu upustit a vzít si třetí.

Začíná se zajímat o jednoduché monografické obrázky. Vydrží sedět v klíně a sledovat knížku se zvířátky. Doporučujeme začít učit dítě již od této doby k úctě ke knížce. Leporela a knížky pro děti by měly mít své stálé místo, odkud si je budeme společně brát a kam je také budeme společně ukládat. Nemělo by se stát, že dítě se po knížkách válí nebo je kouše. Jaký vztah a úctu ke knížce získá dítě nyní, takový ho pak bude mít po celý život.

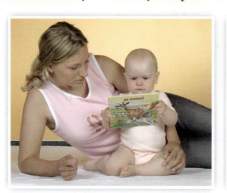
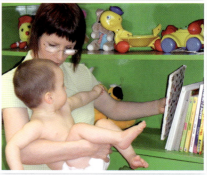

Vytvoření kladného vztahu ke knížce, její pravidelné prohlížení a čtení je velmi důležité
pro rozumový vývoj dítěte po celý život.

Specifické zacházení podporujeme i při práci s jinými předměty a hračkami pomocí drobných úkolů, které nejdříve plníme spolu s dítětem. Teprve později je povzbuzujeme a dáváme mu prostor k samostatnému provedení. Učíme dítě, že kostky patří do oranžové krabice a plyšové hračky do zelené, plena do koše, botičky na polici atd.

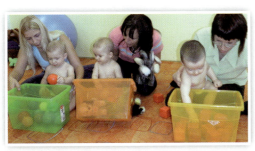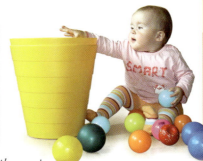

Již v tomto věku dítě učíme systému a pořádkumilovnosti.

Pro dítě je to v tomto věku a ještě v nejbližších dvou letech radostné zaměstnání a zábava. Je to vyloženě vhodná a důmyslná forma učení k trpělivosti, pořádku a systematičnosti i do budoucna. Je velká škoda, když si uklízení hraček z neznalosti dopadu zjednodušíme a házíme je do jedné velké krabice nebo vše uklízíme sami. Naučený způsob uklízení pak děti většinou uplatňují po celý život.

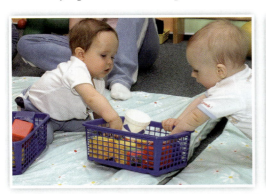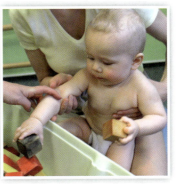

Již v tomto věku dítě vedeme k pořádkumilovnosti a k systému.

Stejně tak již v tomto věku dítě učíme pracovat s hračkami, aby záměrně vyvolalo cílené reakce, jako např. plácat do panenky, aby pískala; bubnovat do bubínku, aby vydal zvuk; třepat rumba koulí nebo plechovkou od nějakého nápoje naplněnou rýží, aby chrastila; bouchat vařečkou do plastové misky, aby vydala nějaký zvuk; cákat do vody, aby se rozstříkla; bouchnout do postavené věže z kostek, aby se zbourala; atd.

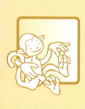

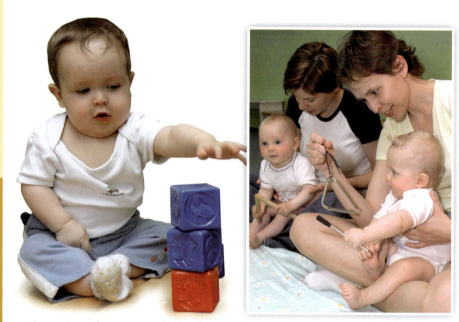

Osmiměsíční děti vyzýváme k akci, která vyvolá zvukovou či pohybovou reakci. Tím se učí reagovat na pokyny a plnit drobné zábavné úkoly.

Co je v tomto věku nejpozoruhodnější, to je důmyslnost přírodních zákonů. Dítě, které začíná lézt a tím může být vystaveno různému druhu nebezpečí, je připoutáno k matce zvýšenou psychickou vazbou, které říkáme osmiměsíční úzkost.

Jedná se o strach, který má postupně se osamostatňující dítě chránit před potencionálním nebezpečím. Tento strach je dán zkušeností dítěte, že s matkou a ve známém prostředí mu je dobře a bezpečně. Na jedné straně má potřebu být zvídavé, na druhé straně má silnou potřebu jistoty a stability. Obě tyto potřeby v něm kolísají. Přestože má velkou chuť vše prozkoumat, projevuje tendenci držet se zdrojů jistoty. Nějaký čas proto tlumí svou zvědavost a drží se matky, ve které hledá oporu a kterou si již uvědomuje, i když ji nevidí. Toto uvědomění lze trénovat vykukováním při hře na schovávanou za závěs, plenu, bryndáček či krabici s hračkami.

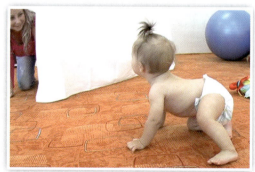

Hra na schovávanou se dítěti velmi líbí. Díky ní postupně poznává, že maminka existuje, i když ji zrovna nevidí.

Na matce dítě velmi lpí, protože je pro ně útočištěm před nebezpečím a před vším, co za ohrožení považuje. Matka se stává jedním z prvních objektů, které dítě chápe jako trvalé. Dokonce i uložení do postele dítě pociťuje jako odloučení. Má strach, že matku ztratí. Proto je také právě v tomto období naprosto nevhodné od něj odcházet a učit ho zvykat na péči jiných lidí. Dítě 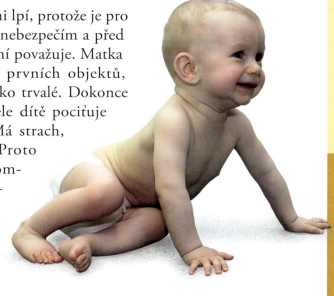 se nenechá uložit nikým jiným než matkou. Také by pro ně bylo obrovské zklamání, kdyby ho uložila matka a po probuzení tam nebyla. Naopak, musíme udělat vše pro to, aby se dítě nebálo ponořit do spánku. Je potřeba mu dát jistotu, že pokud ho uložila maminka, tak ji také po probuzení opět uvidí.

V tomto období doporučujeme u dítěte podporovat vztah k nějaké plyšové hračce, která mu je příjemná, posílí jeho sebejistotu a se kterou by se mohlo naučit usínat.

Dítě je dokonce schopno poznat a vycítit, že se matka chystá odejít. Zneklidní, rozpláče se a natahuje po ní ruce. Nenechá se jen tak uklidnit nikým jiným. Protestuje i v objetí svých blízkých, které nevidí pravidelně. Je to dáno jeho krátkodobou pamětí, která způsobuje, že „cizincem" je i člověk, kterého již několikrát vidělo. Proto odmítá méně známé a bojí se cizích osob. Už nikdy nebude kolovat z náruče do náruče. Chce být stále s matkou, je jí bezmezně oddané. Raději bude mimo domov s matkou než doma bez matky. Není-li matka s ním, bojí se i doma a jeho úzkost přetrvává až do matčina návratu.

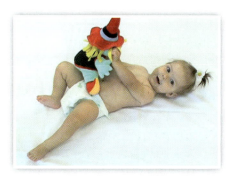

Vytvoření vztahu dítěte k plyšové hračce mu pomůže lépe zvládnout období osmiměsíční úzkosti.

339

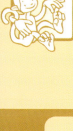
Strach nemá pouze z cizích lidí, ale ze všeho neznámého. Tento strach je znamením, že dítě již dovede rozlišovat vnější svět. Dosažení této úrovně je významným předpokladem pro budoucí osamostatňování.

Délka trvání tohoto období závisí na více faktorech. Průměrně trvá tři až čtyři týdny, někdy se může protáhnout i na dva měsíce. Pokud bylo dítě zahrnováno v prvních měsících svého života potřebnou péčí i láskou a v bezpečné náručí rodiče bylo pravidelně seznamováno s okolním světem i lidmi, pak překoná tuto etapu snadněji a brzy bude samostatnější a nezávislejší. Kratší a snadnější průběh osmiměsíční úzkosti zaznamenáváme především u dětí, se kterými rodiče docházeli pravidelně do kurzů cvičení a plavání alespoň dvakrát týdně již od narození nebo nejpozději od třetího měsíce věku. Tyto děti jsou podstatně otužilejší, přizpůsobivější, silnější a zdravější. Pohled na jiné děti s rodiči i spolupráci ve skupince zvládají i v tomto těžkém období velmi snadno, ovšem pouze z náruče matky. Osmiměsíční úzkost zdolávají ve velmi mírné formě a poměrně záhy ji překonají.

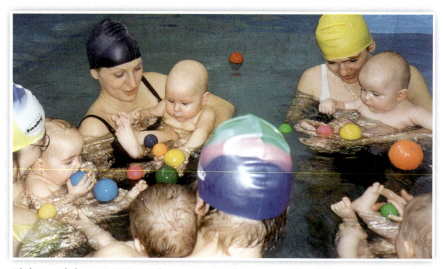

Klidný průběh osmiměsíční úzkosti značně ovlivní pravidelné docházení rodičů s dětmi do kolektivu rodičů s malými dětmi, kde spolu prožívají krásné chvíle.

Začínají-li rodiče s dětmi docházet do kurzů až kolem osmého měsíce věku, pak je velmi důležité počítat s tím, že děti mohou plakat. V tomto období doporučujeme rodičům držet své ratolesti stále v náručí nebo ve své bezprostřední blízkosti a nedávat je do náruče cizím lidem, ani profesionální instruktorce.

Rozumový vývoj v 9. měsíci

Devítiměsíční dítě velmi rádo spolupracuje na všem, čemu se společně věnujeme. Napomáhá tomu také skutečnost, že se v jemné motorice posune svými schopnostmi nad možnosti živočichů podobným druhu člověka. Postaví palec do opozice proti ostatním prstům. Tato schopnost dává dítěti možnost uchopovat drobné předměty, a tím postupně rozvíjet myšlení i funkci ruky do těch nejjemnějších jemnomotorických dovedností, v budoucnu potřebných pro hodináře či neurochirurga.

Prozatím se však musí ještě hodně učit a postupně získat hodně zkušeností z vlastní praxe. Čím více podnětů dítěti nabídneme, tím lepší základ mu pomůžeme připravit pro využití rukou v praxi do budoucna. Přišel čas, abychom je co nejhojněji seznamovali s nejrůznějšími hmatově odlišnými materiály různých tvarů, velikostí i barev. Kromě různých hraček mu nabízíme ke hře, k činnosti i při péči všelijaké druhy látek, papírů, fólií a igelitů, ale také alobal, vatu, písek, sníh, strouhanku, krupici, těstoviny, hladké dřevo, kov či keramiku, modelínu či prstové barvy atd.

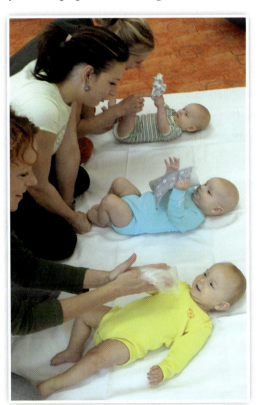

Dítě si velmi rádo hraje v kuchyni s cedníkem, vařečkou, trychtýřem, naběračkou, miskami a jiným vhodným kuchyňským nádobím. Velmi rádo sbírá např. kolíčky na prádlo či jiné drobné předměty a hází je do nádoby s menším otvorem.

Vřele doporučujeme začít dítěti nabízet činnost s modelínou, voskovou kuličkou nebo prstovými barvami.

Hra dítěte s různými materiály je pro ně cennou a důležitou zkušeností.

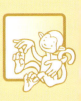

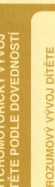

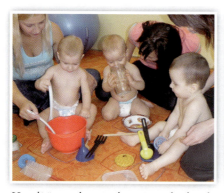
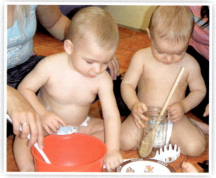

Hra dítěte s vybraným bezpečným kuchyňským nádobím je pro ně nejen poučná, ale zároveň velký rytmický zážitek.

Každou možnou a bezpečnou věc, se kterou zrovna pracujeme, mu dáme do ruky, pojmenujeme ji a seznámíme ho s ní. Ať už je to plena, oblečení, potraviny či jiné věci, se kterými přicházíme v průběhu dne do styku.

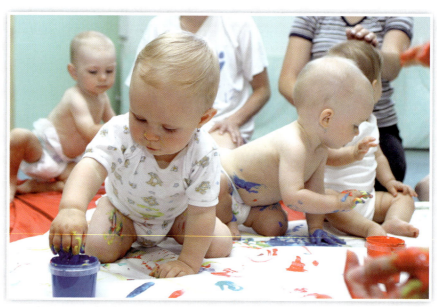

Hra devítiměsíčního dítěte s různými materiály je pro dítě velkým zážitkem i bohatou zkušeností.

S ohledem na stále se rozšiřující škálu potravin, které budou postupně obohacovat jeho jídelníček, doporučujeme je posadit ke každému jídlu do krmicí židličky a dát mu příležitost krmit se rukama samostatně z plastového talířku kousky nakrájeného jablka, meruňky, jahody, měkké hrušky nebo chleba se sýrem, džemem či medem atd. Vzhledem k tomu, že se dítě nachází v období, kdy objevuje prostor a uvědomuje si hloubku, tak to bude kolem dítěte vypadat, jako kdyby chtělo krmit slepičky. Při trošce šikovnosti určitě vymyslíme, jak to udělat, abychom mu mohli tyto důležité zkušenosti se samoobslužnou činností nabídnout.

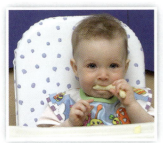
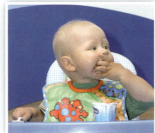
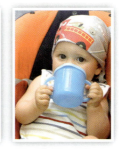

Devítiměsíčnímu dítěti dopřáváme co nejvíce zkušeností při samostatném jídle.

Je však potřeba, abychom u stolu seděli společně a byli mu ve způsobu i chuti k jídlu motivací a vzorem. Brzy je budeme učit jíst lžičkou zeleninovou polévku či bramborovou kaši, pít z hrníčku, mýt si pravidelně ruce nebo si je utírat do ručníku. Každá činnost je pro dítě velmi užitečná a my nakonec časem zjistíme, že jsme si svou trpělivostí z dítěte vychovali velmi šikovného pomocníka.

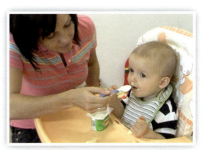

Devítiměsíční dítě může získávat první zkušenosti se samostatným jídlem lžičkou tím, že doprovází ruku matky se lžičkou ke svým ústům.

Další velkou možností v rozvoji dítěte je jeho počínající schopnost imitovat gesta. Dítě opět potřebuje vše nejdříve vidět vzorově od svých rodičů a teprve postupně se bude schopno aktivně zapojit samo. Dítě nemá šanci naučit se něco, co nevidí a k čemu není stimulováno. V 10. měsíci bude zralé na samostatnou spolupráci. Proto mu již v devátém měsíci ukazujeme různé nápodobivé hry a prozatím mu pomáháme s jejich provedením. Mezi nejznámější a nejjednodušší hry patří „paci, paci, pacičky", „jak jsi veliká/ý", „jak se máš", „udělej pá, pá" nebo „pošli pusinku" atd.

Velmi rádo si hraje pohybové hříčky. Jedná se o písničky, básničky či říkadla, u kterých zároveň ukazujeme jednoduché pohyby. Typickou pohybovou hříčkou je hra, při které dítěti kroužíme

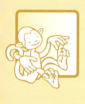

ukazovákem po dlani, ukazujeme jednotlivé prstíky a nako-
nec ho polechtáme v podpaží za slovního doprovodu: *„Vařila
myšička kašičku na zeleném rendlíčku. Tomu dala, tomu nic, tomu
málo, tomu víc. A ten nejmenší utíkal do komůrečky na homolečky
a tam se napapal.“*

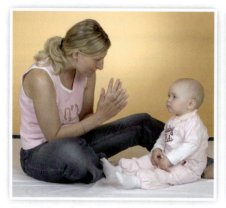 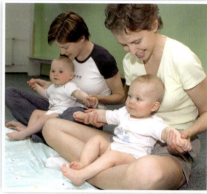

*Nápodobivé hříčky se dětem nesmírně líbí. V tomto měsíci je potřebují sledovat a pomáhat
s jejich provedením, aby je v příštím měsíci mohli předvádět samostatně.*

Při další oblíbené hře střídavě točíme rukama kolem sebe a roz-
tahujeme je za doprovodu básničky: *„Šije, šije švec, zlámal kopytec,
zlámal kopyto, odpusťme mu to.“*

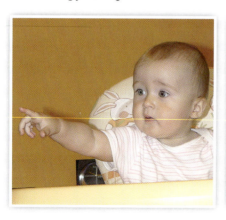 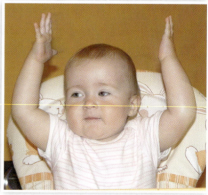

Oblíbená je také hra, při které ťukáme pěstí na pravou a pak
na levou patičku dítěte se slovním doprovodem: *„Kovej, kovej,
kovaříčku, okovej mi mou nožičku. Okovej mi obě, zaplatím já tobě.“*
S prvními pohybovými zkušenostmi mu opět jemně pomáháme.
Teprve postupně můžeme očekávat jeho samostatné, stále výraz-
nější a kvalitnější zapojení.

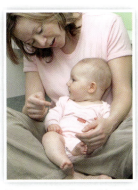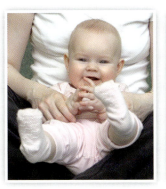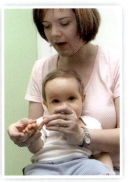

Děti mají velmi rády jakékoliv pohybové hříčky nebo básničky s doprovodem pohybu či škádlením.

Pokud dítěti pravidelně ukazujeme obrázky, pak je již patrný také velký posun v jeho zájmu, živé pozornosti i schopnosti spolupracovat. Některé děti již dokážou rukou ukázat, kde je kočička, pejsek nebo kde má oko či pusu atd. V tomto věku podporujeme a nacvičujeme reakci na výzvu, a to nejen při ukazování obrázků nebo částí těla. Reakci na výzvu očekáváme při motivaci dítěte k imitaci gesta, ale také při dalších zajímavých hrách, jako je: *„Prosím, dej…"* nebo naopak *„Vem si, na…"*, popř. *„Udělej kululúú…"* či u hry na schovávanou, při které již se sami neodkrýváme, ale čekáme, až to udělá dítě samo.

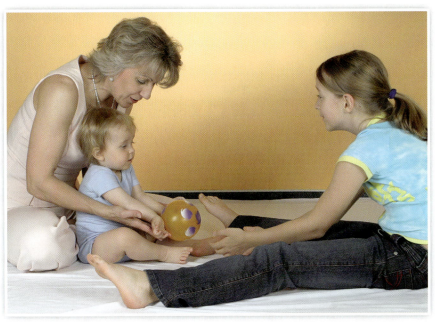

Dítě v devátém měsíci nejdříve potřebuje vidět provedení jednotlivých her. Vše se musí teprve naučit.

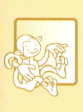
Doslova zlomovou dovedností u devítiměsíčních dětí je koordinované symetrické lezení, pomocí kterého se dítě postupně dostane všude, kde bude mít zájem něco prozkoumat. Tato dovednost s sebou přinese pro dítě nejen celou řadu nových možností, ale také rizik. Pozor na nebezpečí úrazu.

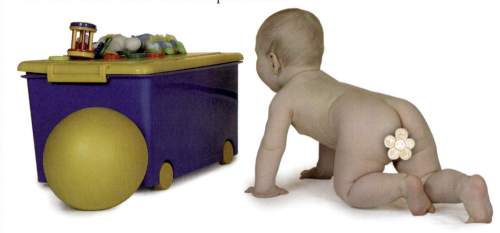

Nová dovednost ve formě lezení dává dítěti spoustu příležitostí ke zkoumání a k poznávání nových věcí.

Není nutné odstraňovat dítěti vše z dosahu, je ale nutné trávit s ním na zemi spoustu času a věnovat pozornost všemu, o co projevuje zájem. Dokonce již tak malé dítě je schopno přijmout a respektovat důsledné a přísné omezení – „*To nesmíš!*".

Dítě je v tomto věku tak roztomilé, že rodiče mnohdy nechtějí být na ně přísní a už vůbec nemají chuť a sílu svým důsledným přístupem vyprovokovat pláč dítěte, a tak jdou raději cestou nejmenšího odporu. Dítěti vše uklidí z cesty a mají klid. A to je škoda, neboť tím odstraníme ty nejlepší přirozené podmínky k výuce respektu, sebeovládání a ohleduplnosti.

Doporučujeme zaslepit zásuvky a uklidit pouze skutečně nebezpečné věci, jako jsou jedovaté květiny atd. Ostatní věci ponecháme a naopak je bereme jako prostředek k výchově dítěte. Chce-li si dítě např. sáhnout na květinu, tak je doprovázíme a v naprostém klidu, něžně a s očekáváním té nejcitlivější reakce dítěte řekneme: „*Vidíš, to je kyti, pomaličku, opatrně, uděláme malá*" a květinku lehce pohladíme. Pak pohladíme také dítě, popřípadě jeho ručičku a pochválíme je: „*Tak je hodná Kristýnka, udělala kyti malá*". Poté dítěti odpoutáme pozornost hračkou.

Nestojíme opodál, nepředvídáme a nepřipouštíme si myšlenku, že kytičku bude určitě škubat. Nevykřikujeme na dítě z dálky: *„Netrhej kytičku, neubližuj kytičce…“.* Tím mu vlastně napovídáme, co vše negativního by mohlo udělat, neboť dítě ještě neví, co znamená předpona *„ne“.* Možná ví, možná neví, co znamená: *„trhej“* nebo *„škubej“.* Co však vnímá stoprocentně, to je naše vzrušení v hlase, které doposud nezná jinak než jako povzbuzení k akci. Proto to také nakonec udělá.

Nejlépe je jednat zcela opačně. Je potřeba mu napovědět vždy jen to, jak chceme, aby myslelo, a co chceme, aby dělalo. Pokud by přece jenom došlo k tomu, že v nestřeženém okamžiku kytičku utrhne, pak je potřeba zareagovat bezprostředně po činu. Nekřičíme, ale přísným hlasem i výrazem tváře dítěti řekneme: *„Kristýnko, to ne, kyti to bolí. Maminka se zlobí.“* Je velmi pravděpodobné, že poté se dítě rozpláče.

Pár vteřin je necháme prožít si toto nepříjemné napětí a potom je vezmeme do klína a přátelsky mu zopakujeme informaci a nabídneme řešení k nápravě: *„Kyti to bolí, pojď, uděláme spolu malá“* a opravdu jdeme a kytičku spolu pohladíme. Poté vyjádříme spokojenost a dítěti potvrdíme, že tak je to správné.

A takto můžeme spolu řešit všechny situace. Dítěti napovíme, co a jak po něm chceme, vedeme ho k tomu a věříme mu, že to zvládne. Podaří-li se mu to, pak se s ním společně radujeme. Pokud se mu to nepodaří, tak ho povzbudíme a přiměřeně mu pomůžeme. Pokud záměrně něco poškodí nebo někomu ublíží, tak mu dáme jasně najevo, že se nám to nelíbí, a vlastním vzorem mu ukážeme, jak by to mělo udělat nebo mohlo napravit. Občasné selhání není přece důvodem, aby ztratilo naši důvěru. Vyžaduje to však spoustu našeho času, trpělivosti a pozornosti. Ovšem v pravou chvíli. V době, kdy je to relativně nejjednodušší.

Rozumový vývoj v 10. měsíci

Dítě již spolehlivě a nadšeně imituje gesta. Se zájmem spolupracuje na jednoduchých ukazovacích hříčkách a rádo se učí znakovou řeč. Jedná se o jednoduché, dokonce mnohdy zcela běžné znaky hlavou, tělem, rukama i nohama, které i my občas používáme

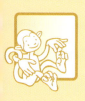

při komunikaci na dálku, přes sklo nebo v rušném prostředí a kterými se můžeme s dítětem dorozumívat do doby, než se naučí vyjádřit svá přání slovní komunikací.

Při výuce těchto znaků zdaleka nejde pouze o samotnou schopnost dorozumět se s dítětem, ale především o radostnou hru, která mu přináší uspokojení z blízkosti a komunikace s rodičem. Při těchto užitečných hrách dochází navíc k celkovému rozvoji pohybu,

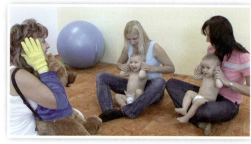

Komunikace s dítětem slovem i pohybem rozvíjí jejich orientační dovednosti, koordinaci pohybů i schopnost imitovat gesto a napodobit pohyb. Všechny tyto zkušenosti se zúročí později ve škole.

koordinace, orientace, reakcí na pokyn, soustředěné pozornosti i schopností dítěte spolupracovat či vyjádřit se různými způsoby. Nejlépe vypracovaný systém pro výuku znakové řeči včetně podpůrných materiálů je metoda Baby Signs.

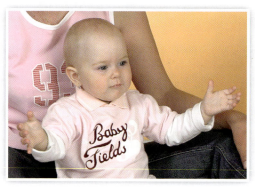

„Není.“

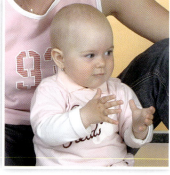

„Balónek.“

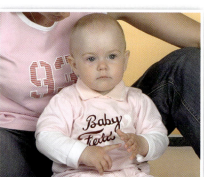

„Kuřátko zobe.“

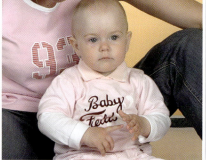

„Prosím jíst.“

Z hlediska rozvoje řeči se dítě posunulo ke zdvojování slabik, jako je „*mama*", „*baba*", „*tata*". Přesto stále neví, komu je přiřadit. Budeme-li přiřazování trénovat i nadále, tak nejpozději do jednoho roku se dostaví první úspěchy v podobě prvních smysluplných slov, mezi které patří „*bác*", „*dej*", „*bum*", „*ham*", „*gól*" atd.

Desítiměsíční dítě, se kterým jsme se již dříve začali věnovat prohlížení jednoduchých knížek s monografickými obrázky, již velmi aktivně reaguje na výzvy, kterými mohou být: „*Kde je – koníček hyééé, oslík iá, slepička kokodák, kohoutek kykyryký, kuřátko pípí?*" atd. U některých zvířátek již začíná postupně spolupracovat i při napodobování jejich zvuků. Proto se již můžeme začít ptát: „*Kde je kuřátko?*" a čekat, až dítě ukáže, a potom: „*Jak dělá kuřátko?*" a čekat, až dítě zareaguje. Pokud se dítě nezapojí, tak mu to po chvíli ukážeme nebo řekneme.

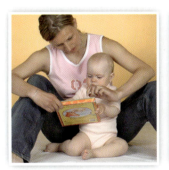
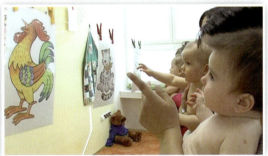

Dítě již aktivně spolupracuje při čtení knížky i prohlížení obrázků.

V tomto věku je již dítě schopno chápat trvání předmětu, i když ho zrovna nevidí. Tuto schopnost můžeme podporovat hrou, při které dítěti zadáváme úkoly k nalezení hračky, kterou momentálně nevidí. Pro začátek stačí schovávat nějakou věc pod ručník, polštář či přikrývku před zraky dítěte a poté říci: „*Není… Kde je balónek?*" Dítě většinou k místu doleze a schovanou hračku najde.

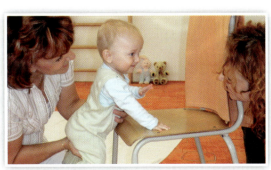

Hra na schovávanou pomáhá dítěti chápat, že předměty i lidé existují, i když je zrovna nevidí.

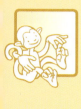

Dítě již zvládá úchop do špetky, umí pustit hračku a vnímá prostor. Tyto dovednosti a schopnosti můžeme trénovat házením a kutálením balónku, vkládáním předmětů, jako jsou perličky, kolínka, fazole, do sklenice, kostky dáváme do krabice, klíče do dírek, tyčku do trubice, geometrické tvary do výřezů, kroužky na tyč, kostky na sebe atd. Pozor, tyto hry dítěti umožňujeme zásadně pod dohledem dospělého!!!

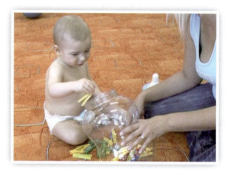

Vkládání hraček a předmětů do nádoby s užším otvorem podporuje rozvoj orientačních dovedností a schopnost upustit hračku.

Stále oblíbenou hrou je i sbírání určitého druhu hraček a ukládání do určené krabičky nebo na určité místo.

Necháváme dítě plnit také problémové úkoly, jako je přitahování hračky za provázek, přisunutí si hračky pomocí předmětu, např. tyčí, získávání hraček přes překážky atd.

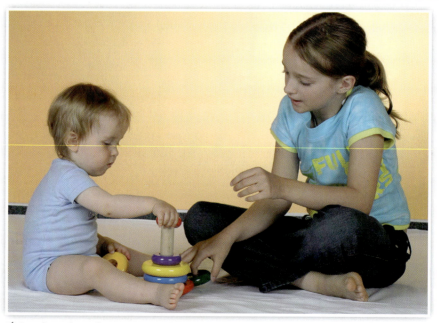

Úchop do špetky a schopnost upustit hračku trénujeme prostřednictvím mnoha zajímavých her.

Dítěti již můžeme nabízet k činnosti prstové barvičky nebo modelínu od firmy SeS a nechat je sledovat následky svého působení.

Modelína umožňuje dítěti posilovat drobné svaly ruky a probouzí v něm fantazii. Stejně podnětná je kulatá voskovka do ruky, od stejné firmy. Vzhledem k tomu, že dítě pracuje prozatím celou paží a ruku ještě neumí vést a pracovat s ní od zápěstí, necháváme je voskovkou malovat z kleku na velký balicí papír na podlaze nebo ze vzpřímeného kleku či ze stoje na papír přilepený na stěnu.

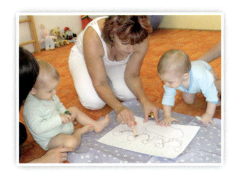

Sledování a později samostatné čmárání dětí kulatými voskovkami na velký papír za doprovodu písničky nebo básničky je pro ně nejen zábava, ale také výborná včasná grafomotorická zkušenost.

Činnost rozdělíme vždy na část řízenou a část volnou. Při řízené hře můžeme pomalu vést ruku dítěte, ve které drží voskovou kuličku s různě barevnými hroty červenou stranou k papíru např. do kruhu, a přitom mu zpívat. Vhodnou písničkou je např. *„Koulelo se, koulelo, červené jablíčko, komu ty se dostaneš, má zlatá Ančičko. "* Můžeme také nejdříve nakreslit modrou stranou mráček a ruku dítěte pak vést do čárek směrem dolů a u toho zpívat třeba: *„Prší, prší, jen se leje, kam, koníčci, pojedeme. Pojedeme na luka, až kukačka zakuká. "*

Velmi oblíbené jsou také krátké čárky zelenou stranou za doprovodu písničky: *„Travička zelená, to je moje potěšení, travička zelená, to je moje peřina. "*

Žluté může být opět předkreslené sluníčko, kterému s dítětem dokreslujeme paprsky za doprovodu písničky: *„Sluníčko, sluníčko, popojdi maličko, stojíš tu u cesty, stane se neštěstí. Něco tě zajede. "*

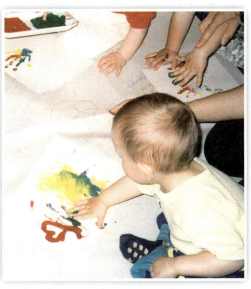

Všechny zkušenosti velmi příznivě ovlivňují rozumový vývoj dítěte.

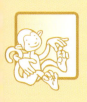

Po devátém měsíci věku je již dítě schopno rozlišovat barvy. Neumí je však ještě pojmenovat. Tato skutečnost by nás měla inspirovat k tomu, abychom dítě již v průběhu desátého měsíce věku na barvy upozorňovali. Je to velmi jednoduché. Vše, co jí nebo má na sobě, vše, co vidí nebo s čím si hraje, každé auto nebo každý balónek, má nějakou barvu. Od této chvíle budeme vše komentovat a pojmenovávat již i s barvou. Např. *„To je auto – červené jako jablíčko, to je koníček – hnědý jako hlína, to je tričko – zelené jako travička, to jsou šatičky – žluté jako sluníčko"* atd.

Opět vůbec neočekáváme, že by se dítě v tomto věku bylo schopno zapojit. Tuto dovednost budeme muset ještě pěkně dlouho procvičovat v podobě různých her a činností. Své ovoce to však přinese již ve druhém roce věku, kdy si všimneme, že dítě barvy skutečně rozlišuje při hrách, ve kterých je vyzýváme ke sbírání pouze červených kolíčků na prádlo, pouze zelených balónků, pouze žlutých koleček atd. Vůbec není potřeba

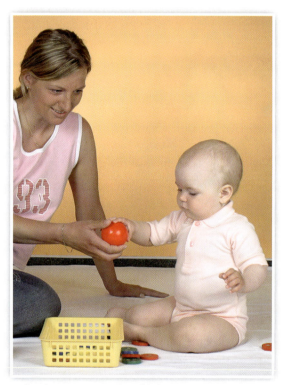

Balónek – červený – jako jablíčko.

čekat až na dobu, kdy dítě bude umět barvy pojmenovat. V té době mohou být barvy pro dítě již vyřešenou záležitostí, a tak se může věnovat rozvoji dalších dovedností.

Kolem desátého měsíce věku se děti posunou také v pohybovém vývoji hodně kupředu. V lezení již nabyly takovou jistotu, že dokážou lézt nejen vpřed, vzad a stranou, ale i do schodů a přes překážky. V tomto období se naučí novou dovednost, a to stoupat u pohovky přes rytíře a chodit kolem ní stranou úkroky s přísunem nožky k nožce. Je to velmi důležitá dovednost pro posílení stehen, hýždí a hlavně svalů, které budou po celý život zodpovídat za správné postavení kloubů dolních končetin, především kyčlí.

Přesto dítě ještě nenecháváme stát příliš dlouho a už vůbec mu nenabízíme chůzi vedením za ruce, s popruhem či v chodítku. Neprospěje to ani rozvoji jeho rovnováhy a ani to neuspíší jeho možnost chodit samostatně. A my, rodiče, si vedením dítěte za ruce navíc zbytečně přetěžujeme páteř. Doma doporučujeme dítě motivovat na chvíli ke stoupání, k chůzi stranou a ke klesání zpět na čtyři a poté stimulujeme spíše lezení.

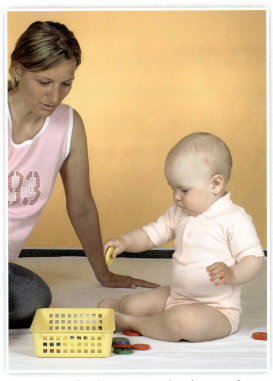

Vše, s čím si dítě hraje, má nějakou barvu, o které je informujeme.

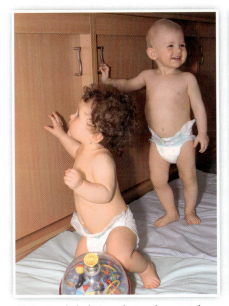

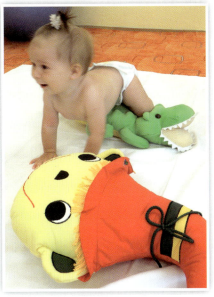

Aktivní pohyb dítěte velmi podporuje jeho rozumový i všestranný vývoj.

Ve vhodném oblečení je možno dítě nechat lézt také po trávě, po písku, po sněhu i po hřišti. Troška špíny neuškodí.

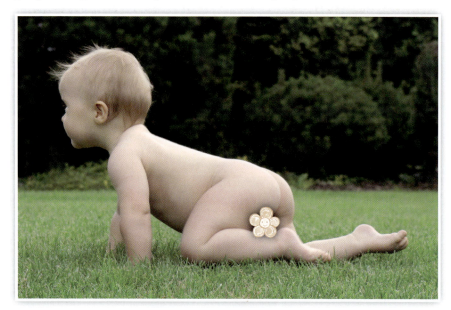

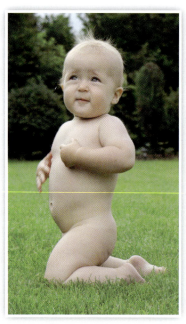
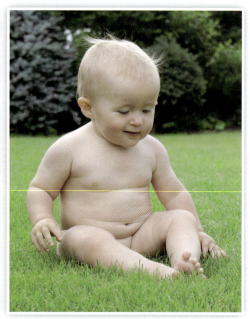

Dítěti nabízíme pohybové zkušenosti v trávě vždy pod dohledem dospělého.

Co je však důležité, je vzít si s sebou vlhčené kapesníčky a prohlédnout si vždy bezpečnost prostředí, ve kterém dítě chceme nechat lézt. Také je potřeba myslet na pravidelný odpočinek dítěte na dece, v kočárku, v klíně nebo v náručí.

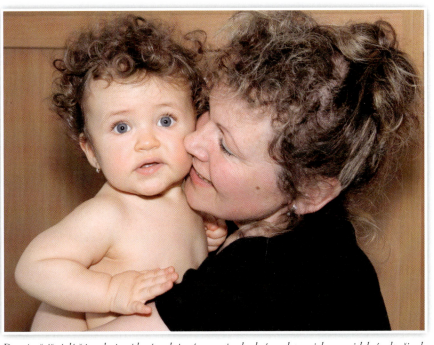

Desetiměsíční dítě je velmi zvídavé a aktivní, proto je vhodné myslet na jeho pravidelný odpočinek.

Jdeme-li s dítětem ven na procházku, nebo se dokonce vypravíme na hory, tak se vybavíme tak, abychom mohli rozumně prostřídat možnosti aktivního pohybu s odpočinkem. Rozhodně není vhodné usadit dítě do klokánky nebo tátovi na záda do sedačky a nechat tam dítě déle než 30 min. Dítě to samozřejmě přečká, ale rozhodně to pro ně není zdravé a ani s pěkným zážitkem to nemá nic společného. Na hory se s dítětem chystáme tak, abychom si to prožili všichni. Vybereme takovou trasu, abychom dítě mohli chvíli vézt v kočárku, chvíli nést v náručí zády k sobě v „klokánkovi", chvíli obličejem dolů pod paží nebo přes rameno, popřípadě v sedu rodiči na ramenou – „na koníčka". Obličejem k sobě – v „opičce" – je neseme pouze v případě, že dítě nemá zájem sledovat okolí. Po trávě je můžeme nechat chvíli lézt. Na pěkné klidné louce můžeme na chvíli rozložit deku, na které si dítě může pohrát dle svých představ, odpočinout si nebo je můžeme nakrmit. A hůře dostupnými místy je můžeme přenést v sedačce na zádech.

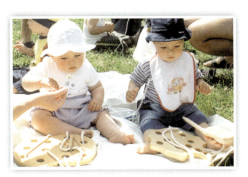

Výlety s dítětem doporučujeme uzpůsobit jeho potřebám.

355

Rozumový vývoj v 11. měsíci

Měsíc od měsíce je dítě pochopitelně opět vyzrálejší. Velmi dobře se již orientuje v místnosti. Na výzvu dokáže ukázat různé předměty, jako jsou hodiny, světlo, knížka, postýlka, květina, … Rádo se učí, kam patří jeho hračky, botičky a podobně. Velmi rádo spolupracuje při svlékání a oblékání, při koupání, jídle i úklidu.

Má velký zájem o knížky. Na obrázku již umí najít detaily. Umí ukázat nos, uši, pusu, ucho, vlásky, ruce, bříško, nohy. Prohlíží si již složitější obrázek, kde najde motýlka, ovečku, pejska, dům atd. Rádo ukazuje části svého těla a dává pusinku. Z hlediska rozvoje řeči stále zdvojuje slabiky, některé umí postupně přiřadit k ději, věci či osobě, ke které patří.

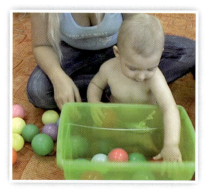

Jedenáctiměsíční dítě již velmi rádo spolupracuje při úklidu hraček.

Při pohybu dítěte v prostoru je dítě sebevědomé a dobře orientované. Leze, stoupá, chodí kolem nábytku, sedí a hraje si. Některé dítě chodí samostatně již měsíc nebo ještě déle, jiné chodit zrovna začíná, některé začne kolem jednoho roku a jiné si v klidu počká do 15. měsíce věku. Všechno je normální. Mezi dětmi jsou skutečně velké rozdíly, a to nejen v pohybových dovednostech, ale ve všech oblastech vývoje.

356

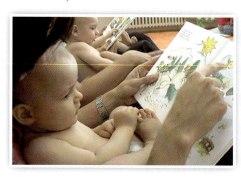

Jedenáctiměsíční dítě se již velmi dobře orientuje při prohlížení složitějších obrázků.

Jedno dítě je pohybově nadané, jiné je klidné, sedí a staví kostky, jiné si čte rádo v knížce a na vše ukáže, některé krásně pracuje s voskovkou a modelínou, jiné se uvolněně potápí a krásně spolupracuje při „plavání" a jiné hezky komunikuje nebo leze a naprosto jasně notuje písničku. Každé dítě je v něčem úžasné. Stačí se mu jenom věnovat, povzbuzovat je v jeho snažení a hned si všimneme, v čem vyniká zrovna to naše. Děti většinou umí především to, na co se s nimi jejich rodiče ve vývoji zaměřili.

Chceme-li dítě povzbudit k samostatné chůzi, pak je opět nejlépe s ním stále pobývat na zemi, nejlépe oba rodiče, ať má dítě příležitost lézt od jednoho k druhému, opřít se a postavit a udělat mezi nimi jeden dva krůčky.

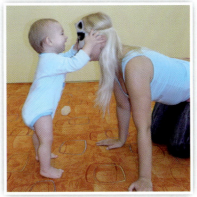

Mezi jedenáctiměsíčními dětmi mohou být z hlediska pohybového vývoje velké rozdíly.

Dítě ve 12. měsíci věku

Úchop dítěte se již zdokonalí do té nejcitlivější podoby. Dokáže vzít ze země i ze stolu to nejmenší smítko či drobeček, a to mezi špičku ohnutého palce a ukazováku. Tomuto úchopu říkáme klešťový.

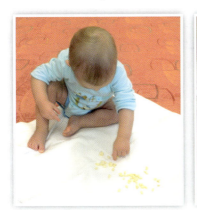
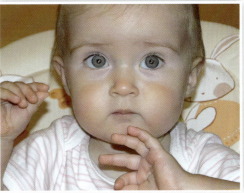

K nácviku nejjemnějšího úchopu jsou vhodné burisony, ovšem vždy pouze v klidu a pod dohledem rodičů.

S dítětem ve dvanáctém měsíci věku sedíme nebo ležíme stále na zemi, prohlížíme si obrázky nebo knížečku, hrajeme si s balónkem, kolíčky na prádlo, kubusem (miskami, které do sebe zapadají od nejmenší po největší), hračkami s otvory na prohazování tvarů nebo se stavebnicí, provlékačkami nebo stavíme věž z kostek. Občas mu dáme nějaký jednoduchý pokyn ke splnění drobného úkolu, který mu udělá doslova radost.

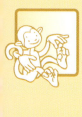

Při společném pobytu na zemi jsme pro dítě obrovskou inspirací také k aktivnímu pohybu. Dítě leze nebo chodí mezi námi, pohovkou, hračkami a křeslem. Každou chvíli se k nám přitulí a ubezpečí se o naší přítomnosti, lásce a sounáležitosti. To je to, po čem tak malé dítě touží nejvíce.

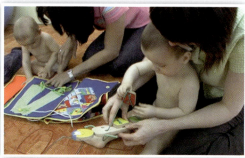

Děti ve dvanáctém měsíci již velmi hezky spolupracují při všech jemnomotorických činnostech.

Dítě se těší z naší blízkosti a spolupráce. Chvíli si hrajeme s ním a chvíli je necháme hrát si samostatně. Do hry mu vůbec nezasahujeme. Jenom je láskyplně a povzbudivě sledujeme, i když si čteme časopis nebo knihu.

Občas se vzdálíme do kuchyně nebo na toaletu. Chce-li dítě jít s námi, vezmeme je s sebou. Alespoň mu ukážeme, jak to na a po toaletě ve skutečnosti chodí, a to se vším všudy. Může nám pomoci utrhnout toaletní papír, položit ho zpět na místo a nakonec spláchnout. Pak si společně umyjeme ruce a pověsíme ručník na sušák. Kdy jindy a od koho jiného by mohlo mít naše dítě příležitost získat lepší vzor?

Dítě v tomto věku si s velkým zapálením a soustředěnou pozorností prohlíží videa či fotografie ze společných výletů. Je až neuvěřitelné, jak spolehlivě pozná, kdo je kdo. Také při pohledu z okna již dokáže rozpoznat, že přichází táta, babi nebo pejsek.

Všechny tyto chvíle s dítětem by měly být pohodové. Je zbytečné se stresovat. Raději binec v bytě a šťastné dítě než unavená matka, která je pak většinou také špatná matka.

Možná že některé maminky zvažují nastoupit po prvním roce do práce. Je-li to jenom trošičku možné, nedělejme to a už vůbec ne na plný úvazek. My i naše dítě si zasloužíme zůstat ještě alespoň do tří let spolu i za cenu skromnějších životních podmínek. Ztra-

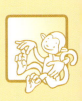

tíme-li nyní příležitost k získání dobrého pracovního místa, ztrácíme odloučením od dítěte v prvních letech jeho života mnohem víc. Práci najdeme jistě i později, ale dva roky života intenzivního souznění s dítětem nám už nikdy nikdo nenahradí. Vždyť nás toho spolu ještě tolik čeká.

Je přece nádherné být u toho, když se dítě probouzí po nočním spánku. Vidět ho, jak je šťastné, a slyšet ho, jak si po ránu povídá, společně snídat, jít ven na procházku do parku nebo na prolézačky, ukazovat si kytičky, motýlka, mravence či jiná zvířátka. Učit ho svlékat se a oblékat, samostatně jíst, mýt si ruce, zdravit, prosit a děkovat. Těšit se s ním z prvních úspěchů na nočníčku. Prožívat nádherné chvíle se skupinkou dalších rodičů s dětmi v „plavání" nebo cvičení. Starat se o ně ve chvíli, kdy je nemocné a už sama naše přítomnost tiší jeho trápení.

Kdo jiný naše děti lépe připraví na život v tak složité společnosti, v jaké žijeme, než my, jejich mámy.

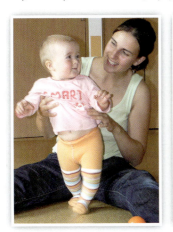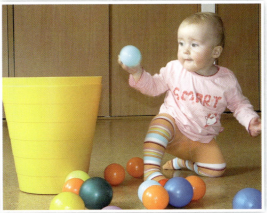

Všichni víme, že starat se čtyřiadvacet hodin denně o dítě není nic jednoduchého. Jistě musíme myslet i na svůj odpočinek, protože unavená máma není pro rodinu žádné štěstí. Dnes existuje možnost dát dítě od jednoho roku na 3–4 hodiny 1–2 × týdně do miniškoličky ve známém prostředí, do kterého mohou nejdříve docházet maminky s dětmi k různým programům. V miniškoličce se dítě naučí komunikovat a spolupracovat s vrstevníky, kolektivem i autoritou, osvojí si samoobslužné činnosti, fyzicky i psychicky se otuží, a tím se připraví na pozdější vstup do kolektivu v mateřské školce. My získáme možnost si na chvíli odpočinout nebo

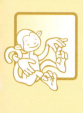

se odreagovat, popřípadě získáme čas na vyřízení úřadů, lékaře či kadeřníka. Je to čas, který pomůže nám i dítěti k tomu, abychom se k sobě rádi vrátili a mohli být zase spolu s čistou hlavou a plni zájmu jeden o druhého.

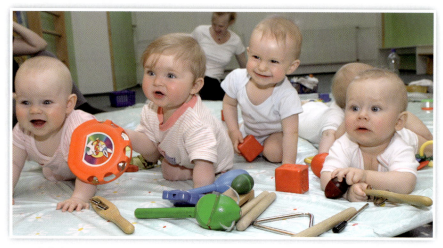

Miniškolička zaměřená na hlídání nejmenších dětí, které již znají tetu i prostředí ze společných programů pro rodiče s dětmi, na 1–4 hodiny je ideální příležitostí k postupnému fyzickému i psychickému otužování dětí a odpočinku maminek.

Také tatínek by si měl vyčlenit pravidelný čas alespoň 2–3 × týdně odpoledne, kdy půjde s dítětem na procházku nebo do nějakého kroužku a mamince dá prostor relaxovat, uklidit, v klidu nakoupit či připravit dobrou večeři se skleničkou vína a při svíčkách.

Společně plánované aktivní víkendy by pak měly být zdrojem odpočinku a radosti, tmelícím prvkem rodiny, zanechávajícím ve všech jejích členech hluboký pocit pospolitosti a pohody. Výlety podnikáme jen výjimečně autem, raději na kole (s přívěsným vozíkem pro dítě) nebo pěšky, vláčkem i autobusem. Někdy sami a někdy s přáteli, kteří mají stejně staré děti, třeba se známými z plavání.

Takto prožité společné chvíle pak leckdy mohou zanechat vzpomínky pro celý život nám i našim dětem.

Protože na šťastné dětství člověk nikdy nezapomíná.

Z hlediska postupného rozumového vývoje očekáváme u zdravého a dobře prospívajícího dítěte takové dovednosti, na které se soustředíme a kterým se věnujeme v jednotlivých disciplínách (přehled je pouze orientační):

Novorozenec
- dítě se adaptuje na nové životní podmínky
- nemá denní režim
- nekontaktuje, postupně udrží krátký oční kontakt
- ukládá do mozku vše, co je spojené s péčí o ně

2 měsíce
- v poloze na zádech je stabilnější
- uvědomuje si příčiny a následky
- dokáže se přizpůsobit pravidelnému dennímu režimu a rituálům
- pozorně sleduje oči i mluvidla dospělého
- pozná matku, živou mimikou k ní vyjádří aktuální postoj
- vykouzlí první sociální úsměv

3 měsíce
- pozorně sleduje obličej, odezírá z úst, napodobuje mluvidla, komunikuje
- experimentuje s hlasem – houká a brouká
- rozhlíží se kolem sebe, pozná blízké osoby
- pozorně sleduje nabízenou hračku s otočením hlavičky všemi směry
- zajímá se o hrazdičku
- osahává si ruce na bříšku
- začíná chápat příčiny a následky – začíná si vynucovat své potřeby
- zvládá 1. vzpřímení

4 měsíce
- hledá zdroj zvuku, rozhlíží se
- pohybuje očima bez souhybu hlavy
- v poloze na zádech směřují ruce k nabízené hračce
- ve střední rovině cíleně bouchá do hrazdičky
- prohlíží si ručky před očima
- osahává si bříško, přirození, třísla i kyčle
- chápe příčiny a následky – vynucuje si své potřeby
- je společenské ke všem lidem a vyhledává komunikaci
- houká, brouká a vydává bublavé zvuky

4,5 měsíce
- zajímá se o hračky po stranách – motivují ho k aktivnímu pohybu
- v poloze na zádech zvládá křížový úchop
- v poloze na bříšku umí křížové vzpřímení

5 měsíců
- tápavě uchopí z poloviny zakrytou hračku
- umí souhru: ruka – koleno
- otáčí se na bok a zvládá boční vzpřímení hlavičky
- vydává hlásky
- dožaduje se pozornosti
- matku vnímá jako jedinečnou bytost
- ještě nechápe, že existuje, když ji nevidí – reaguje při hře na schovávanou

6 měsíců
- cíleně uchopí hračky
- hračku pozorně sleduje a přendává z ručky do ručky
- zvládá souhru: ruka – bérec
- zdvojuje slabiky – „egu“, „aga“, „baba“, „tata“
- otáčí se na bříško
- zvládá 2. vzpřímení
- rozlišuje matku od ostatních lidí
- u matky hledá ochranu, k cizím má odstup

7 měsíců
- zvládne dvě hračky, do každé ruky jednu
- v poloze na zádech si sahá na nohy a přitahuje je do úst
- obrací se z bříška na záda
- pivotuje, plazí, naklekává, houpe se v kleku, píďalkuje a ráčkuje
- s matkou se cítí nejjistější, hledá u ní oporu

7,5 měsíců
- zvládá šikmý sed, ze kterého se časem posadí
  do vzpřímeného sedu na zadečku
- v šikmém sedu zvládá třípaprskový úchop

8 měsíců
- má pozitivní reakci na sluchovou zkoušku s hrníčkem a lžičkou
- v poloze na zádech zvládne souhru: ruka – noha – ústa
- zvukově opakuje slabiky – echolálie – „babababa“
- tluče hračkami o sebe
- zajímá se o obrázky
- houpe se v kleku, začíná lézt
- prožívá osmiměsíční úzkost – lpí na matce, zneklidní,
  když chce odejít večer od postýlky
- dovede rozlišovat vnější svět – má strach z neznámého

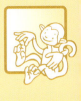

9 měsíců
- postaví palec do opozice proti ostatním prstům
- sbírá drobné předměty a hází do nádoby
- koordinovaně leze
- začíná imitovat gesta („*pápá*")
- má rádo obrázky

10 měsíců
- imituje gesta, rádo se učí znakovou řeč
- zdvojuje slabiky – „*baba*", „*tata*" (nezná jejich význam)
- ukazuje na známé obrázky
- dokáže vyjádřit zvukem, jak dělá některé zvířátko
- chápe trvalost předmětů v čase
  – ví, že schovaná maminka či hračka existuje
- úchop do špetky, dokáže upustit hračku a vzít si třetí
- objevuje prostor a hloubku – pouští hračky dolů
- staví se přes rytíře, obchází nábytek stranou

11 měsíců
- uchopuje drobné předměty mezi natažený paleček a ukazováček
  (pinzetový úchop)
- orientuje se v místnosti – na výzvu ukazuje předměty
  (hodiny, lampu, květinu, …)
- má zájem o knížky

12 měsíců
- sebere drobeček mezi pokrčený paleček a ukazováček (klešťový úchop)
- používá první smysluplná slova
- postaví na sebe dvě kostky
- stojí v prostoru bez opory
- při pohledu z okna pozná známou osobu venku
- reaguje na jednoduché pokyny
- plní drobné úkoly

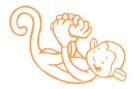
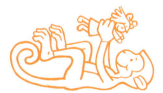
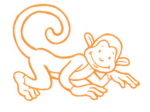

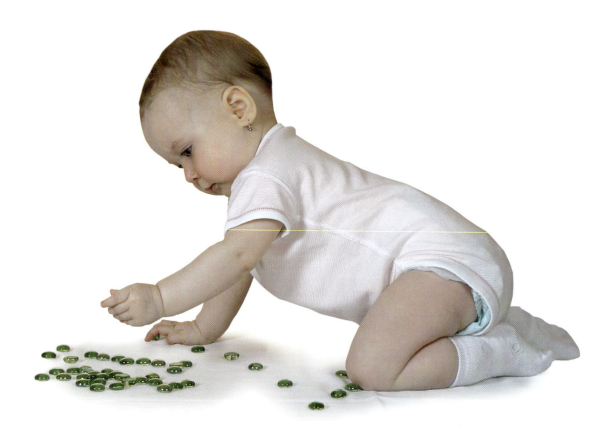

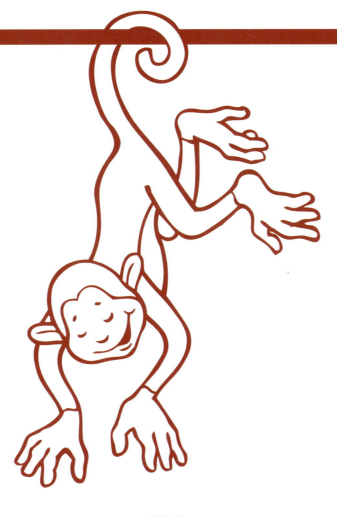

III.

Stručný přehled

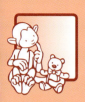

III. STRUČNÝ PŘEHLED

PSYCHOMOTORICKÝ VÝVOJ DÍTĚTE PODLE TRIMENONŮ

V minulé kapitole jsme probrali, že dítě by mělo rozvíjet postupně všechny dovednosti chronologicky od nejjednodušších po nejsložitější. Musíme si však zdůraznit, že při ukončení každého třetího měsíce věku neboli trimenonu dochází v dovednostech dítěte k poměrně zásadnímu kvalitativnímu skoku, a to jak v oblasti pohybového vývoje (hrubé motoriky), tak i z hlediska práce ruky (jemné motoriky) a řeči, která je obrazem celkového vývoje. Při pečlivém sledování vývoje dítěte tedy pozorujeme jeho plynulý vývoj v jednotlivých měsících přes strategické cíle v jednotlivých trimenonech. Úroveň zvládnutí základních dovedností v jednotlivých trimenonech pak určí nejen kvalitu výsledných dovedností dítěte v jednom roce, ale také pravděpodobnost jeho prospívání v dalším životě.

Stěžejní dovednosti v jednotlivých trimenonech

Zcela stručně a přehledně si na fotografiích a popiscích ukážeme, jak vypadá dítě v poloze na zádech, na bříšku i z hlediska obratnosti ruky těsně po narození a jaké zásadní dovednosti by mělo zvládnout ve třech, šesti, devíti měsících a posléze v jednom roce.

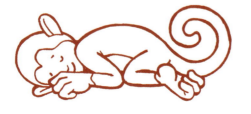

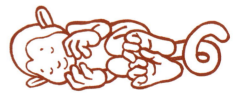

Novorozenec

Dítě od narození do čtvrtého týdne věku leží v poloze na zádech i bříšku ve flekčním (schouleném) držení a ruce má semknuté v pěstičku.

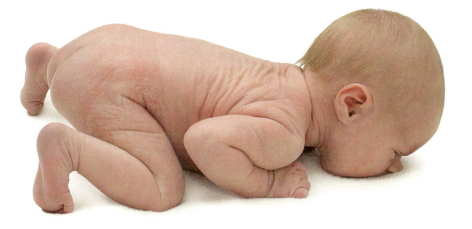

Novorozenec ještě nemá rovnováhu, stabilitu ani posílené zádové svaly, kterými by dokázal v poloze na bříšku udržet hlavičku ve vzpřímení a v poloze na zádech ve středovém postavení nebo vůlí otáčet hlavičku zleva doprava.

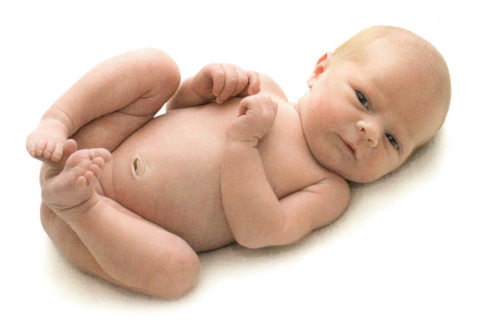

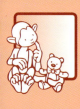

I. trimenon

Zdravé dítě ve 3. měsíci věku má otevřené ruce, v poloze na zádech leží uvolněné a v poloze na bříšku zvládá 1. vzpřímení.

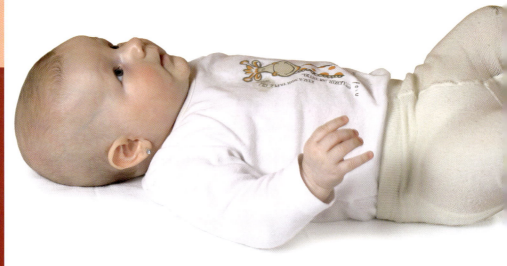

V poloze na zádech dokáže ležet dítě uvolněně s těžištěm rozloženým rovnoměrně na podložce. Ruce jsou otevřené.

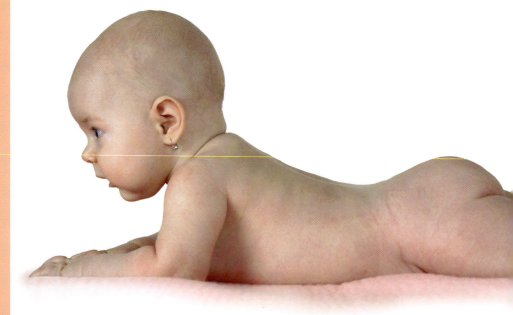

Dítě ve věku 2,5 měsíce. Dostane-li dítě pravidelně v době bdění dostatek příležitostí nacvičovat střídavě polohu na bříšku a na zádech, pak u něj můžeme ve třech měsících věku očekávat zvládnutou důležitou dovednost, a to 1. vzpřímení, které je jistým důkazem správného zapojení břišních svalů, hýždí, zádových svalů v oblasti šíje i svalů mezi lopatkami, které ovlivňují postavení ramen. Těžiště je na předloktích a stydké sponě.

II. trimenon

Dítě v období od 3. do 6. měsíce věku postupně dozrává do vrcholných dovedností tohoto období, kterými jsou obrat ze zad na bříško, 2. vzpřímení a cílený úchop.

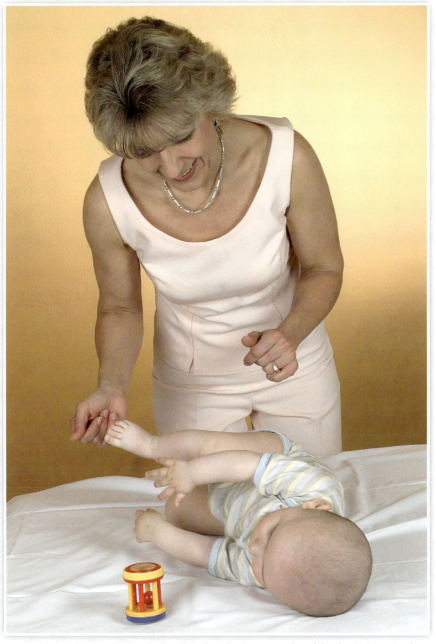

Do správně vedeného obratu jde dítě plynule nakročením svrchní dolní končetiny, přesáhnutím horní ručky s opřením o spodní ramínko a nadzdvižením hlavičky.

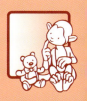

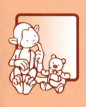
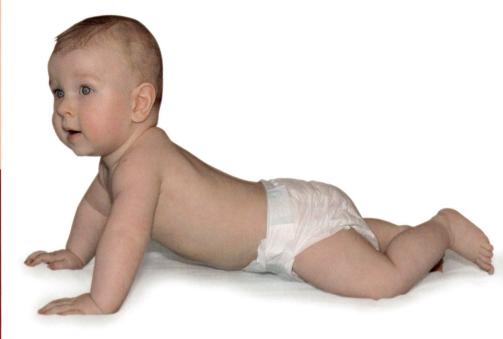

Dobře prospívající šestiměsíční dítě by mělo zvládnout tzv. 2. vzpřímení s opřením o stehna a natažené horní končetiny s rozevřenými dlaněmi. Vzpřímení dítěte na této úrovni svědčí o správném zapojení šikmého břišního a zádového svalstva v oblasti hrudníku a částečně i bederní krajiny.

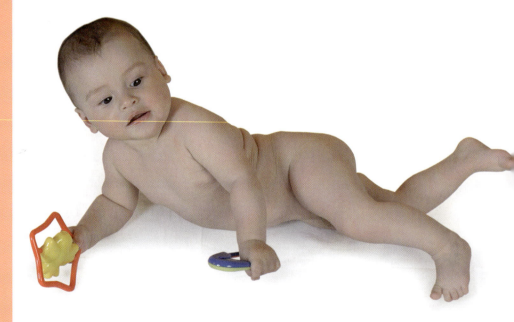

Šestiměsíční dítě umí uchopit hračku cíleně ve všech polohách.

III. trimenon

Devítiměsíční dítě by mělo mít zvládnuté koordinované a symetrické lezení po kolínkách a z hlediska jemné motoriky již zcela běžně používá úchop s palcem v opozici proti prstům.

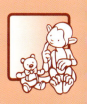

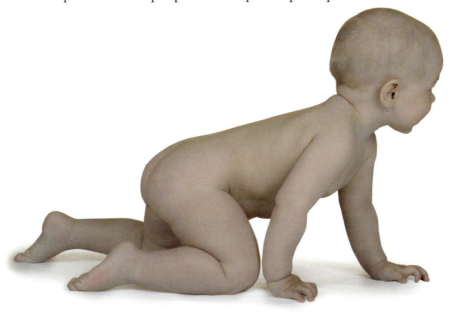

Koordinované symetrické lezení devítiměsíčního dítěte správnou technikou je nezbytnou průpravou orientačních dovedností, koordinace pohybů, rovnováhy, spolupráce hemisfér i síly svalů, což je důležité pro následnou vzpřímenou chůzi správným stereotypem, který bude používat po celý život.

371

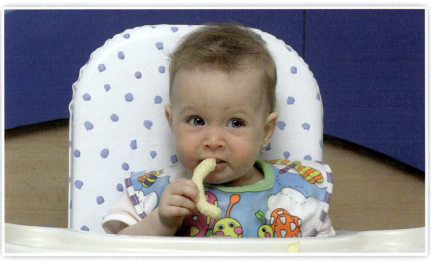

Úchop s paleček v opozici proti ostatním prstům umožňuje dítěti uchopovat pevněji stále drobnější hračky a předměty.

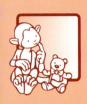
IV. trimenon

Do 12. měsíce věku by se mělo dítě naučit postavit a stát samostatně v prostoru, z hlediska jemné motoriky zvládnout pinzetový i klešťový úchop a z pohledu rozumového vývoje a řeči vyjádřit dvě smysluplná slova.

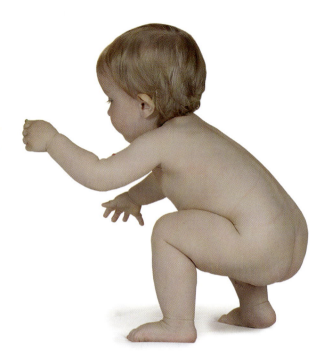

Roční dítě ještě nemusí umět samostatně chodit. Stačí, když se naučí postavit se v prostoru a stát bez opory.

372

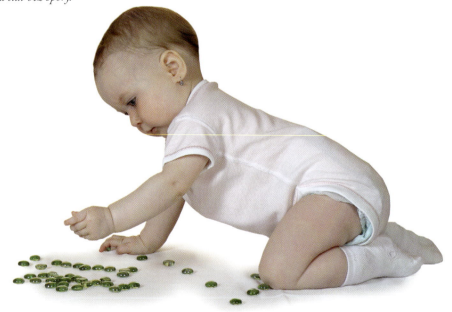

Za pinzetový úchop považujeme uchopování drobných předmětů mezi polštářky protaženého palce a ukazováčku. Klešťový úchop mezi špičky polštářků pokrčeného palce a ukazováku proti sobě umožňuje dítěti uchopování i těch nejdrobnějších předmětů, jako jsou smítka z podlahy.

STRUČNÝ PŘEHLED ROZVOJE ZÁKLADNÍCH DOVEDNOSTÍ DÍTĚTE OD 1 ROKU DO 3 LET

ROZVOJ ZRAKU

Od 1 roku
• rozezná barvy, ale neumí je pojmenovat

3 roky
• umí barvy pojmenovat

SOCIÁLNÍ VÝVOJ

1 rok
• chápe vzájemné vztahy členů nejbližší rodiny a své začlenění do ní
• uvědomuje si svůj domov
• napodobuje sociální chování dospělého, přestože nechápe důvody

18 měsíců
• chápe začátek a konec hry a běžných činností
• rozumí slovu hotovo a dost

2 roky
• mluví o sobě ve 3. osobě
• chápe vztahy členů širší rodiny
• hračku přijímá jako živou věc a společníka, poskytuje mu pocit bezpečí a má k ní citový vztah
• zájímá se o jiné děti a sleduje jejich hru, nehraje si s nimi, ale vedle nich

2,5 roku
• DĚTSKÝ VZDOR
• nutná jednotnost ve výchově

3 roky
• plně si uvědomuje vlastní JÁ
• hraje si společně s druhými dětmi
• touží po pochvale

HRA
– nejdůležitější výchovný i poznávací prostředek

1 rok
• IZOLOVANÁ HRA – dítě si hraje samo i s rodičem

18 měsíců
• PARALELNÍ HRA – děti si hrají vedle sebe, ne spolu, jedno napodobí druhé
• nápodobivá hra – napodobuje dospělého a „pomáhá" mu

3 roky
• KOLEKTIVNÍ HRA - koncem 3. roku si začínají děti hrát spolu, jsou schopny se i dělit o hračky, půjčovat si je, nabídnout sladkost
• ve 3. roce začínají mít velkou představivost, milují převleky

SEBEOBSLUHA

1. osobní hygiena
– úspěch předpokládá zralý nervový systém
– osobní hygieně (nočník) učíme po 15. měsíci věku

- v 18. měsíci – při vysazení udělá potřebu, samo ještě nehlásí
- ve 2 letech – ovládá svěrače, oznámí potřebu, nespolehlivě
- ve 3 letech – kontroluje vyprazdňování, čistí zoubky, myje ruce
- noční pomočování do 4 let věku je považováno za normální

2. smrkání
- neodkládat, začít učit kolem 15. měsíce

3. stolování
- 15 měsíců – učí se pít z hrnečku
- 18 měsíců – jí rádo samo lžičkou – ale rozlévá
- 2,5 roku – jí samo lžičkou a nepolije se
  – používá vidličku

4. oblékání
- 15 měsíců – ochotně pomáhá při oblékání
- 18 měsíců – nasadí si čepici
  – rozepne si zip
- 2 roky – umí si obout boty
- 2,5 roku – rozepíná a zapíná knoflíky
- 3 roky – obléká se samo
  – rozlišuje přední a zadní díl oblečení
  – mělo by si umět zašněrovat boty

HRUBÁ MOTORIKA

1 rok
- stojí chvilku bez držení a začíná dělat samostatné kroky
- umí respektovat prostor – na kraji postele se obrátí a leze nohama napřed
- schody zvládá lezením
- rozvoj chůze do 15. měsíce o široké bázi – batolí se
- došlapuje na celé chodidlo, špičky mírně ven
- horní končetiny pomáhají udržet rovnováhu

15 měsíců
- samostatná chůze v prostoru
- chůze převládá, zdokonaluje se, zrychluje
- k rychlému přesunu volí lezení
- postaví se samo bez přidržení

18 měsíců
- období lokomoční posedlosti, dosud bez dokonalé koordinace horních a dolních končetin – dítě je „pohyblivý živel"
- běhá – umí se rozběhnout, zastavit, otočit a běžet zpět, neumí se vyhýbat
- je stabilnější, padá jen zřídka
- dovede vylézt na pohovku, židli i na stůl
- umí dva kroky dozadu bez kontroly zrakem a usednout na stoličku

- umí si sednout na bobeček – umí zvednout ze země předmět a neupadnout
- do schodů jde s přidržením s přísunem
- umí házet a kopat – nedokonale

21 měsíců
- chodí po schodech s přidržením nahoru i dolů, nahoru střídá nohy

2 roky
- do schodů chodí bez přidržení přísunem nebo s přidržením a střídáním nohou
- dokáže chodit po špičkách
- neumí vyskočit, umí seskočit z malé výšky
- běhá
- dosud není dokonalé vzpřímení trupu

2,5 roku
- chodí po schodech bez držení, nahoru střídá nohy, dolů přisunuje
- skáče sounož
- je stabilní a experimentuje s udržením rovnováhy

3 roky
- dokonale běhá
- stojí na jedné noze
- skáče do dálky
- přeskočí provázek asi 5 cm nad zemí
- po schodech chodí nahoru i dolů nohama střídavě
- ovládá tříkolku
- má dokončené vzpřímení trupu ve stoji i při chůzi

JEMNÁ MOTORIKA

1 rok
- klešťový úchop
- zvládá 3 hračky – jednu hračku umí odložit a vzít si třetí
- doposud obě ruce stejně obratné – po 1. roce se začne rozlišovat pravák, levák, podle dominantní hemisféry
- postaví 2 kostky na sebe
- cíleně vkládá předměty do nádoby

15 měsíců
- dozrává uvolňování úchopu – vpustí kuličku do lahvičky, klíče do kanálu
- hází hračky z výšky
- trefí se tužkou do klíčové dírky
- neúspěšně obrací stránky v knize

18 měsíců
- ještě neovládá ideálně klouby rukou
- kreslí čáru
- staví 3–4 kostky na sebe
- začíná samo jíst lžičkou
- obrací 2–3 stránky v knize najednou
- hází míč, kutálí
- vkládá různé tvary do správných otvorů
- navléká kroužky na tyčku

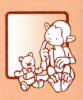

2 roky

- bere tužku do prstů, ne do pěsti
- napodobí čáru kruhovou i svislou, vodorovná je těžší
- zkouší kreslit v omezeném prostoru
- postaví 6–7 kostek na sebe, řadí také za sebe – staví vlak
- obrací stránky po jedné
- preferuje dominantní ruku
- navléká korále na tyčku
- dokonale manipuluje hračkou

2,5 roku

- kreslí svislou i vodorovnou čáru, později křížek
- postaví 8 kostek na sebe
- rozbalí bonbon
- přelévá vodu
- jí samo lžičkou a nepolije se
- používá vidličku
- svléká se a obléká, rozepíná a zapíná knoflíky pouze s lehkou dopomocí

3 roky

- nakreslí křížek, kolečko, nejde jen o čmárání, říká, co kreslí
- nakreslí postavu jako hlavonožce
- z kostek staví dvoj- a trojrozměrné stavby
- navlékne korále na šňůrku
- zašněruje si boty

ROZVOJ ŘEČI

1 rok

- užívá 2 až 3 smysluplná slova
- stále žvatlá
- rozlišuje – oznámení, otázku, žádost
- rozumí některým pokynům („*Vstaň*", „*Otevři pusu*", „*Kde je auto?*")

15 měsíců

- zná asi 5 slov
- vede své monology – nesrozumitelné – nácvik artikulačního aparátu
- zvukově dokáže napodobit některá zvířátka

18 měsíců

- ovládá 10–30 slov a rozumí jejich významu, mezi dětmi jsou velké rozdíly
- napodobuje a opakuje řeč dospělých
- poslechne jednoduché příkazy
- umí ukázat některé části těla
- napodobuje slovně některé činnosti (autíčko „*tú-tú*")

2 roky

- chápe asi 300 slov pasivně – pohádky
- používá aktivně 50 slov
- umí říct vlastní jméno
- období negativismu, často nesouhlasí
- rozezná a používá pojmy „*nahoře*", „*dole*", „*moje*", …
- začíná skloňovat a časovat

- hledá komunikaci kladením otázek („*Co to je?*", „*Kdo to je?*", „*Kde je?*")
- tvoří jednoduché – dvoj- až tří slovné věty (podstatné jméno a sloveso), po 2. roce příd. jména a zájmena

30 měsíců
- mluví řečí srozumitelnou ze 70 % (mezi 2.–3. rokem je dokončen rozvoj mluvidel)
- zná přibližně 200 slov aktivně
- 500 slov pasivně
- dítě tvoří víceslovné věty
- z neúspěchu cítí frustraci
- komunikuje souvislou řečí
- odpovídá na otázky – „*Kde?*", „*Kdo?*", „*Co kdo dělá?*"
- užívá zájmena – JÁ, TY
- pojmenuje věci na obrázku
- umí krátkou říkanku

3 roky
- rozšíří slovník na přibližně 500 slov
- mluví ve větách, gramaticky správně
- zazpívá jednoduchou písničku, řekne delší říkanku, opakuje krátkou povídku
- otázky („*Proč?*") klade cíleně ze zájmu o věc, ne už jen o komunikaci
- chápe a používá minulý čas

ROZUMOVÝ VÝVOJ

PAMĚŤ

1 rok
- pamatuje si jen asi 2 týdny

18 měsíců
- rozumí významu slov

2 roky
- pamatuje si několik týdnů

3 roky
- pamatuje si asi rok, pouze velký traumatický zážitek z této doby si je dítě již schopno zapamatovat trvale

4 roky
- pamatuje si trvale opakované zážitky

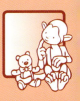
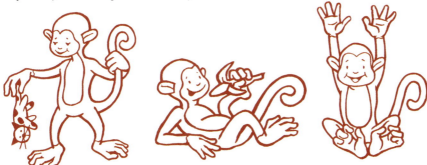

Závěr

Vážení rodiče,

v této knize jsme si uvedli ucelený přehled jednotlivých dovedností dítěte do jednoho roku, a to postupně, měsíc po měsíci.

Může se stát, že v publikaci některých autorů nalezneme udávané termíny dosažení dovedností dítěte v jednotlivých oblastech vývoje v odlišných termínech než v knize „Rozvíjej se, děťátko...". Časové limity uvedené v této publikaci jsou spíše orientační termíny, ve kterých by ideálně mělo zvládnout danou dovednost každé dítě s přirozeným vývojem i bez účelové stimulace plaváním či rehabilitací, které nástup dovedností mohou samozřejmě ovlivnit. Jestliže v uvedeném věku dítě tyto dovednosti nedosáhne, nemusí se ještě jednat o retardaci, tu je ale již třeba uvážlivě vyloučit!!!

Přes to všechno však daleko větší význam než termíny dosažení má posloupnost vývoje dítěte v jednotlivých dovednostech a kvalita jejich provedení, kterou můžeme sledovat a také ovlivnit nejlépe my, rodiče, při každodenní péči a hrách s dítětem. A to je pro rodiče i děti nejdůležitější. Přejeme vám hodně štěstí, úspěchů a krásných chvil při výchově dítěte.

Darujte svému dítěti to nejcennější – šťastné dětství. Vždyť šťastné dětství je dar. Je to vklad, který mu bude po celý život vynášet nejvyšší úroky. A navíc – na šťastné dětství se nikdy nezapomíná.

S úctou
Eva Kiedroňová

Když jsem se před lety od svých moudrých kolegů a kolegyň lékařů učila chápat zázrak vývoje dítěte, netušila jsem, že mne okouzlí pro celý zbytek mého profesionálního života a jeho poznávání zůstane pro mne důležité i teď, kdy ostatní oblasti medicíny jsem již opustila. Je nepochybně hodně dobrých publikací z oboru pediatrie, neurologie, rehabilitace, psychologie i jiných oborů pro vzdělávání odborníků, lékařů i studentů.

Mnohdy ale pediatři nemají čas individuálně instruovat každou maminku v běžné péči o dítě a o vhodné stimulaci jeho vývoje. Uvítala jsem proto, že dobře vedené kluby „plavání" s malými dětmi převzaly tuto osvětu do svého programu. Věřím, že také dobře vedené lekce „plavání" se významně odrážejí na vývoji dítěte. Je to především Baby club Kenny, který se již řadu let zabývá rozšiřováním znalostí o vývoji dítěte mezi širokou veřejností, proškoluje své instruktory a poskytuje rady všem maminkám. Jeho ředitelka paní Eva Kiedroňová pak usoudila, že k poznání přirozeného vývoje dítěte, ke správné manipulaci s ním a ke stimulaci pohybového, smyslového i rozumového vývoje by měli mít přístup zejména rodiče. A já jí za to rozhodnutí a především za obě obsažné, bohatě obrazově dokumentované a velice přehledné publikace upřímně děkuji.

MUDr. Iva Malá

Použitá literatura

Bečka, Karel: *Dítě.* Praha: Avicenum, 1991.

Biddulph, Steve: *Proč jsou šťastné děti šťastné.* Praha: Portál, 2000.

Campbell, Ros: *Potřebuji tvou lásku: Co můžeš udělat pro své dítě.* 3. vyd. Praha: Návrat domů, 1996.

Delaroche, Patrick: *Rodiče, nebojte se říkat ne.* 2. vyd. Praha: Portál, 2001.

Fenwicková, Elisabeth: *Velká kniha o matce a dítěti: praktická příručka o těhotenství, porodu a péči o dítě do tří let.* 7. vyd. Bratislava: Perfekt, 1998.

Gravillon, Isabelle: *Spánek malých dětí.* 2. vyd. Praha: Portál, 2008.

Gregora, Martin – Paulová, Magdalena: *Péče o novorozence a kojence: Můj domácí lékař.* 3. vyd. Praha: Grada, 2008.

Gregora, Martin – Paulová, Magdalena: *Výživa kojenců: Maminčina kuchařka.* 2. vyd. Praha: Grada, 2005.

Hanšpachová, Jana: *Hry pro maminky s dětmi.* 4. vyd. Praha: Portál, 2006.

Horan, Peter – Momčilová, Pavla: *Vaříme dětem chutně a zdravě.* Čestlice: Nakladatelství Pavla Momčilová, 1996.

Chapman, Gary D. – Cambell, Ross: *Děti a pět jazyků lásky: Naučte se hovořit jazykem lásky svých dětí.* Praha: Návrat domů, 2002.

Karger, Petr: *Péče o dítě do tří let.* Praha: Mladá fronta, 2004.

Kitzingerová, Sheila – Baileyová, Vicky: *Těhotenství den po dni.* Martin: Osveta, 1997.

Matějček, Zdeněk: *Co děti nejvíc potřebují.* 3. vyd. Praha: Portál, 2003.

Matějček, Zdeněk: *Co, kdy a jak ve výchově dítěte.* 4. vyd. Praha: Portál, 2007.

Matějček, Zdeněk: *Po dobrém, nebo po zlém?* 5. vyd. Praha: Portál, 2000.

Matějček, Zdeněk: *Prvních 6 let ve vývoji a výchově dítěte.* Praha: Grada, 2005.

Matějček, Zdeněk – Karger, Petr – Pokorná, Marie: *Rodičům na nejhezčí cestu.* Jinočany: H & H, 2004.

Mackonochieová, Alison: *První rok vašeho dítěte měsíc po měsíci.* Praha: Svojtka & Co., 2001.

Mikulandová, Magdaléna: *Těhotenství a porod: Průvodce české ženy od početí do šestinedělí.* Brno: Computer Press, 2004.

Naše dítě: Těhotenství. Bratislava: Príroda, 1998.

Nilsson, Lennart: *Tajemství života: Od početí k porodu.* 2. vyd. Praha: Svojtka & Co., 2000.

Prekopová, Jiřina: *Jak být dobrým rodičem: Krůpěje výchovných moudrostí.* Praha: Grada, 2001.

Prekopová, Jiřina: *Malý tyran.* 6. vyd. Praha: Portál, 2009.

Prekopová, Jiřina – Schweizerová, Christel: *Děti jsou hosté, kteří hledají svou cestu.* 5. vyd. Praha: Portál, 2008.

Roggc, Jan-Uwc: *Děti potřebují hranice.* 4. vyd. Praha: Portál, 2009.

Schuttová, Karin: *Máme děťátko: Péče, výživa, vývoj, výchova.* Praha: Ikar, 1995.

Silberg Jackie: *Hrajeme si s nejmenšími: 140 her pro rozvoj vašich dětí.* Praha: Ottovo nakladatelství, divize Cesty, 2003.

Stiefenhofer, Martin: *Když vaše dítě nechce spát.* Havlíčkův Brod: Fragment, 2002.

Stoppardová, Miriam: *Otestujte své dítě: Jak objevit a rozvíjet schopnosti svého dítěte.* Martin: Neografie, 1992.

Stoppardová, Miriam: *Těhotenství od početí k porodu.* Praha: Fragment, 2007.

Stoppardová, Miriam: *Zdravé dítě.* Praha: Ikar, 2000.

Strassmeier, Walter: *260 cvičení pro děti raného věku: Soubor cvičení pro děti s nerovnoměrným vývojem a děti handicapované.* 2. vyd. Praha: Portál, 2000.

Špaňhelová, Ilona: *Dítě: Vývoj a výchova od početí do tří let.* Praha: Grada, 2003.

Tůmová, Lenka – Mach, Zbyněk: *Zoubky našich dětí.* Praha: Mladá fronta, 2003.

EvaKiedroňová

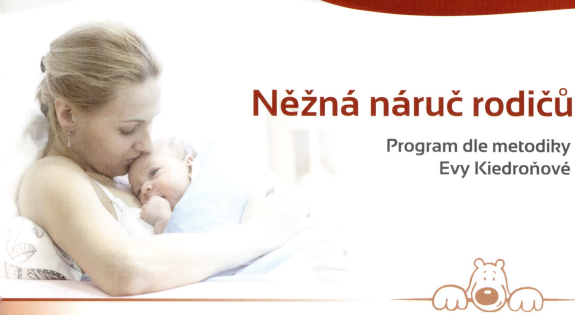

Něžná náruč rodičů

Program dle metodiky Evy Kiedroňové

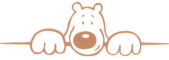

Komu je program určen?

Program „Něžná náruč rodičů" je určen pro nastávající rodiče a rodiče s dětmi do 4. měsíce věku.

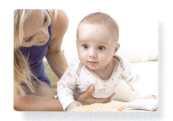

Cíl programu

- **Informovat** rodiče o způsobu naplnění potřeb dítěte, které vyplývají z podmínek, ve kterých žilo v nitroděložním životě, o významu nastavení denního režimu a rituálů a o zásadách i způsobu manipulace a komunikace s dítětem v souladu s jeho potřebami a psychomotorickou vyspělostí.
- **Naučit** rodiče manipulovat s dítětem v průběhu celodenní péče o ně v souladu s jeho potřebami, vývojovými možnostmi i psychomotorickou vyspělostí.

Význam

- Vzdělání rodičů v rodičovství v oblasti ideální manipulace s dítětem v souladu s jeho potřebami a psychomotorickým vývojem
- Správná manipulace rodičů s dítětem v průběhu celého dne
- Spokojené a dobře prospívající dítě
- Prohloubení vzájemného porozumění a citové vazby mezi rodiči a dětmi

www.evakiedronova.cz

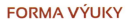

KNIHA „NĚŽNÁ NÁRUČ RODIČŮ"

Kniha „Něžná náruč rodičů" přináší moderní poznatky o správné manipulaci s dítětem v souladu s jeho potřebami a psychomotorickou vyspělostí.

Kniha obsahuje téměř 700 fotografií, které znázorňují nejenom správné polohy v náručí v daném věku, ale také přehmaty z jedné polohy do druhé. Součástí knihy je plakát s nejčastěji používanými technikami.

Více na: **www.kennyshop.cz/knihy**

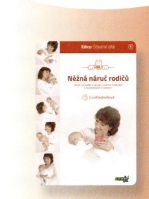

INTERNETOVÝ VIDEOKURZ

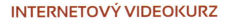

Internetový videokurz „Něžná náruč rodičů" je určen pro nastávající rodiče a rodiče s dětmi do jednoho roku. Obsahuje 6 lekcí, které jsou zaměřeny na nácvik správné manipulace s dítětem v různých situacích.

Výhodou tohoto videokurzu je nejenom praktické znázornění potřebných dovedností, ale také možnost sledovat je i trénovat ve volném čase a v pohodlí svého domova.

Více: **EvaKiedroňová.cz/Internetové videokurzy/Péče o dítě**

Kód na 20% slevu: F75E441C

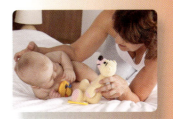

PROŽITKOVÉ KURZY

Cílem prožitkového programu „Něžná náruč rodičů" je rodičům fyzicky ukázat, jak s kojencem správně manipulovat, a naučit je techniky správného zacházení přímo s jejich dítětem.

Program je určen pro oba rodiče a dítě. Mohou se ho zúčastnit babičky i dědečkové. Program vedou pravidelně vzdělávaní certifikovaní odborníci.

Více: **EvaKiedroňová.cz/Prožitkové programy/Péče o dítě**

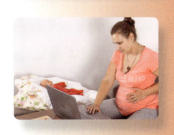

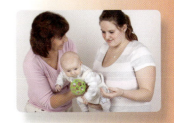

www.evakiedronova.cz

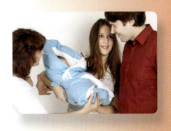

EvaKiedroňová

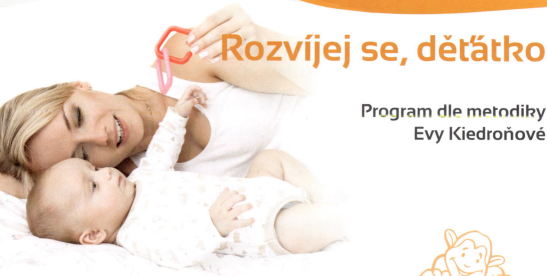

Rozvíjej se, děťátko

Program dle metodiky Evy Kiedroňové

Komu je program určen?

Program „Rozvíjej se, děťátko" je určen především pro nastávající rodiče a rodiny s kojencem do 1 roku, kdy dítě prochází nejbouřlivějším vývojem a současně nejdůležitějším obdobím pro jeho další rozvoj.

Cíl programu

Předat rodičům cenné informace o vývojových možnostech dítěte a naučit je stimulovat dítě v průběhu celého dne tak, aby mu umožnili nejenom všestranný, ale především harmonický rozvoj ve všech oblastech psychomotorického vývoje.

Význam

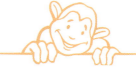

- zpestření mateřské dovolené rodičů a denního režimu dětí
- psychické i fyzické otužení
- nácvik komunikačních dovedností rodičů s dětmi
- prohloubení vzájemného porozumění a citové vazby mezi rodiči a dětmi
- socializace dětí ve společnosti vrstevníků, dospělých i autorit
- nácvik dodržování pravidel, soustředěné pozornosti i spolupráce dětí

www.evakiedronova.cz

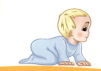

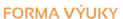

KNIHA „ROZVÍJEJ SE, DĚŤÁTKO...“

V publikaci „Rozvíjej se, děťátko...“ se rodiče dozví, jak si mohou se svým děťátkem v průběhu celého dne hrát a jak ho přitom moudře a smysluplně rozvíjet z hlediska sociálního vývoje, zraku, sluchu, pohybového vývoje, jemné motoriky, řeči i rozumového vývoje v souladu s jeho potřebami a psychomotorickou vyspělostí. Kniha obsahuje cca 900 obrázků. Přílohou publikace je brožura a plakát s přehlednou tabulkou s obrázky a výpisem postupně dosažených nejdůležitějších dovedností psychomotorického vývoje kojence, kterých by měl dosáhnout postupně měsíc po měsíci.

Více: **Kennyshop.cz/Knihy**

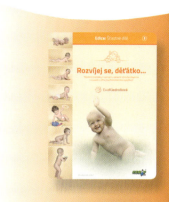

INTERNETOVÉ VIDEOKURZY

Cílem internetových videokurzů „Rozvíjej se, děťátko“ je podpořit vliv rodičů na správný psychomotorický vývoj dítěte při běžné péči o ně, a to hravou formou v průběhu celého dne. Výhodou těchto videokurzů je nejenom praktické znázornění potřebných dovedností, ale také možnost rodičů tyto kurzy sledovat a potřebné dovednosti trénovat ve volném čase a v pohodlí svého domova.

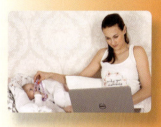

Více: **EvaKiedroňová.cz/Internetové videokurzy/Vývoj dítěte**

Kód na 20% slevu: F75E441C

PROŽITKOVÉ KURZY NA SUCHU I VE VODĚ

V jednorázové „Poradně o psychomotorickém vývoji dítěte“ se rodiče naučí vnímat a sledovat úroveň projevů svého dítěte a poté ho stimulovat ke správným dovednostem, které by mělo v nejbližší době zvládnout.

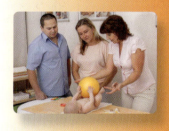

Více: **EvaKiedroňová.cz/Prožitkové programy/Péče o dítě/ Poradna o psychomotorickém vývoji dítěte**

V kurzu „Rozvíjej se, děťátko“ se pak naučí dítě motivovat k aktivnímu pohybu na suchu i ve vodě, a tím ho stimulovat ke správnému rozvoji důležitých dovedností.

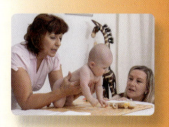

Více: **EvaKiedroňová.cz/Prožitkové programy/Cvičení**

www.evakiedronova.cz

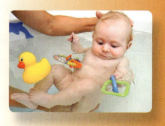

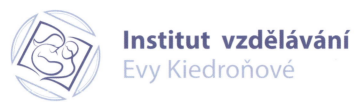

Institut vzdělávání
Evy Kiedroňové

pod odborným vedením Evy Kiedroňové

Vzdělávání rodičů v rodičovství

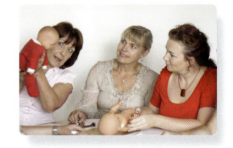

Prožitkové programy:
- Kurz „Něžná náruč rodičů"
- Kurz „Rozvíjej se, děťátko"
  formou propojení cvičení a plavání

Besedy s odborníky pro rodiče

Vzdělávání odborníků

Vzdělávání odborníků je organizováno v oblasti mateřství, péče o dítě, cvičení a plavání rodičů s dětmi v souladu s jeho potřebami a psychomotorickým vývojem.

Rekvalifikační kurzy
Jsou určeny pro zájemce o práci v oboru Instruktor mateřství a péče o dítě, Instruktor psychomotorického vývoje dítěte, Instruktor cvičení a kreativních programů pro děti do 6 let a Instruktor plavání kojenců, batolat a předškoláků.

Odborné semináře
Jsou určeny pro odborníky pracující s dětmi, kteří mají zájem o prohloubení znalostí a dovedností v oblasti správné manipulace s dítětem, péče o dítě, psychomotorického vývoje kojence, cvičení, plavání, otužování, masáží kojenců a dalších.

Workshopy
Jsou určeny odborníkům pro práci s dětmi, kteří mají zájem vyměnit si zkušenosti s dalšími profesionály v oblasti správné manipulace s dítětem, péče o dítě, psychomotorického vývoje dítěte, cvičení, plavání, otužování, masáží kojenců atd.

Supervize
Jsou určeny instruktorům psychomotorického vývoje dítěte, správné manipulace s dítětem, cvičení a plavání s dětmi, kteří mají zájem o odbornou konzultaci či zpětnou vazbu na základě natočení vlastní práce v daném oboru.

Více: **EvaKiedroňová.cz/Vzdělávání odborníků**

www.evakiedronova.cz

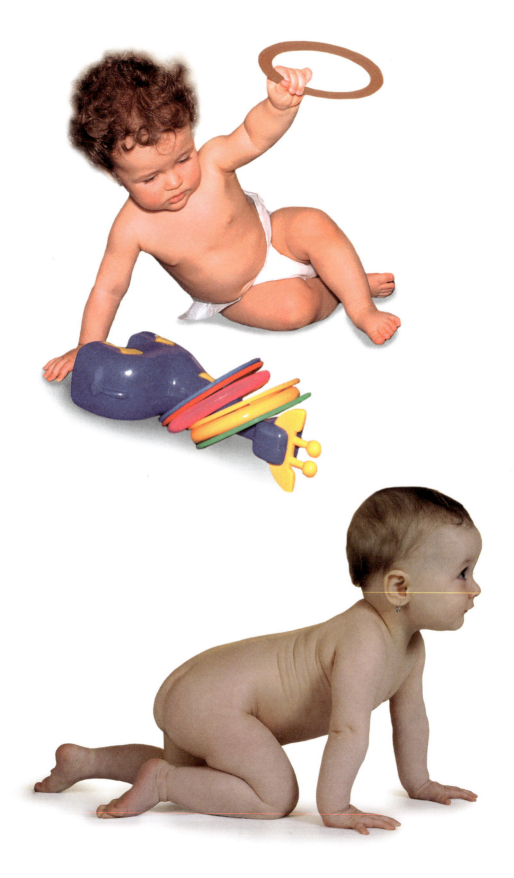

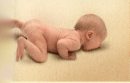
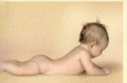
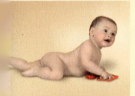
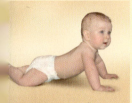
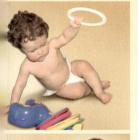
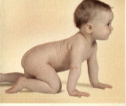
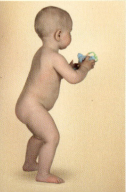

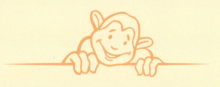

Rozvíjej se, děťátko...

Moderní poznatky o významu správné stimulace kojence
v souladu s jeho psychomotorickou vyspělostí

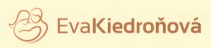

EvaKiedroňová

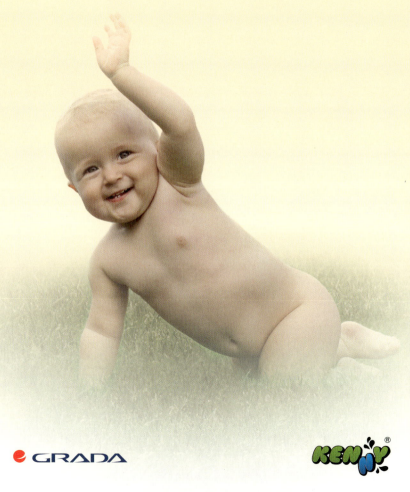

GRADA

KENNY®

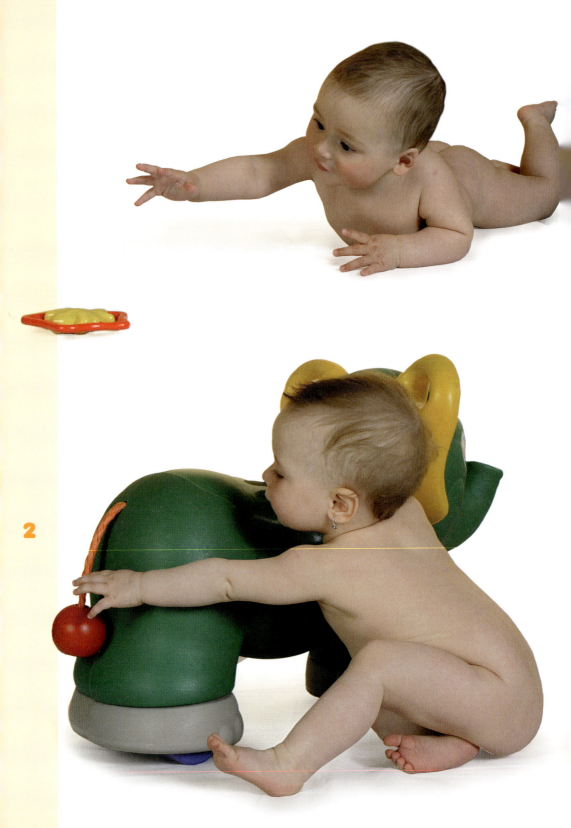

2

Vážení rodiče,

v této brožurce najdete ucelený přehled vývoje dítěte do jednoho roku, ovšem ne měsíc po měsíci ve všech oblastech vývoje najednou, ale naopak v jednotlivých dovednostech, a to krok po kroku, od nejjednodušších po nejsložitější. Vzhledem k tomu, že pro správný vývoj dítěte má daleko větší význam posloupnost a kvalita provedení jednotlivých dovedností než termíny jejich dosažení, je lépe soustředit se na kvalitní rozvoj dítěte postupně ve všech dovednostech.

Všechny uvedené časové limity v rozvoji těchto dovedností jsou skutečně pouze orientační. V uvedených termínech by mělo zvládnout dané dovednosti každé zdravé dítě, které má ke svému vývoji kvalitní podmínky v souladu s jeho přirozenými potřebami a dosaženým stupněm vývoje.

Dítě je zcela závislé na rodiči, a to nejenom na tom, jaké mu nabídne k vývoji podmínky, ale také na způsobu manipulace s dítětem v náručí, komunikaci s dítětem a jeho stimulaci k jednotlivým dovednostem formou her. Jedině včas poučený rodič má nejlepší možnosti nabídnout dítěti nejenom komplexní kvalitní péči, ale také může sledovat, jak se mu ve vývoji daří, a následně podle potřeby vyhledat včasnou pomoc. *„Na dobrém začátku závisí všecko"* (J. A. Komenský).

Pokud se dítě rozvíjí ve správné posloupnosti a jednotlivé dovednosti zvládá správným způsobem, pak můžeme být klidní, i když některé dovednosti zvládá dříve a jiné později.

Jestliže v uvedeném věku dítě těchto dovedností nedosáhne, nemusí se ještě jednat o retardaci, tu je ale již třeba uvážlivě vyloučit!!!

Na problém ve vývoji nás nejčastěji upozorní především úporné záklony tělíčka i hlavičky a její vytáčení stále ke stejné straně v poloze na zádech i na bříšku, propínání končetin, časté úlekové reakce, blinkání po jídle do oblouku, celková nespokojenost a plačtivost dítěte. Zvýšenou pozornost je potřeba také věnovat příliš klidnému, hodnému a spavému dítěti, které přirozeně nevyžaduje pozornost rodiče.

Přejeme vám nejenom hodně štěstí, úspěchů a krásných chvil při výchově dítěte, ale především elánu při vzdělávání se v rodičovství, které patří mezi nejdůležitější a nejvýznamnější odbornosti v životě člověka.

3

S láskou
Eva Kiedroňová

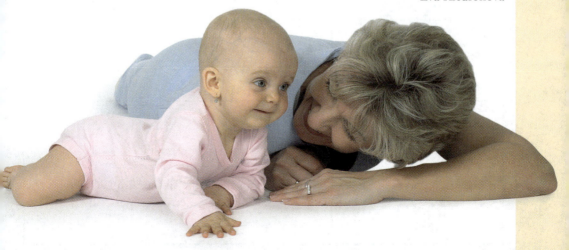

Sluch

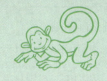

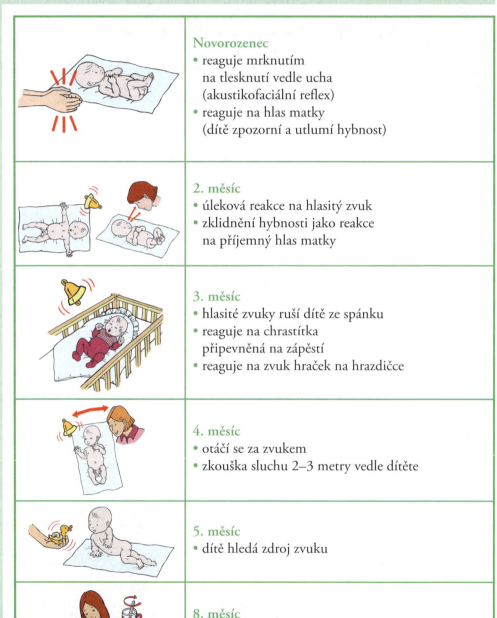

Novorozenec
- reaguje mrknutím
  na tlesknutí vedle ucha
  (akustikofaciální reflex)
- reaguje na hlas matky
  (dítě zpozorní a utlumí hybnost)

2. měsíc
- úleková reakce na hlasitý zvuk
- zklidnění hybnosti jako reakce
  na příjemný hlas matky

3. měsíc
- hlasité zvuky ruší dítě ze spánku
- reaguje na chrastítka
  připevněná na zápěstí
- reaguje na zvuk hraček na hrazdičce

4. měsíc
- otáčí se za zvukem
- zkouška sluchu 2–3 metry vedle dítěte

5. měsíc
- dítě hledá zdroj zvuku

8. měsíc
- dokončeno zrání nervu spojující
  ucho s mozkem
- sluchová zkouška – dítě slyší posun lžičky
  na okraji hrnku 4–5 metrů za svými zády

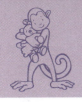

Sociální vývoj

Novorozenec
- projevuje libost a nelibost
- naváže zrakový kontakt
- používá mimiku
- nevědomě se usmívá
- začleňuje se do rituálů a denního režimu
- je závislé na rodičích
- má potřebu být v blízkosti matky

2. měsíc
- docílí fixovaný zrakový kontakt
- opětuje první vědomý úsměv
- spolupracuje při denním režimu a rituálech
- komunikuje pomocí vydávání zvuků
- začíná houkat a broukat

3. měsíc
- pozná rodinné příslušníky
- úsměvem nás motivuje k zájmu o sebe
- pozitivně reaguje na škádlivky

4. měsíc
- rozdílně reaguje na známé a neznámé tváře
- projevuje radost, když je chceme vzít do náruče
- reaguje při hře na schovávanou

5. měsíc
- dynamicky a hravě komunikuje
- reaguje na tón hlasu
- dokáže se hlasitě a od srdce smát

7. měsíc
- rozlišuje blízké a cizí osoby

8. měsíc
- prožívá osmiměsíční úzkost
  – odmítá cizí náruč a mnohdy
  i pohled na cizího člověka

10. měsíc
- imituje gesta
- dorozumívá se znakovou řečí

5

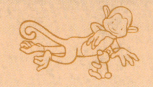

Zrak

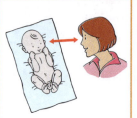

Novorozenec
- dokáže navázat krátký zrakový kontakt s pečující osobou
- oči stáčí společně s tělem, ale pouze za objektem ve stejné výšce

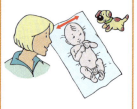

4.–6. týden
- dítě dokáže krátce zafixovat zrakem obličej, hračku či hrazdičku, což mu umožní rozvíjet orientaci
- ovládá okohybné svaly

2. měsíc
- umí navázat pozorný zrakový kontakt doprovázený prvním sociálním úsměvem
- pozorně sleduje oči i pohybující se ústa

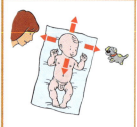

3. měsíc
- dítě sleduje ústa i tvář jako nejpozornější žák
- hrazdičku, kolotoč a hračky v pohybu sleduje s otočením hlavy všemi směry

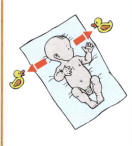

4. měsíc
- sleduje si ruce nad obličejem a hraje si s nimi (tzv. počítá prstíky)
- sleduje hračku s doprovodným otočením hlavy v plném rozsahu
- dokáže otočit oči ve směru podnětu bez souhybu hlavičky

	5. měsíc • stále lépe vidí, orientuje se a odhadne vzdálenost hračky • hračku nad hrudníčkem uchopí tápavě • hračku přesouvanou na stranu uchopí vzdálenější rukou přes osu svého tělíčka • na hračku před tělem v poloze na bříšku reaguje letadélkem
	6. měsíc • dobře vidí • cíleně chytá nabízené a visící předměty • hračku pozorně sleduje, otáčí a přendává z ruky do ruky • udrží delší zrakovou koncentraci • pohled na hračku ho motivuje k obratu ze zad na bříško
	7. měsíc • pozorně sleduje točící se a padající hračky • hračky ze strany motivují dítě k pivotaci • hračky před dítětem ho stimulují k plazení
	8. měsíc • dítě zajímají detaily na hračkách • pozorně sleduje obrázky • vzdálenější předměty ho motivují k naklekávání
	9. měsíc • vidí drobné předměty a uchopuje je palcem v opozici proti prstům
	10. měsíc • vidí malé hračky a sbírá je palcem proti ukazováčku a prostředníčku • předměty hází do nádoby s menším otvorem • rozlišuje obrázky
	11. měsíc • vidí drobné předměty a sbírá je nataženým palcem proti nataženému ukazováčku • orientuje se v místnosti
	12. měsíc • vidí drobečky a sbírá je mezi ohnutý palec a ukazováček • při pohledu z okna rozpozná známé osoby

Poloha na zádech

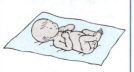

Novorozeně
- nekoordinovaný pohyb
- horní i dolní končetiny jsou pokrčené
- hlavičku neudrží v ose, klesá k jedné nebo ke druhé straně

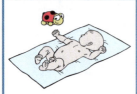

2. měsíc
- dokáže udržet hlavičku v ose
- při držení hlavy v ose kontakt hřbetů prstů na hrudníčku
- při otočení hlavičky na jednu stranu dítě zaujímá polohu šermíře
- krátkodobě zdvihá horní i dolní končetiny nad podložku

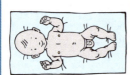

3. měsíc
- dítě je uvolněné, v ose nosíku, brady, sterna a stydké spony, s rozloženým těžištěm pod zády
- leží symetricky
- zvedá horní i dolní končetiny nad podložku
- při odpočinku kontakt rukou na hrudníčku

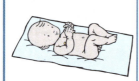

4. měsíc
- drží nohy nad podložkou, a to asymetricky a ohnuté ve všech kloubech do pravého úhlu
- zvedá ruce nad podložku a cíleně bouchá do hrazdičky
- prohlíží si ruce (počítá prstíky)
- osahává bříško, přirození a úroveň třísla

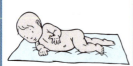

5. měsíc
- zvedá nohy a pánev nad podložku
- osahává si kolínka
- otočí se na bok a zvládá boční vzpřímení hlavičky

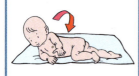

6. měsíc
- umí se přetočit ze zad na bříško
- začíná upřednostňovat polohu na bříšku
- v poloze na zádech si hraje s hračkou
- hračku přendává z ruky do ruky
- osahává si bérce

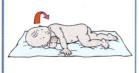

7. měsíc
- umí se přetočit z bříška na záda
- upřednostňuje polohu na bříšku
- v poloze na zádech si hraje se dvěma hračkami
- sahá si na nožky a přitahuje je k ústům

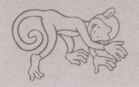
Novorozenec
- dítě leží ve schoulené poloze s pokrčenými koleny a vystrčenými lokty, hlavičku má níže než pánev
- stehna vůči sobě 90°

2 měsíce
- lokty i pánev se dostávají k podložce
- těžiště je na bříšku a předloktí
- hlavička se dostává do středního postavení

3 měsíce
- dítě zvládne kvalitní symetrické 1. vzpřímení
- opěrné body jsou pod stydkou sponou a vnitřní stranou lokýtků
- je stabilní i při otáčení hlavičky, nepřepadává

4,5 měsíce
- ve snaze uchopit hračku vedle těla umí zaujmout křížové vzpřímení
- opírá se o předloktí a kyčel na jedné straně a nakročené kolínko na straně druhé
- volnou rukou sahá po hračce

5 měsíců
- těžiště je na stehnech a patkách dlaní s lehce pokrčenými prsty a propnutými pažemi
- nebo jsou paže pokrčené a opora je o celé dlaně
- tyto pozice střídá s letadélkem (vzor plavání)

6 měsíců
- dítě má zvládnuté tzv. 2. vzpřímení
- těžiště má pod stehny a rozvinutými dlaněmi na natažených pažích
- bříško je nad podložkou
- umí se přetáčet ze zad na bříško
- učí se pivotovat

9

Vertikalizace – vzpřímení

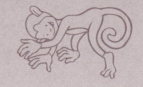

7 měsíců
- pivotuje – otáčí se kolem osy
- dítě se slabým bříškem se plazí
- dítě s dobře posíleným bříškem naklekává na kolínka
- obrací se z bříška na záda

7,5 měsíců
- houpe se v kleku a posouvá se vpřed jako píďalka nebo vzad jako ráček
- zvládá šikmý sed, ze kterého se časem dokáže posadit do vzpřímeného sedu

8 měsíců
- pokouší se o lezení
- z polohy na čtyřech si sedne jako pejsek

9 měsíců
- umí koordinovaně a symetricky lézt správným stereotypem (kvadrupedální chůze v horizontále)
- zvládne vzpřímený sed na patách
- s opřením o schod, kufr, rodiče či nábytek se umí vzpřímit na kolenou nebo postavit přes rytíře s vystrčeným zadečkem

10 měsíců
- staví se u nábytku přes rytíře
- leze všemi směry – podlézá, přelézá, vylézá a slézá
- umí slézt z gauče pozpátku
- chodí úkroky stranou s přidržením nábytku či ohrádky (kvadrupedální chůze ve vertikále)

11 měsíců
- ještě upřednostňuje lezení před chůzí
- chodí stranou s přidržením stěny
- stojí s přidržením za jednu ruku

12 měsíců
- upřednostňuje lezení před chůzí
- postaví se samostatně a stojí v prostoru bez opory
- chodí vedle nábytku s přidržením jednou rukou
- některé dítě udělá první samostatné krůčky

12–15 měsíců
- naučí se samostatně postavit, stát i chodit v prostoru a bez držení

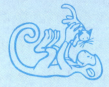

Jemná motorika a souhry

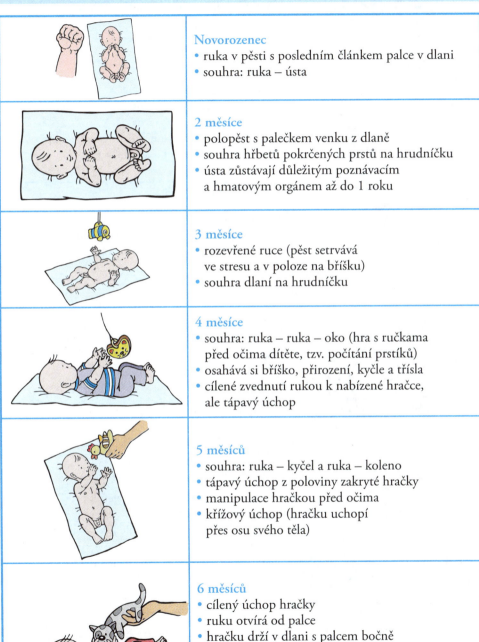

Novorozenec
- ruka v pěsti s posledním článkem palce v dlani
- souhra: ruka – ústa

2 měsíce
- polopěst s palečkem venku z dlaně
- souhra hřbetů pokrčených prstů na hrudníčku
- ústa zůstávají důležitým poznávacím a hmatovým orgánem až do 1 roku

3 měsíce
- rozevřené ruce (pěst setrvává ve stresu a v poloze na bříšku)
- souhra dlaní na hrudníčku

4 měsíce
- souhra: ruka – ruka – oko (hra s ručkama před očima dítěte, tzv. počítání prstíků)
- osahává si bříško, přirození, kyčle a třísla
- cílené zvednutí rukou k nabízené hračce, ale tápavý úchop

5 měsíců
- souhra: ruka – kyčel a ruka – koleno
- tápavý úchop z poloviny zakryté hračky
- manipulace hračkou před očima
- křížový úchop (hračku uchopí přes osu svého těla)

6 měsíců
- cílený úchop hračky
- ruku otvírá od palce
- hračku drží v dlani s palcem bočně k ostatním prstům
- přendávání jedné hračky z ruky do ruky na zádech i na bříšku
- souhra: ruka – bérec

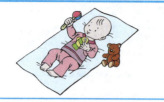

7 měsíců
- zvládne dvě hračky do každé ruky jednu
- souhra: ruka – noha

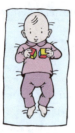

8 měsíců
- tluče hračkami o sebe
- později dokáže jednu upustit a vzít si třetí
- souhra: ruka – noha – ústa
- v šikmém sedu zvládne třípaprskový úchop
  (palec proti prsteníčku a malíčku)

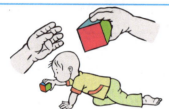

9 měsíců
- postaví palec do opozice proti ostatním prstům
- předmět uchopuje mezi palec a prsty

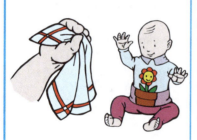

10 měsíců
- úchop do špetky (palec proti ukazováku
  a prostředníku)
- uvědomuje si hloubku a prostor
- odhazuje hračky
- vkládá kostky do kbelíčku
- kutálí míč

12

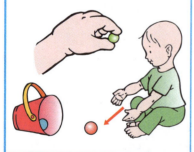

11 měsíců
- pinzetový úchop (natažený paleček proti
  nataženému ukazováčku)
- na požádání podá hračku, ale ještě ji neupustí
- pokud má v každé ruce jednu hračku a my mu
  nabídneme třetí, pak vědomě jednu odloží
  a vezme si nabízenou hračku

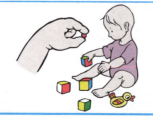

12 měsíců
- klešťový úchop – mezi špičku ohnutého palce
  a ukazováku
- sebere drobeček
- postaví na sebe dvě kostky

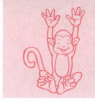

Novorozenec	různé druhy pláče
3 měsíce	houkání, broukání
5 měsíců	dítě vydává hlásky („*ááá*", „*ééé*", „*óóó*", „*eáá*", …)
6 měsíců	objevují se slabiky („*egu*", „*aga*", „*grrr*", „*la*", …)
8 měsíců	echolálie (zvukové opakování slabik – „*bababa*", „*tatata*", …)
10 měsíců	zdvojování slabik – „*baba*", „*tata*", ale ještě neví, co znamenají
12 měsíců	první smysluplná slova – „*ham*", „*bum*", „*bác*", „*dej*", „*tam*", „*toto*", „*jéje*", „*papu*", „*pápá*", „*nene*", …

13

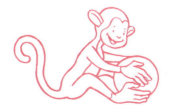
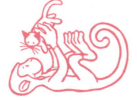
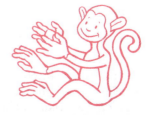

Novorozenec
- dítě se adaptuje na nové životní podmínky
- nemá denní režim
- nekontaktuje, postupně udrží krátký oční kontakt
- ukládá do mozku vše, co je spojené s péčí o ně

2 měsíce
- v poloze na zádech je stabilnější
- uvědomuje si příčiny a následky
- dokáže se přizpůsobit pravidelnému dennímu režimu a rituálům
- pozorně sleduje oči i mluvidla dospělého
- pozná matku, živou mimikou k ní vyjádří aktuální postoj
- vykouzlí první sociální úsměv

3 měsíce
- pozorně sleduje obličej, odezírá z úst, napodobuje mluvidla, komunikuje
- experimentuje s hlasem – houká a brouká
- rozhlíží se kolem sebe, pozná blízké osoby
- pozorně sleduje nabízenou hračku s otočením hlavičky všemi směry
- zajímá se o hrazdičku
- osahává si ruce na bříšku
- začíná chápat příčiny a následky – začíná si vynucovat své potřeby
- zvládá 1. vzpřímení

4 měsíce
- hledá zdroj zvuku, rozhlíží se
- pohybuje očima bez souhybu hlavy
- v poloze na zádech směřují ruce k nabízené hračce
- ve střední rovině cíleně bouchá do hrazdičky
- prohlíží si ručky před očima
- osahává si bříško, přirození, třísla i kyčle
- chápe příčiny a následky – vynucuje si své potřeby
- je společenské ke všem lidem a vyhledává komunikaci
- houká, brouká a vydává bublavé zvuky

4,5 měsíce
- zajímá se o hračky po stranách – motivují ho k aktivnímu pohybu
- v poloze na zádech zvládá křížový úchop
- v poloze na bříšku umí křížové vzpřímení

5 měsíců

- tápavě uchopí z poloviny zakrytou hračku
- umí souhru: ruka – koleno
- otáčí se na bok a zvládá boční vzpřímení hlavičky
- vydává hlásky
- dožaduje se pozornosti
- matku vnímá jako jedinečnou bytost
- ještě nechápe, že existuje, když ji nevidí – reaguje při hře na schovávanou

6 měsíců

- cíleně uchopí hračky
- hračku pozorně sleduje a přendává z ručky do ručky
- zvládá souhru: ruka – bérec
- zdvojuje slabiky – „egu", „aga", „baba", „tata"
- otáčí se na bříško
- zvládá 2. vzpřímení
- rozlišuje matku od ostatních lidí
- u matky hledá ochranu, k cizím má odstup

7 měsíců

- zvládne dvě hračky, do každé ruky jednu
- v poloze na zádech si sahá na nohy a přitahuje je do úst
- obrací se z bříška na záda
- pivotuje, plazí, naklekává, houpe se v kleku, píďalkuje a ráčkuje
- s matkou se cítí nejjistější, hledá u ní oporu

7,5 měsíců

- zvládá šikmý sed, ze kterého se časem posadí
  do vzpřímeného sedu na zadečku
- v šikmém sedu zvládá třípaprskový úchop

8 měsíců

- má pozitivní reakci na sluchovou zkoušku s hrníčkem a lžičkou
- v poloze na zádech zvládne souhru: ruka – noha – ústa
- zvukově opakuje slabiky – echolálie – „babababa"
- tluče hračkami o sebe
- zajímá se o obrázky
- houpe se v kleku, začíná lézt
- prožívá osmiměsíční úzkost – lpí na matce, zneklidní,
  když chce odejít večer od postýlky
- dovede rozlišovat vnější svět – má strach z neznámého

9 měsíců
- postaví palec do opozice proti ostatním prstům
- sbírá drobné předměty a hází do nádoby
- koordinovaně leze
- začíná imitovat gesta („*pápá*")
- má rádo obrázky

10 měsíců
- imituje gesta, rádo se učí znakovou řeč
- zdvojuje slabiky – „*baba*", „*tata*" (nezná jejich význam)
- ukazuje na známé obrázky
- dokáže vyjádřit zvukem, jak dělá některé zvířátko
- chápe trvalost předmětů v čase – ví, že schovaná maminka či hračka existuje
- úchop do špetky, dokáže upustit hračku a vzít si třetí
- objevuje prostor a hloubku – pouští hračky dolů
- staví se přes rytíře, obchází nábytek stranou

11 měsíců
- uchopuje drobné předměty mezi natažený paleček a ukazováček
  (pinzetový úchop)
- orientuje se v místnosti – na výzvu ukazuje předměty
  (hodiny, lampu, květinu, …)
- má zájem o knížky

12 měsíců
- sebere drobeček mezi pokrčený paleček a ukazováček (klešťový úchop)
- používá první smysluplná slova
- postaví na sebe dvě kostky
- stojí v prostoru bez opory
- při pohledu z okna pozná známou osobu venku
- reaguje na jednoduché pokyny
- plní drobné úkoly

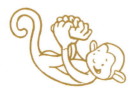 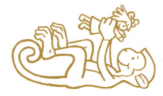 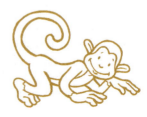

Přehled dovedností je rozvržen do tříměsíčních úseků, během nichž by měla většina dětí uvedené dovednosti postupně zvládnout. Je zcela obvyklé, že každou novou dovednost dítě zvládá nejdříve na jednu stranu a ojediněle. Teprve po několika pokusech v dobrých podmínkách si zlepší rovnováhu, koordinaci, orientaci v prostoru i sílu potřebných svalů natolik, že dovednost bude využívat pravidelně a oboustranně. Vždyť jedině učení dělá mistra.

Proto doporučujeme u jednotlivých dovedností zaznamenat před lomítko týden nebo měsíc, ve kterém dítě danou dovednost zvládlo poprvé (do závorky si můžete označit, na kterou stranu ji poprvé zvládlo – L jako levá nebo P jako pravá). Za lomítkem doporučujeme poznamenat týden nebo měsíc, ve kterém dítě dovednost zvládá již správným způsobem a symetricky.

UPOZORNĚNÍ
Na konci každého tříměsíčního období jsou uvedeny nežádoucí odchylky, které se v daném období mohou z nějakého důvodu objevit. Každý takový projev signalizuje odchylku, která negativně ovlivňuje další vývoj dítěte. Následky se mohou objevit až v předškolním věku. Příčiny těchto odchylek je potřeba co nejdříve odhalit a odstranit, aby se dítě mělo šanci dále rozvíjet správně. Laxní přístup může vést později k vadnému držení těla, skolióze a dalším potížím ve vývoji dítěte.

Nejčastější příčinou odchylek bývá:
- rychlá, nešetrná nebo špatná manipulace neboli zacházení s dítětem v náručí, jako jsou svislé a vodorovné polohy s tlakem na páteř, provokující záklony a zapažování;
- špatné podmínky k odpočinku a ke spánku, jako je tvrdá a nepohodlná podložka, nakloněná rovina, nestabilní podložka nebo spánek dítěte v šátku či v náručí se zakloněnou hlavičkou a zapaženými pažemi;
- omezený pohyb dítěte v těsném oblečení, s plenami kolem pánve a pasu;
- časté lenošení dítěte v autosedačce nebo v nosítku, v šátku či v baby vaku;
- přetěžování dítěte, např. při dlouhodobém pokládání dítěte do polohy na bříško s plenami kolem pasu a v oblečení v době, kdy se neumí do polohy na bříško přetočit samostatně, ale také při posazování do doby, než se dokáže z lezení posadit samo, nebo při stavění na nožičky a při vkládání do chodítka či hopsadla do doby, než se dokáže z lezení postavit samo;
- nevhodná stimulace při hrách s dítětem v průběhu dne nebo při cvičení a plavání s kojenci – např. natřásání, provokace záklonů hlavičky i páteře, zapažování nebo dráždění chodidel k propínání dolních končetin atd.

17

První až třetí měsíc

Dovednosti	Týden
1. Očima sleduje obličej matky do stran, nahoru i dolů	……… / ……..
2. Sleduje hračku všemi směry	……… / ……..
3. V poloze na bříšku lehce zvedne hlavičku	……… / ……..
4. Reaguje na zvuk při tlesknutí 60–80 cm ze strany (mrkne, ztiší hybnost)	……… / ……..
5. V klidu na zádech rozevřené ručičky (pěst jen ve stresu)	……… / ……..
6. Pase hříbátka (dobře zvládá 1. vzpřímení)	……… / ……..

To znamená: symetricky se opírá o předloktí, úhel loktů je 90° a více (paže kolmo k podložce nebo lokty předsunuty směrem k hlavičce, ne ke hrudníčku). Nepadá na bok a na záda. Je stabilní i při otočení hlavičky za sledovanou hračkou.

Odchylky

1. Zvýšená dráždivost, jako je neklid, úleková reakce, ublinkávání, odmítání dudlíku (obranný reflex jazyka).

2. Asymetrie polohy: nestabilní poloha na zádech i na bříšku, hlavička převážně otočená k jedné straně, oploštěné záhlaví (zejména šikmo), stáčení trupu k jedné straně.

3. Trvale pěstičky, nerozevírá ručky ani v klidu.

4. Na konci třetího měsíce věku nemá dokonale zvládnuté výše popsané 1. vzpřímení v poloze na bříšku, to znamená, že nezdvihá hlavičku, neopře se o lokty, má malý úhel v loktech, paže u hrudníku, příliš vysoké vzpřímení na natažených horních končetinách, eventuálně pěstičkách, nestabilní poloha – přepadává na bok a na záda (jedná se o záklon, ne o vzpřímení), asymetrické opření o horní končetiny, např. jedna na lokti a druhá polonatažená, hlavička stočená k jedné straně.

5. Natažené, eventuelně zkřížené dolní končetiny.

Dovednosti	Týden
1. Osahává si vzájemně ručky a hraje si s nimi	……… / ……..
2. Zdvihá ručky před oči a prohlíží si je	……… / ……..
3. Cíleným pohybem uchopí hračku	……… / ……..
4. Přendává hračku z ručky do ručky, obě jsou stejně obratné	……… / ……..
5. Osahává si kolínka	……… / ……..
6. Obrací se na bok na obě strany a bočně vzpřimuje hlavičku	……… / ……..
7. Obrátí se ze zad na bříško na obě strany	……… / ……..
8. V poloze na bříšku se vzpřimuje na dlaních, ruce natažené (lokty 180°)	……… / ……..
9. Komunikuje broukáním	……… / ……..
10. Žvatlá slabiky („egu", „agy", „grrr", „ba", „je" atd.)	……… / ……..

19

Odchylky

1. Zvýšená dráždivost, úleková reakce.

2. Nadměrná pasivita dítěte, které je nápadně klidné, bez zájmu, nedožaduje se sociální komunikace. Většinou je současně nápadná i svalová slabost.

3. Neumí se obrátit na bok.

4. Asymetrická hybnost. V aktivní i pasivní hybnosti preferuje jednu z ruček. Obrací se jen na jednu stranu.

5. Na změnu polohy při manipulaci reaguje dítě často úlekovou reakcí (rozhozením ruček, pláčem atd.)

6. Natahuje, eventuelně kříží dolní končetiny.

Sedmý až devátý měsíc

Dovednosti	Týden
1. Hledá zdroj zvuku	……… / ………
2. Reaguje na oslovení jménem	……… / ………
3. Opakuje několik slabik za sebou („tatata", „babababa" atd.)	……… / ………
4. Přitáhne si do úst paleček nohy (střídá je)	……… / ………
5. V poloze na bříšku ručkuje a otáčí se dokola kolem osy pupku	……… / ………
6. Plazí symetricky po bříšku, dopředu nebo dozadu	……… / ………
7. Kleká na kolínka	……… / ………
8. Houpe na kolenou	……… / ………
9. Leze symetricky po kolenou	……… / ………
10. Při úchopu hračky postaví palec do opozice proti ostatním prstům	……… / ………

20

Odchylky

1. Zvýšená dráždivost a motorický neklid.

2. Nadměrná pasivita a současně nápadná i svalová slabost.

3. Neumí se obrátit na bříško.

4. Asymetrická hybnost. Preferování nebo větší obratnost končetin jedné strany, obrat na bok nebo na bříško jen jedním směrem. Asymetricky plazí – přes jednu horní končetinu nebo táhne jednu nohu za sebou.

5. Neplazí, nekleká, nehoupá se na kolenou.

6. Netvoří slabiky.

7. Nereaguje na zvuk.

8. Neosahává kolínka ani nožky.

9. Natahuje a kříží dolní končetiny.

Desátý až dvanáctý měsíc

Dovednosti	Týden
1. Z lezení se posadí samo a udrží v sedu	.... / ....
2. Stoupá přes rytíře – nakročené kolínko (drží se opory)	.... / ....
3. Dělá úkroky kolem postýlky	.... / ....
4. Zdvojuje slabiky („tata", „mama", „baba")	.... / ....
5. Stojí s oporou za jednu ručku	.... / ....
6. Úchop do špetky (špička palce proti špičce ukazováčku a prostředníčku)	.... / ....
7. Úchop do pinzety (mezi natažený palec a ukazováček)	.... / ....
8. Klešťový úchop (mezi ohnutý palec a ukazováček)	.... / ....
9. První smysluplná slova (ham, bác, toto, dej, tam, …)	.... / ....
10. Samostatný stoj v prostoru, bez opory	.... / ....

Odchylky

1. Po dovršení desátého měsíce neleze ani nestoupá.

2. Asymetrická hybnost.

3. Natahuje a kříží dolní končetiny.

Třináctý až patnáctý měsíc

Dovednosti	Týden
1. Samostatná chůze v prostoru	.... / ....
2. 2–3 smysluplná slova – jaká	.... / ....

Poznámky:

22

„*Šťastné dítě se nejlépe rozvíjí*
v něžné náruči rodičů"

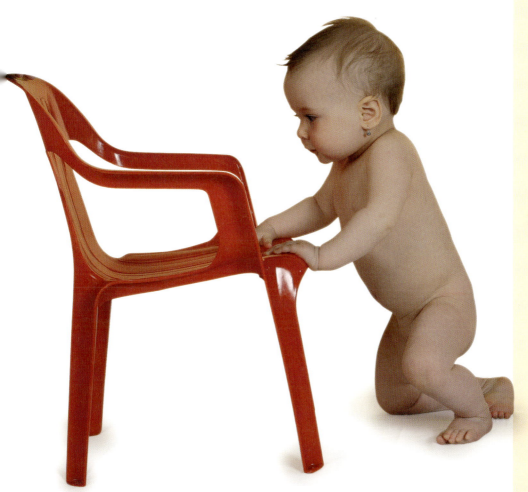

23

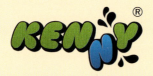

Brožura je součástí knihy „Rozvíjej se, děťátko..."

tel.: 736 520 589 ▪ www.kennyshop.cz ▪ info@kennyshop.cz

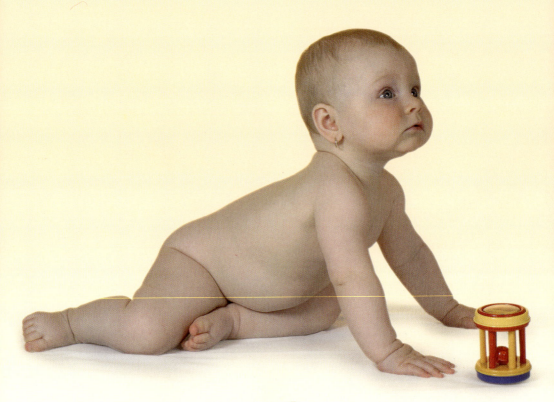

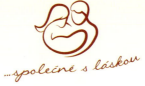

...společně s láskou

Kód na **20% slevu** internetových videokurzů

www.**evakiedronova**.cz

F75E441C